栄養科学シリーズ
NEXT
Nutrition, Exercise, Rest

栄養教育論

笠原賀子・斎藤トシ子／編

第4版

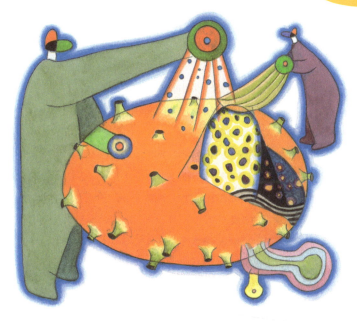

講談社

シリーズ総編集

木戸　康博　京都府立大学　名誉教授
宮本　賢一　龍谷大学農学部　教授

シリーズ編集委員

河田　光博　京都府立医科大学　名誉教授
桑波田雅士　京都府立大学大学院生命環境科学研究科　教授
郡　　俊之　甲南女子大学医療栄養学部　教授
塚原　丘美　名古屋学芸大学管理栄養学部　教授
渡邊　浩幸　高知県立大学健康栄養学部　教授

編者・執筆者一覧

會退　友美　東京家政学院大学人間栄養学部人間栄養学科　助教(3.2, 6.2)
伊藤　千夏　元秋田栄養短期大学栄養学科　教授(5.1, 5.2)
大山　珠美　桐生大学医療保健学部栄養学科　教授(6.5C)
小野　章史　元川崎医療福祉大学医療技術学部臨床栄養学科　教授(5.3B, C)
小野　真実　尚絅学院大学総合人間科学系健康栄養部門　教授(6.5A, B)
笠岡(坪山)宜代　国立研究開発法人医療基盤・健康・栄養研究所国際災害栄養研究室　室長(6.8)
笠原　賀子＊　長野県立大学　名誉教授(0, 1.1, 1.2, 3, 5.3A, 6.1)
片井加奈子　同志社女子大学生活科学部食物栄養科学科　教授(1.3)
工藤　美香　駒沢女子大学人間健康学部健康栄養学科　准教授(6.6)
斎藤トシ子＊　新潟医療福祉大学　名誉教授(2)
新保　みさ　長野県立大学健康発達学部食健康学科　講師(3.3, 3.4, 3.5)
田中　弥生　関東学院大学栄養学部管理栄養学科　教授(6.6)
中谷弥栄子　元鎌倉女子大学家政学部管理栄養学科　教授(4)
名和田清子　島根県立大学　名誉教授(6.7)
藤澤由美子　和洋女子大学家政学部健康栄養学科　教授(6.3, 6.4)

(五十音順，＊印は編者，かっこ内は担当章・節・項)

第4版 まえがき

　2002年，栄養士法の一部改正に伴い管理栄養士の定義が明確にされ，人を対象とする職務に対応した新しい養成カリキュラムが実施されました．従来の「栄養指導論」は「栄養教育論」へと名称が改められ，その教育目標には，①栄養情報の収集・分析，それらを総合的に評価・判定する能力の養成，②対象に応じた栄養教育プログラムの作成・実施・評価を総合的にマネジメントできるような健康・栄養教育の理論と方法，特に，行動科学，カウンセリングなどの修得，③対象者の状況に応じた栄養教育のあり方，方法の修得があげられています．これを受け，本書の初版は2003年に刊行されました．

　その後，2010年12月，2015年2月には，新しい管理栄養士国家試験出題基準（ガイドライン）が公表され，栄養教育論においても①栄養教育の意義および目的に応じた理論と技法についての理解を問う，②社会・生活環境や健康・栄養状態の特徴に基づいた栄養教育の展開についての基礎的な理解を問うが示されました．

　また，2018年3月には，日本栄養改善学会による管理栄養士専門分野別人材育成事業の報告書がまとめられ，「栄養・食を通して，人々の健康と幸福に貢献する」管理栄養士・栄養士像が掲げられました．現在，「食育推進基本計画」，「健康日本21」ならびに「特定健康診査・特定保健指導」も新たな展開を迎えています．

　このような，めまぐるしい社会の動向の中で，これから求められる管理栄養士像とは，どのようなものでしょうか．本書は，栄養教育論のねらいとする基礎・基本をふまえ，新しい時代に活躍する管理栄養士像を模索しつつ，理論と実践を結びつけられるよう二部構成としています．理論編では，コアとなる基礎・基本について解説し，実践編では新たに栄養管理プロセス（NCP）を取り入れた展開例を提示することにより，人の行動変容を促す理論や技術と，科学的根拠に基づく栄養教育の方法を，実践的にマネジメントできる能力を養えるように配慮しました．

　本書が，各執筆者の熱心な取り組みにより改訂できましたことを感謝申し上げますとともに，懇切丁寧なご指導を賜りました講談社サイエンティフィク神尾朋美氏をはじめ，関係諸氏にあらためて厚く御礼申し上げます．

　2018年7月

編者　笠原　賀子

斎藤トシ子

栄養科学シリーズ NEXT
新期刊行にあたって

「栄養科学シリーズNEXT」は，"栄養 Nutrition・運動 Exercise・休養 Rest"を柱に，1998年から刊行を開始したテキストシリーズです．2002年の管理栄養士・栄養士の新カリキュラムに対応し，新しい科目にも対応すべく，書目の充実を図ってきました．新カリキュラムの教育目標を達成するための内容を盛り込み，他の専門家と協同してあらゆる場面で健康を担う食生活・栄養の専門職の養成を目指す内容となっています．一方，2009年，特定非営利活動法人日本栄養改善学会により，管理栄養士が備えるべき能力に関して「管理栄養士養成課程におけるモデルコアカリキュラム」が策定されました．本シリーズではこれにも準拠するべく改訂を重ねています．

この度，NEXT草創期のシリーズ総編集である中坊幸弘先生，山本茂先生，およびシリーズ編集委員である海老原清先生，加藤秀夫先生，小松龍史先生，武田英二先生，辻英明先生の意思を引き継いだ新体制により，時代のニーズと栄養学の本質を礎にして，改めて，次のような編集方針でシリーズを刊行していくこととしました．

- ・各巻ごとの内容は，シリーズ全体を通してバランスを取るように心がける
- ・記述は単なる事実の羅列にとどまることなく，ストーリー性をもたせ，学問分野の流れを重視して，理解しやすくする
- ・レベルを落とすことなく，できるだけ平易にわかりやすく記述する
- ・図表はできるだけオリジナルなものを用い，視覚からの内容把握を重視する
- ・4色フルカラー化で，より学生にわかりやすい紙面を提供する
- ・管理栄養士国家試験出題基準(ガイドライン)にも考慮した内容とする
- ・管理栄養士，栄養士のそれぞれの在り方を考え，各書目の充実を図る

栄養学の進歩は著しく，管理栄養士，栄養士の活躍の場所も益々グローバル化すると予想されます．最新の栄養学の専門知識に加え，管理栄養士資格の国際基準化，他職種の理解と連携など，新しい側面で栄養学を理解することが必要です．本書で学ばれた学生達が，新しい時代を担う管理栄養士，栄養士として活躍されることを願っています．

シリーズ総編集　　木戸　康博
宮本　賢一

栄養教育論 第4版 —— 目次

理論編

0. 栄養教育の概念 2

0.1	栄養教育の定義	2
A.	教育の概念・定義	2
B.	栄養教育の定義と目的	2
C.	栄養教育の対象	4
D.	栄養教育と健康教育	5
E.	栄養教育と生涯学習	5
0.2	栄養教育と介入	7
A.	栄養教育の目標	7
B.	栄養教育のマネジメント	7
C.	EBN に基づいた栄養教育	10
D.	NBN に基づいた栄養教育	11
0.3	栄養指導・栄養教育の法的根拠	11
0.4	栄養教育と管理栄養士・栄養士の役割	13

1. 栄養教育と社会・生活とのかかわり 19

1.1	栄養教育と社会・生活	19
A.	栄養教育の歴史	22
B.	近年の栄養教育	24
1.2	栄養・食生活と食環境づくり	30
A.	栄養・食生活をとりまく因子と栄養教育	30
B.	食環境づくりにおける栄養教育	33
1.3	栄養教育に関連する生活指導	36
A.	運動指導	37
B.	休養指導	39
C.	適正飲酒の指導	43
D.	喫煙防止指導	44

2. 栄養教育マネジメント ·· 47

2.1 栄養教育マネジメント··· 47
  A. 栄養教育マネジメントの意義の必要性········· 47
  B. 栄養教育のマネジメントサイクル··············· 47
  C. 栄養管理プロセス·· 48
2.2 健康・食物摂取に影響を及ぼす要因のアセスメント··· 49
  A. アセスメントの種類と方法··························· 49
  B. 個人要因のアセスメント····························· 49
  C. 環境要因のアセスメント····························· 50
  D. その他の調査·· 51
2.3 栄養診断(栄養状態の判定)································ 52
2.4 栄養教育計画・実施·· 56
  A. 栄養教育の目標設定··································· 57
  B. 栄養教育カリキュラムの作成······················ 57
  C. 学習指導案の作成······································ 59
2.5 栄養教育の実施·· 61
2.6 栄養教育の評価·· 62

3. 食行動変容と栄養教育 ·· 64

3.1 行動科学からみた食行動変容の機序··············· 64
3.2 個人・個人間の行動変容に関する理論············· 65
  A. 刺激反応理論·· 65
  B. 社会的認知理論··· 66
  C. 計画的行動理論··· 68
  D. ソーシャルサポート···································· 68
  E. ヘルスビリーフモデル································· 69
  F. トランスセオレティカルモデル··················· 69
  G. ライフスキル·· 70
3.3 個人の行動変容を促す手法····························· 72
  A. 行動変容技法·· 72
  B. ソーシャルスキルトレーニング(SST)·········· 75
  C. ストレスマネジメント:ストレスとコーピング··· 76
3.4 集団や社会の行動変容に関する理論の応用········ 77
  A. コミュニケーション理論····························· 77
  B. イノベーション普及モデル·························· 78
  C. ソーシャルマーケティング·························· 79
  D. プリシード・プロシードモデル(PP モデル)····· 79
  E. エコロジカル(生態学的)モデル··················· 80

	F.	コミュニティオーガニゼーション	81
3.5		組織づくり・地域づくり	82
	A.	セルフヘルプグループ	82
	B.	グループダイナミックス	82
	C.	エンパワメント	82
	D.	ソーシャルキャピタル	83

4. 栄養カウンセリング 84

4.1		コミュニケーション	84
	A.	言語的コミュニケーション	84
	B.	準言語的コミュニケーション	84
	C.	非言語的コミュニケーション	85
	D.	媒体を利用したコミュニケーション	85
4.2		カウンセリング	85
	A.	カウンセリングの本質	85
	B.	カウンセリングの態度と倫理：ラポールを形成するために	86
	C.	カウンセリングの技術	86
	D.	栄養カウンセリングの特徴	88
	E.	行動カウンセリング	88
4.3		コーチング	88
	A.	コーチングとは	88
	B.	コーチングスキル	89
	C.	コーチングの基本的ステップ	92

5. 栄養教育の方法 94

5.1		栄養教育方法の選択と教育形態	94
	A.	個別教育，集団教育とチームティーチング	94
	B.	ニューメディアの活用	96
	C.	アクティブラーニング	97
	D.	集団教育の形態	98
	E.	一斉学習：講義形式	98
	F.	一斉学習：討議形式	99
	G.	グループ学習	100
	H.	その他	101
5.2		プレゼンテーション技術	102
5.3		教育内容の精選と具体的な見せ方，教材・媒体作成	104
	A.	教材・媒体の選択と作成	104
	B.	実践事例	109
	C.	教材・媒体作りの注意点	111

実践編

6. ライフステージ，ライフスタイル別栄養教育の展開 … 114

6.1	妊娠・授乳期の栄養教育 … 114
A.	妊娠期における栄養教育：個別教育の例 … 115
B.	授乳期における栄養教育：個別教育の例 … 118
6.2	乳幼児期の栄養教育 … 123
A.	離乳食における栄養教育：集団教育の例 … 123
B.	幼児期における栄養教育：個別教育の例 … 126
6.3	学童期の栄養教育 … 131
A.	食物アレルギー児童における栄養教育：個別教育の例 … 131
B.	TT における栄養教育：集団教育の例 … 134
6.4	思春期の栄養教育 … 139
A.	摂食障害での多職種連携による栄養教育：個人教育の例 … 139
B.	競技スポーツにおける栄養教育：集団教育の例 … 142
6.5	成人期の栄養教育 … 146
A.	肥満者における栄養教育：個別教育(特定保健指導における積極的支援)の例 … 147
B.	やせにおける栄養教育：個別教育の例 … 151
C.	外国人に対する栄養教育 … 153
6.6	高齢期の栄養教育 … 156
A.	自立高齢者における栄養教育：個別教育の例 … 156
B.	要介護高齢者における栄養教育：個別教育の例 … 159
6.7	傷病者および障害者の栄養教育 … 163
A.	傷病者の栄養教育：集団教育の例 … 163
B.	障害者への栄養教育 … 167
C.	ノーマリゼーションと栄養教育 … 170
6.8	災害時の栄養教育活動 … 172
A.	災害時の栄養管理 … 173
B.	災害時のポピュレーションアプローチ … 174
C.	災害時のハイリスクアプローチ … 175

資料編

1. 栄養成分表示 ……………………………………………………………… 178
2. 職場における健診・事後指導とあわせた特定健診・特定保健指導の実施 180
3. プリシード・プロシードモデルの実践：児童の減量対策 ……………… 182
4. ライフスキル教育の実践 ………………………………………………… 184
5. 調理実習を主体とした栄養教育 ………………………………………… 186
6. 居酒屋の模擬体験による生活習慣病予防教室 ………………………… 188
7. 事業所給食施設指導 ……………………………………………………… 190
8. 健康日本 21（第 2 次） …………………………………………………… 192

参考書 ………………………………………………………………………… 196
索 引 ………………………………………………………………………… 197

本書ではシリーズ書籍『応用栄養学』と同様に，これまでの「発育」＝「成長」＋「発達」という考え方，ならびに表記を，第6刷より「成長」＝「発育」（身体構造の拡充）＋「発達」（心身機能の充実，向上）とした．

理論編

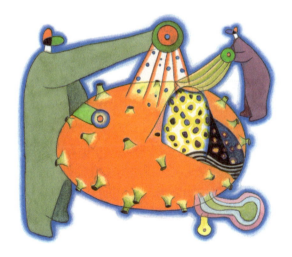

0. 栄養教育の概念

0.1 栄養教育の定義

A. 教育の概念・定義

　教育とは「教え育てること」であり，一方的に，知識や技術を押しつけるものではない．対象者(学習者)の内面から自発的に発達*しようとする力をひき出して，自主性を尊重し，自立させていくことを目的とする．本来，そのような独り立ちのさせ方を教育と呼び，対象者を主体として，自己管理(セルフケア)のできる能力を身につけるように支援することをいう．「新しい学習指導要領」(2017年3月公示，文部科学省)では，児童生徒の知識の理解の質を高め，資質・能力を育む「主体的・対話的で深い学びの視点(アクティブラーニングの視点)」を重要視している．さらに，「我が国の高等教育における将来構想について」(2017年，諮問)では，高等教育機関の果たすべき役割として，「新たな知識・技能を習得するだけでなく，学んだ知識・技能を実践・応用する力，さらには自ら問題の発見・解決に取り組む力を育成することが特に重要」と示されている．このことは，栄養教育のあり方にも通ずるものであり，そのために，必要な教育方法を確立することがこれからの大きな課題といえる．

　一方，健康教育の場における教育について，米国の健康科学者グリーンは，「自由意志による適合(実践)である」と定義している．

* 本書では，これまでの「発育」＝「成長」＋「発達」という考え方と表記を改め，「成長」＝「発育」(身体構造の拡充)＋「発達」(心身機能の充実・向上)とした．

B. 栄養教育の定義と目的

　栄養教育では，人々の生涯にわたる健康を保持・増進し，あるいは疾病を予防するために，実際の生活に密着した食物の摂取に関連して，その状態や食行動が望ましい形になるように変容させ，QOL(quality of life：生活の質，人生の質)の向

表 0.1　栄養教育に関連する用語（米国栄養士会レポートに一部追加）

栄養情報 (nutrition information)	食べ物と健康に関して科学的に裏付けされた事象，ならびに科学的な概念
栄養カウンセリング (nutrition counseling)	健康増進ならびに疾病の治療のために，選択ができるような行動変容を起こす食事選択，あるいは治療食に関する個人指導．質の高い専門的なアドバイスのできる人によって行わなければならない
栄養コーチング (nutrition coaching)	コーチングを栄養指導に導入した支援方法．対象者の能力をひき出し，自らが考え決断して，望ましい食生活や生活に向かって自発的に行動できるように促すコミュニケーションスキル
栄養ガイダンス (nutrition guidance)	個人あるいは集団に適切な栄養状態をもたらすための栄養情報，栄養教育または栄養カウンセリング活動

注：いわゆる「栄養指導」は，直訳すると nutrition guidance に相当するが，本定義とは内容が異なる．国際的には，「栄養教育（nutrition education）」に相当するものである．

上につなげることを目的としている．そのために，個人や集団の栄養状態や食生活状況，背景にある家庭や社会，環境など，食をとりまくあらゆる実態やそれにかかわる要因を把握（アセスメント）し，その中から個々に対応した問題点を発見（優先課題を設定）して，達成可能な目標を設定し，教育学的配慮に基づいた教育を行うのである．その際，単に，栄養の知識の伝達だけではなく，カウンセリングやコーチング，行動変容技法などの手法を駆使して，対象者を支援する配慮が求められる．栄養教育は，栄養学を実践に導く科学である．

　現在，栄養・食に関する実践的な教育は「栄養指導」はもとより，「栄養教育」，「食教育」，「食育」，「食に関する指導」などと多様に表現されているが，わが国では，栄養教育と栄養指導はほぼ同義語であると考えられている．

　一方，米国では早くから栄養教育の必要性が認識され，1967 年には米国栄養教育学会[*1]を設立して，「栄養教育学会誌」を発刊した．さらに，2001 年には誌名を「米国栄養教育・行動学会誌」と発展的に改名した．これは，WHO（世界保健機関）が 1986 年に発表したヘルスプロモーションや疾病の一次予防の観点から，食習慣に影響をおよぼすさまざまな要因に関する研究や，好ましい食への変容を促し継続化する方法についての実践と理論の構築を広くめざしたものである．

　また，米国栄養士会[*2]は栄養教育に関連する用語の定義（表 0.1）や栄養教育の定義と目的（表 0.2）を明確にしている．特に，1970 年「食物・栄養・健康に関するホワイトハウス・カンファレンス」で示された「栄養教育の目的」は，ルネ・デュボスの「人間が一番望む種類の健康は，必ずしも身体的活力と健康観にあふれた状態ではなく，また長寿を与えるものでもない．実際的には各人が自分のためにつくった目標に到達するのに一番適した状態である」という健康観に通じるものである．つまり，栄養教育においては，食を通して生きる目的を認識し，自分自身に適合した価値観を創り出して，食に関する自主的な行動変容を起こすように自覚させ，動機づけることが大切である．狭義の栄養や食の問題のみにとらわれず，栄養・食を人間まるごとの営みとして位置づけている．

[*1]　Society for Nutrition Education

[*2]　米国栄養士会は，2012 年 1 月，その名称を "American Dietetic Association" から "The Academy of Nutrition and Dietetics Foundation" へと変更した．登録栄養士（RD：registered dietitian）を科学に基づいた高度な専門的知識をもつ，栄養の専門家として位置づけている．さらに近年 RD を RDN (registered dietitian-nutritionist) と改名した．

表 0.2　米国における栄養教育の定義と目的

米国栄養教育学会	1969	[定義] 国民の栄養教育は，食物についての信念や態度，理解を深めて，習慣化する過程．栄養的，実際的であると同時に，個々人のニーズを満たし，食料資源を有効に利用する．
	1970	「食物・栄養・健康に関するホワイトハウス・カンファレンス」 [目的] 栄養教育は，食物を通して最適の健康を増進し，人生の目標を達成するための個々人の可能性に寄与すること．
	1992	[定義] 栄養教育は，栄養科学および食事と健康の関係を国民の生活実践のための知識に適用することを支援する過程．人々が栄養的に良好な状態に改善することは慎重な努力を要する．それは，教育的方法や結果について個別に対応し，食物の選択に影響を与えるいくつかの要因を評価することによってなされる．そして，国民一人ひとりが基本的な知識を向上し，よりよい栄養を保証し，栄養的に適切な食物の選択を促進し，意志決定スキルを向上させることを可能にする．
米国栄養士会	1985	「栄養教育に関する見解」 [定義] 栄養教育は，食物に関する栄養情報や信念，態度，ならびに環境の影響を受けて実践に導いていく過程．それは，科学的，実際的であると同時に，個々人のニーズを満たし，また，食料資源を有効に利用する [目的] 国民が正しい栄養選択ができるように国民の能力を改善すること．
	1996	[定義] 栄養教育は，国民が最適の健康栄養を達成し維持するために不可欠のことであり，すべてのヘルスプロモーション，疾病予防，健康維持プログラムなどを総括的に結びつけるべきもの．すべての適切な栄養コミュニケーション，プロモーション，教育システムを連携させる．

　さらに，コンテントらは 1995 年，栄養教育とは，「人々がそれぞれの健康やウェルビーイングにつながるような食物選択と栄養・食関連行動を自発的に取り入れることを促進するために設計された，教育的戦略の組み合わせである．また，栄養教育は多様な場で提供されているため，個人，地域，政策レベルでの活動が含まれる」と定義づけている．

C.　栄養教育の対象

　栄養教育の対象は，性，年齢など個々に多様な特性を有している．対象を，ライフステージ，教育の場，健康状態などでとらえると，表 0.3 のようになる．

a.　ライフステージ，ライフスタイルからみた対象

　ライフステージでとらえると，対象は，胎児，新生児，乳幼児，児童・生徒・学生，成人，妊婦・授乳婦，高齢者に分類される．障害者についても，すべてのライフステージに分類される．さらに人は，就労形態や日常生活活動など多様な生活習慣を有していることから，ライフスタイル別にも分類される．

b.　健康状態からみた対象

　健康状態からとらえると，良好であれば，健康の保持・増進をめざす一次予防の対象，疾病を有する場合は，早期治療や重症化予防をめざす二次予防の対象，病態が慢性的に経過する場合には，機能回復と再発防止をめざす三次予防の対象となる．

c.　個人，組織，地域社会のレベル別にみた対象

　教育の場でとらえると，保育所，幼稚園，こども園，学校，特別支援学校，地

表0.3　栄養教育の対象

対象者（学習者）		教育の場	健康状態	おもな栄養問題（例）
（胎児）・乳幼児	疾病や障害をもつ	家庭 保育所（園） 幼稚園 こども園	一次予防 　疾病予防 　健康への啓発 　健康増進	低体重，母乳不足，成長不良，食物アレルギー
児童・生徒・学生		学校 特別支援学校	二次予防 　疾病の早期発見 　早期治療 　重症化予防	食物アレルギー，肥満・やせ，摂食障害，鉄欠乏・スポーツ性貧血
成人 妊婦・授乳婦		地域保健 産業保健 医療		生活習慣病，メタボリックシンドローム，産科的合併症（妊娠糖尿病，妊娠高血圧症候群など）
高齢者		福祉 介護	三次予防 　リハビリテーション（機能回復訓練，社会復帰） 　疾病の再発防止	骨・関節疾患，咀嚼・嚥下障害，低栄養，フレイル，運動器症候群（ロコモティブシンドローム）

域保健，産業保健，医療，福祉，介護の対象に分類される．さらに，栄養教育は，対象者のみならず対象者を取り巻く人々（保育者，家族，日常生活を共にすることが多い友人や同僚，教員，職場の管理者など）と，環境をつくる人々（食料生産者，食品加工業者，食品販売業者，飲食業者，政策決定者など）も対象となる．

D.　栄養教育と健康教育

　オタワ憲章（1986年，WHO採択）に謳われたヘルスプロモーションは，「人々が健康に資する諸行為や生活状態に対する教育的支援と環境的支援の組み合わせであり，自らの健康をコントロールし，改善できるようにするためのプロセスである」と定義される．ヘルスプロモーションの究極的な目標はQOLの向上であり，これを推進するための具体的な活動方法には，①健康的な公共政策づくり，②支援的環境づくり，③地域活動の強化，④個人技術の開発，⑤ヘルスサービスの方向転換の5つがある．個人技術の開発が従来の「健康教育」に該当する教育的支援であるのに対し，ヘルスプロモーションとは，環境整備に該当するほかの4つの項目と合わせて，最も望ましい健康を得るためにライフスタイルを変えようとする人々を支援するためのものである．

　では，栄養教育と健康教育は，どのように関連づけられるであろうか．グリーンは，「健康教育は，個人や集団，地域において，健康のためになる行動について自発的に取り組み，それを実現し強化するために計画された，あらゆる学習経験の組み合わせである」としている．この学習経験には，保健指導や健康相談ばかりではなく，栄養指導や栄養教育も含まれることから，現在では，この2つは健康教育の一環として位置づけられている（図0.1）．

E.　栄養教育と生涯学習

　「生涯学習」とは，すべての国民が，人間のあらゆる実践にかかわる事柄に関連

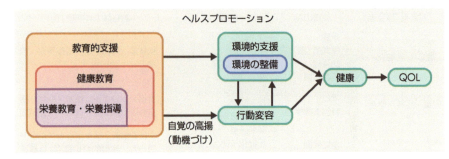

図 0.1 ヘルスプロモーションと健康教育,栄養教育の位置づけ

して,生涯にわたり「いつでも,どこでも,誰でも」自主的・主体的に学習できることをめざすものである.島内憲夫(順天堂大学)は,健康に関する多くの知識や技術をもたない人々の生涯にわたる学びの過程を通して,健康生活の能力形成を目的とする「生涯健康学習」を提唱している.

さらに,健康づくりにおける生涯学習では,「対象者に健康の自己管理ができるように,その潜在的な能力を見つけさせ,自ら活用できるよう援助する」というエンパワメントを尊重して取り組むことも必要である.

生涯学習の基礎的理念をなすユネスコのハンブルク宣言(1997年7月)では,生活全体を通した学習を重視しており,健康の分野に関連して次のように示されている.

> **ハンブルク宣言(第5回ユネスコ国際成人教育会議)**
> 健康:健康は基本的な人権である.教育への投資は,健康への投資である.生涯学習は,健康の推進と疾病の防止に重大な寄与ができる.成人学習は,健康の知識への適切で公正かつ持続的な接近を準備するための重要な機会を提供する.

また,日本では,2005年に制定された「食育基本法」前文で,「21世紀におけるわが国の発展のためには,子どもたちが健全な心と身体を培い,未来や国際社会に向かって羽ばたくことができるようにするとともに,すべての国民が心身の健康を確保し,生涯にわたって生き生きと暮らすことができるようにすることが大切である」とされ,家庭,学校,保育所,地域などを中心に,国民運動として,食育を推進してきた.

さらに,第2次食育推進基本計画(2011年)では,生涯にわたるライフステージに応じた間断ない食育の推進,すなわち「生涯食育の社会」構築,そして、第3次食育推進基本計画(2016〜2021年)では,個人の実践だけではなく,「食べ物の循環」や「生涯にわたる食の営み」など,それぞれの輪を広げていくことをめざしている.さまざまな場で管理栄養士の果たす役割が高まっている.

0.2 | 栄養教育と介入

　栄養教育は，食を通して人々の健康を支え，生きる喜びや生きがいなど，QOL の向上に寄与することを目的とする．それを実現するために PDCA サイクル，つまり対象者の栄養アセスメント（nutrition assessmet：栄養評価と栄養診断）→ plan（計画）→ do（実施）→ check（評価）→ act（改善）といった一連のマネジメントシステムに則って，実施するものである．

A. 栄養教育の目標

　栄養教育の最終的な目的である食行動の変容を達成し，QOL を向上する過程において，次のような目標が掲げられる．
①興味・関心を高め意欲を喚起して，行動変容のための動機づけを行う．
②健康・栄養や広義の食に関する正しい知識を伝え，理解を深める．
③個々の問題点を認識し，実際の行動を起こさせるように働きかける．
④好ましい（食）態度を形成し，食スキルを習得して実践に導く．
⑤望ましい保健習慣（栄養・食生活および生活習慣）への行動変容と，その維持，習慣化を図る．
　すなわち，対象者（学習者）がさまざまな栄養・食生活情報を評価し，必要な情報を選択して自らの栄養・食生活の改善に役立てることのできる能力（自己管理能力）を養うことをめざす．その際，個々の対象者に応じて，対象者自身が望ましい目標を設定できるように支援する．
　目標を達成するための栄養教育介入の流れと，それに関連するさまざまな理論やモデルとのつながりを図 0.2 に示す．理論やモデルは，対象者の理解を促し，それぞれの対象に応じた介入プログラムの立案と方法を明確にする．

B. 栄養教育のマネジメント

　栄養教育における PDCA サイクルの実施を確実にするために，現在，米国栄養士会が推進している Nutrition Care Process（NCP：栄養管理プロセス）を活用する方針が（公社）日本栄養士会より推奨されている（図 0.3）．
　この栄養管理プロセスでは，栄養教育は，第 3 段階である栄養介入の 4 領域（食物・栄養提供，栄養教育，栄養カウンセリング，栄養管理の調整）の一つに位置づけられている（表 2.6 参照）．栄養教育と栄養カウンセリングとは別に扱われているが，実際はカウンセリング技法を用いて栄養教育を行ったり，栄養カウンセリングの場でも基礎知識や最新の正しい情報を伝達することがあり，両者は切り離せないも

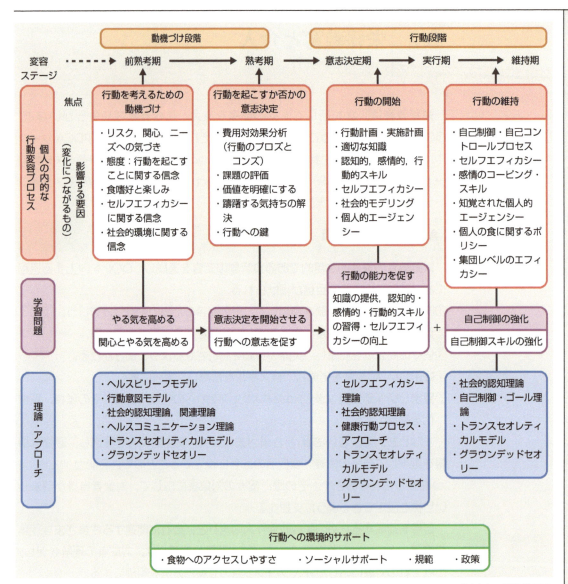

図 0.2 栄養教育の概念枠組み
[Isobel R. Contento 著, Nutrition Education これからの栄養教育論（足立己幸ほか監訳），p.243，第一出版（2015）]

のである．

　栄養教育や栄養カウンセリングを実施するにあたっては，対象者のニーズやレディネス，重要度や自信などに応じて，個別に対応することが必要である（図 0.4，図 2.3 参照）．課題は，「根本的な課題」「危険度，重要度，緊急度の高い課題」「もっとも要求・要望，関心の高い課題」「効果が期待できる課題」「実現可能性が高い課題」を抽出する．課題は複数のことが多く，総合的・多角的な検討が必要である．それには，課題の相互関係，因果関係の把握，身体状況・精神状況と食生活のかかわり，生活態度・生活行動の食生活への影響を考慮する．ここで大切なのは，実現可能性と効果では，効果のほうがより優先されることである．

図 0.3　栄養管理の概略
栄養管理プロセスとして示した.
[木戸康博, 応用栄養学第5版, p.3, 講談社 (2016)]

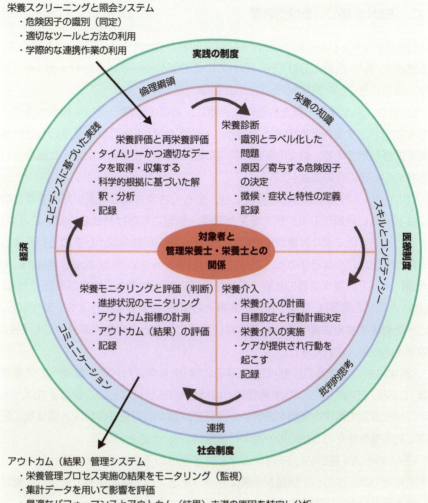

図 0.4　課題の抽出方法と優先順位
[藤内修二ほか, 新版保健計画策定マニュアル, ライフ・サイエンス・センター (2001)]

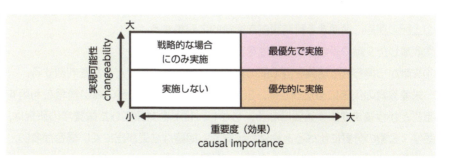

　このように栄養教育や栄養カウンセリングが, この栄養管理プロセスに明確に位置づけられたことにより, PDCA サイクルが機能するように意識し, 常に評価を視野に入れた栄養教育を実施することが可能となる.

C. EBN に基づいた栄養教育

　EBN(evidence-based nutrition)とは「科学的根拠(エビデンス)に基づいた栄養学」の略語で,医学・医療の分野で用いられている EBM(evidence-based medicine)「科学的根拠に基づいた医学」から派生した用語である.

　EBM は,医学情報の質を客観的に評価し,患者の診療に正しく利用することをめざそうとする考え方のことである.その定義は「入手可能で最良の科学的根拠を把握したうえで,個々の患者に特有の臨床状況と価値観に配慮した医療を行うための一連の行動指針」である.

　EBM という言葉が広まった背景には,患者のさまざまな状況に対応するためには科学的に信頼性の高い研究結果が収集・整理されなければならないことや,患者の意識変化により医療情報の開示,臨床判断の根拠の明示が求められるようになってきたことなどがある.さらには,IT(information technology:情報技術)の発達によって,医学情報の検索・収集が容易になったことも大きな要因である.EBM と同様の背景は,健康や疾患と食事との関係,栄養教育の方法や有効性など,ヒトを対象とする栄養学の分野でも存在することから,栄養学の分野にも EBM の考え方が導入されてきた.

　「医学における患者の診療」に対応するのは「栄養学における対象者への栄養教育」である.EBN に基づいた栄養教育とは何かを EBM にならって規定すれば,「入手可能で最良の科学的根拠を把握したうえで,個々の対象者の状況と価値観に配慮した栄養教育を行うための一連の行動指針」ということになる.

　EBM の手法に基づいた EBN の基本的な手順は以下のとおりである.

①対象者の状況に応じた課題を明確にする.たとえば,高血圧者に対して栄養教育を行う場合,以下のように具体的な課題を抽出する.

　◆体重を 1 kg 下げると血圧は何 mmHg 下がるのか

　◆食塩を何 g 減らすと血圧が 5 mmHg 下がるのか

②上記の課題に関連する研究報告を系統的に収集する.

③収集した文献の妥当性や信頼性を客観的に評価する.

④文献から得られた結論を目の前の対象者に適用できるかどうかを判断する.

　栄養教育の実施にあたっては,EBN によって得られた質の高い情報を利用することが今後ますます重要になる.しかし,ヒトを対象にした栄養学の研究は,医学・医療の分野に比べると評価が困難で,明確な結果が出にくい場合が多い.

　対象者によっては,文献から得られた結論をそのままでは適用できないこともある.したがって栄養教育を行う際の EBN の役割は,考慮すべき方法論または要素の一つとしてとらえるのが現実的であろう.

D. NBN に基づいた栄養教育

NBN(narrative based nutrition：物語と対話に基づく栄養学)とは，NBM(narrative based medicine：物語と対話に基づく医学)から派生した用語である．NBM は，科学的根拠が必ずしもすべての患者にあてはまる最上の方法ではないことを前提として，ヒトの丸ごと営みを理解し，アプローチしようとする考え方である．NBM は EBM と対をなす概念で，いずれも患者中心の医療を実現するためのものとして，互いに補完し合うことが必要である．1998 年にグリーンハルらの編集した『Narrative Based Medicine：Dialogue and Discourse in Clinical Practice』で提唱された，なぜナラティブ(物語)を学ぶのかを表 0.4 に示す．

0.3 栄養指導・栄養教育の法的根拠

1998 年 6 月，新しい時代が求める栄養士像の形成に向けて「21 世紀の管理栄養士等あり方検討会報告」(厚生省)がとりまとめられ，生活習慣病対策における食生活改善の重要性，疾病の予防や治療における栄養評価・判定に基づく「栄養指導」の必要性などが示された．

この報告を受けて，2000 年には，「栄養士法」の一部が改正され，「複雑又は

表 0.4　なぜナラティブ(物語)を学ぶのか
[Greenhalgh T. *et al.*, *BMJ*, **2**, 48-50 (1999)]

「診断的面接」において，
患者が自身の不健康状態を体験する現象的な形式である
医師と患者のあいだの共感を高め，互いに理解を深める
意味づけを構築する手助けをする
有益な分析の手がかりや，診断カテゴリーを提供するであろう
「治療の過程」において，
患者のマネジメントにおける全人的なアプローチを促進する
本質的に治療的あるいは緩和的である
治療上の新しい選択を提案したり，促進するであろう
患者や医療従事者に対する「教育」において，
多くの場合，忘れがたいものである
体験に基づく
内省を強く促す
「研究」において，
患者中心の課題設定を支援する
一般的概念に挑戦するものであろう
新しい仮説を生み出すであろう

困難なものを行う適格性を有するもの」とされていた管理栄養士の定義が，『①傷病者に対する療養のため必要な「栄養の指導」，②個人の身体の状況，栄養状態等に応じた高度の専門的知識及び技術を要する健康の保持増進のための「栄養の指導」，ならびに③特定多数人に対して継続的に食事を供給する施設における利用者の身体の状況，栄養状態，利用の状況等に応じた特別の配慮を必要とする「給食管理」及びこれらの施設に対する栄養改善上必要な「指導」等を行うことを業とする者』と明確にされ，医療職種として法的に位置づけられることとなった．

　これを受けて，2001 年には，「管理栄養士・栄養士養成のカリキュラム」が改定され，その教育内容として，管理栄養士養成課程では，従来の「栄養指導論」が「栄養教育論」と改められ，栄養士養成課程では「栄養の指導」が位置づけられることとなった．

　また，2002 年 8 月には，「健康日本 21」を積極的に推進するため，医療制度改革の一環として，「栄養改善法」を改めた「健康増進法」が制定された．第 1 条には，目的として，「わが国における急速な高齢化の進展及び疾病構造の変化に伴い，国民の健康の増進の重要性が著しく増大していることにかんがみ，国民の健康の増進の総合的な推進に関し基本的な事項を定めるとともに，国民の栄養の改善その他の国民の健康の増進を図るための措置を講じ，もって国民保健の向上を図ること」とある．

　第 17 条では「医師，歯科医師，薬剤師，保健師，助産師，看護師，準看護師，管理栄養士，栄養士，歯科衛生士その他の職員に，栄養の改善その他の生活習慣の改善に関する事項につき住民からの相談に応じさせ，及び必要な栄養指導その他の保健指導を行わせ，並びにこれらに附随する業務を行わせる」とされた．

　さらに，2005 年は食育元年ともいうべく，「栄養教諭制度」の施行，「食育基本法」の制定など，食育が国家的課題として位置づけられた年でもある．そこには，管理栄養士を含むさまざまな関係者（機関および団体）は，①食に関する関心および理解の増進に果たすべき重要な役割があること，②あらゆる機会とあらゆる場所を利用して，積極的に食育を推進すること，③他の食育の推進に関する活動に協力することが謳われている．

　また，メタボリックシンドロームの予防のため，2008 年度より始まった「特定健診・特定保健指導」の実施においては，本事業にかかわる医療関係者として，医師，保健師に並んで管理栄養士が指定されており，対象者の行動変容を促し，結果の出る保健指導のできる人材が求められることとなった．

　さらに，新たな取り組みとして 2011 年，「周知から実践へ」を謳った第 2 次食育推進計画が公表された．2012 年には，健康寿命の延伸に加えて，健康格差（高血圧の改善，糖尿病有病者の増加の抑制や脂質異常症の減少，虚血性心疾患・脳血管疾患の年齢調整死亡率の減少，糖尿病性腎症による新規透析導入患者数の減少など）の縮小を基本方

針とした第4次国民健康づくり対策「健康日本21（第2次）」が発表された．

　2018年には，「標準的な健診・保健指導プログラム（平成30年度版）」（厚生労働省）により，これまで蓄積されたデータを分析し，健康格差の縮小に結びつけていくこととなった．時間的にゆとりがなかったり，健康づくりに関心のない住民を，どのようにして，望ましい行動変容に導くか，管理栄養士・栄養士の力量がますます問われる時代となったのである．

0.4 栄養教育と管理栄養士・栄養士の役割

　生活や社会の状況が目まぐるしく変化するにつれ，管理栄養士・栄養士の役割も変容を遂げるなか，疾病の一次予防，二次予防，三次予防にかかわる栄養教育は，これからの管理栄養士に必須の課題である．特に，一次予防，つまり生活習慣病予防における栄養教育は，「健康日本21（第2次）」推進のためにも，今後ますます高まるであろう．これら疾病予防の各段階における栄養教育は，表0.5のように位置づけられる．2017年からは，糖尿病性腎症をはじめとする生活習慣病の重症化予防（国保・後期広域）*にも焦点を当てた取り組みもはじまっている．

＊国民健康保険・後期高齢者医療広域連合

　実際には，栄養管理プロセスに基づいて，対象者の栄養状態を判断し，実際の食事や食行動をどのように改善するかについての手段（栄養介入）を栄養の科学と生活を結ぶなかから具現化し，個人のQOLを高めようと支援することが管理栄養士の役割であるといえるだろう．さらに，管理栄養士の仕事は，Science & Art（科学的根拠に基づいて栄養情報を表現すること）であるといわれるが，管理栄養士の職務（図0.5）は，栄養の科学を中心として人体の科学，食品の科学を基礎とす

表0.5　保健・医療の5段階における栄養教育の位置づけ
［藤沢良和ほか（1995）］

予防の段階		栄養教育の内容と特徴
一次予防	①健康増進	健康づくりの3要素は栄養，運動，休養．典型的な栄養教育・知識があるだけでは成功しない．運動と組み合わせるとより効果的
	②特定の病気の予防	はっきりした予防法がある場合，栄養素欠乏症に対する栄養素の補給・対象者の限定．開発途上国では，社会・経済面が困難
二次予防	③早期発見・早期治療	早期発見：健康診査や人間ドックの受診，早期治療：食事療法の一環・自覚症状がないか少ないために，また，ライフスタイルにかかわるために効果が上がりにくい．家族の教育も重要
三次予防	④完全な治療（悪化の防止）	はっきりした病気（生活習慣病）になった患者の完全な治療，病気と治療法に関する知識と認識・自主管理（セルフケア）のための働きかけ．実践化のための動機づけ．共通的な問題意識がある患者会などにおける集団教育の効果
	⑤リハビリテーション	日常生活の回復，社会復帰のための訓練，適切な栄養素摂取が基本．家族への教育も必要

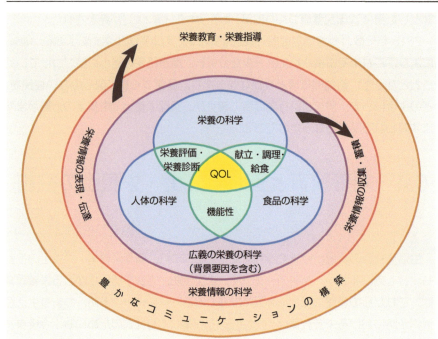

図 0.5 管理栄養士の職務
[笠原賀子, 教育と医学, **47**, 46-53 (1999) 一部改変]

るものであり，それらを核として栄養情報（エビデンス）を集積し，対象者にわかりやすく伝える（表現する），つまり，栄養教育を実施するものである．

　したがって，栄養の科学と人体を結びつける「栄養状態の評価・判定」に基づく栄養管理のできる能力と同様に，食品の科学と栄養の科学を結ぶ「献立・調理・給食」を管理することのできる能力は，いずれも基本的に備えておかなければならない．さらに，人体に直接関与する食品の機能性をも考慮し，生活に根ざした栄養学の実践を心がけて，QOL を高めることが必要である．

　さらに，現代は，単に「栄養の指導」のみならず，ほかの保健指導をも行う必要が生まれている．一方で，栄養士以外の職種も「栄養の指導」に携わる時代となりつつある（健康増進法17条）．したがって，他職種に劣らない，栄養教育の専門性と独自性をいかに培うかが大きな課題となっている．学校・家庭・地域との連携をはじめ，さまざまな領域においても，各分野や部署，関係団体の協力を得て，栄養教育を行うことが不可欠である．管理栄養士には，これらのコーディネーターとして，人的，物的，社会的資源を最大限に活用し，総合的に企画・調整を図る能力が求められる．ここには，経済観念も必要となるであろう．

　そのためには，さまざまな場面において，さまざまな人々と豊かなコミュニケーションを構築することが不可欠である．管理栄養士の専門性は，豊かなコミュニケーションが構築されて初めて生かされる（図0.5）．

　したがって，これからの管理栄養士は，個々の人間性，人格を磨くとともに，

高度な専門的知識や技術を身につけ，食を通じた健康づくりのマネジメントならびにコーディネート能力を高めることとあわせて，コミュニケーション技術を習得する必要がある．

　また，2002 年，（公社）日本栄養士会は管理栄養士・栄養士倫理綱領（表 0.6）を定め，2014 年に改定して，医療職性のある専門職としての使命と職責を自覚し，自らを律するための基準としている．さらに，臨床の場においては，日本病院会も倫理綱領（表 0.7）を制定している．管理栄養士が医療職の一員として活躍する

表 0.6　管理栄養士・栄養士倫理綱領（抜粋）
［日本栄養士会，2002 年制定，2014 年改定］

1. 管理栄養士・栄養士は，保健，医療，福祉及び教育等の分野において，専門職として，この職業の尊厳と責任を自覚し，科学的根拠に裏づけられかつ高度な技術をもって行う「栄養の指導」を実践し，公衆衛生の向上に尽くす．
2. 管理栄養士・栄養士は，人びとの人権・人格を尊重し，良心と愛情をもって接するとともに，「栄養の指導」についてよく説明し，信頼を得るように努める．また，互いに尊敬し，同僚及び他の関係者とともに協働してすべての人びとのニーズに応える．
3. 管理栄養士・栄養士は，その免許によって「栄養の指導」を実践する権限を与えられた者であり，法規範の遵守及び法秩序の形成に努め，常に自らを律し，職能の発揮に努める．また，生涯にわたり高い知識と技術の水準を維持・向上するよう積極的に研鑽し，人格を高める．

表 0.7　日本病院会の行動基準（倫理綱領）
［日本病院会（2002）］

私たち（全日病会員）の病院は	
公正な医療を提供します	差別なく，緊急性・必要性に応じて適切な医療を提供します
	科学的な医療を提供します
	法律に基づいて医療を提供します
医療の質の向上に努めます	組織的な医療を提供します
	科学的な医療を提供します
	効率的な医療を提供します
	良質な医療を提供します
	継続的に研修・研鑽します
患者や家族との信頼関係に基づいた医療を提供します	
患者志向の医療を提供します	納得できるように，分かりやすく説明をします
	患者本人に医療情報を提供します
	患者の意思を尊重して（選択に基づいた）医療を提供します
	プライバシーを尊重します
安心して医療を提供し，安心して医療を受けることができる体制を創ります	医療従事者も患者も満足できる医療体制を創ります
	安全への対応と事故防止に努めます
社会の一員としての責任を果たします	医療経営（運営）の成果を他の医療機関・患者・地域社会等に還元します
	環境保全・保護に努めます
	安全管理・確保に努めます
	省資源・省エネルギーに努めます
	リサイクル・廃棄物処理に留意します

ためには，基本的な倫理観を身につけ，職務に臨むとともに，医療の一環として，栄養教育を位置づけることが必要である．一般に，NST (nutrition support team) では，患者や対象者を中心として関連職種が問題解決を図る(図0.6A)が，コーチングの視点から考えると，対等なパートナーとして患者や対象者とともに互いに協働して歩み，栄養や健康上の課題に取り組む(図0.6B)．この関係性は，管理栄養士・栄養士がかかわるさまざまな対象や機会にも求められる．

さらに，今後は生涯にわたる間断なき栄養教育(第6章参照)を実施するときに，各場面で，障害者に対する栄養教育も不可欠になる．管理栄養士・栄養士は，「わたしたちのできること(障害者権利条約の話)」(2008年，ユニセフ)などをはじめ，さまざまな場や機会を得て見識を広げることが望まれる．

また，2015年(〜2030年)，国連にて，「我々の世界を変革する：持続可能な開発のための2030アジェンダ」(Sustainable Development Goals：SDGs．持続可能な開発目標)が採択され，17の目標と169のターゲットが示された(表0.8)．その中には，飢餓の終焉や食料の安全保障および栄養改善の実現，人々の健康的な生活の確保などが謳われており，管理栄養士・栄養士にとっても，グローバルな視野をもって，世界で，国や地域で，その職務を遂行することが求められる．

米国では，2017年からAccreditation Council for Education in Nutrition and Dietetics (ACEND®)のNutrition and Dietetics Coordinated Programs (CP)における単位認定で，学生は最低1,200時間のスーパーバイザーの指導による実習(そのうち900時間は専門的な職場での実習，最大300時間はシミュレーションやケーススタディ，ロールプレイなど)が課せられている．さらに，養成プログラムのディレクターは，①少なくとも修士修了，②栄養士登録委員会により認定された登録栄養士の証明書，③最低3年の実務経験証明書が必要である．

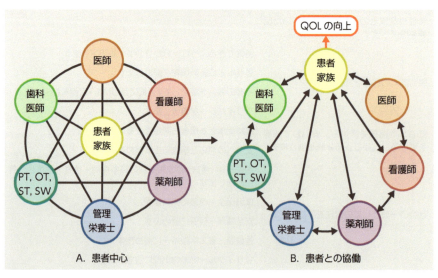

図0.6 管理栄養士と患者や他職種との協働へ
PT：理学療法士，OT：作業療法士，ST：言語聴覚士，SW：ソーシャルワーカー
[笠原賀子，透析医学会誌，**45**，224 (2012) より一部改変]

目標1（貧困）	あらゆる場所のあらゆる形態の貧困を終わらせる
目標2（飢餓）	飢餓を終わらせ，食料安全保障および栄養改善を実現し，持続可能な農業を促進する
目標3（保健）	あらゆる年齢のすべての人々の健康的な生活を確保し，福祉を促進する
目標4（教育）	すべての人に包摂的かつ公正な質の高い教育を確保し，生涯学習の機会を促進する
目標5（ジェンダー）	ジェンダー平等を達成し，すべての女性および女児の能力強化を行う
目標6（水・衛生）	すべての人々の水と衛生の利用可能性と持続可能な管理を確保する
目標7（エネルギー）	すべての人々の，安価かつ信頼できる持続可能な近代的エネルギーへのアクセスを確保する
目標8（経済成長と雇用）	包摂的かつ持続可能な経済成長およびすべての人々の完全かつ生産的な雇用と働きがいのある人間らしい雇用（ディーセント・ワーク）を促進する
目標9（インフラ，産業化，イノベーション）	強靱（レジリエント）なインフラ構築，包摂的かつ持続可能な産業化の促進およびイノベーションの推進を図る
目標10（不平等）	各国内および各国間の不平等を是正する
目標11（持続可能な都市）	包摂的で安全かつ強靱（レジリエント）で持続可能な都市および人間居住を実現する
目標12（持続可能な生産と消費）	持続可能な生産消費形態を確保する
目標13（気候変動）	気候変動およびその影響を軽減するための緊急対策を講じる
目標14（海洋資源）	持続可能な開発のために海洋・海洋資源を保全し，持続可能な形で利用する
目標15（陸上資源）	陸域生態系の保護，回復，持続可能な利用の推進，持続可能な森林の経営，砂漠化への対処，ならびに土地の劣化の阻止・回復および生物多様性の損失を阻止する
目標16（平和）	持続可能な開発のための平和で包摂的な社会を促進し，すべての人々に司法へのアクセスを提供し，あらゆるレベルにおいて効果的で説明責任のある包摂的な制度を構築する
目標17（実施手段）	持続可能な開発のための実施手段を強化し，グローバル・パートナーシップを活性化する

表0.8 持続可能な開発目標（SDGs）の詳細

専門職としての管理栄養士の成長，発展には，生涯にわたるトレーニングが不可欠であり，学部の入門レベルからスーパーバイザーによる初任者研修や大学院教育レベルなど，高度な実践的教育を受けて，独り立ちができるように，つねに自助努力を惜しまず，学び続ける必要がある（図0.7）．

図0.7 専門性を高めるための生涯学習モデル

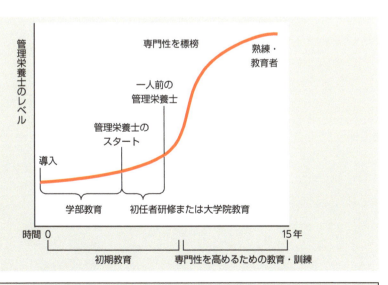

これからの管理栄養士・栄養士には，さまざまな可能性が期待できる．食を通して人々の心と体の健康を支え，楽しみを与えて，人生を変えることもできるだろう．職業分野として，医療機関，行政，福祉・介護，学校などで働くほかに，起業してフリーでさまざまな活動をすることもできる．健康に役立つ食品の開発や，和食の素晴らしさを世界に発信することも大事な役割の１つである．いずれにしても管理栄養士・栄養士は，栄養や食に関する専門知識と技術を身につけたプロフェッショナルとして，人の健康にかかわる重要な役割を担う．

　皆さんは，いま，どのような管理栄養士をめざしているだろうか．理想とする管理栄養士のモデルは，いるだろうか．熟練した管理栄養士になるために，それぞれのめざすミッション(使命)を考え，栄養教育論を習得しよう．

1）栄養教育とは，生涯にわたる健康の保持・増進あるいは疾病を予防するために，望ましい食物選択・摂取と食行動へ変容させ，QOL の向上につなげることを目的とする．

2）栄養教育を効果的に行うには，単に栄養の知識を伝達するだけではなく，対象者をとりまくさまざまな背景要因や心理・行動科学的側面を配慮するとともに，食環境を整備することも必要である．

3）管理栄養士は，疾病のための一次，二次，三次予防のあらゆる段階で，栄養・食の専門家として，他の専門職種との連携を深めつつ，栄養教育を実践することが求められている．

4）管理栄養士の専門性は，栄養・食生活や身体活動・運動習慣などについての専門的な知識や技術だけではなく，対象者と豊かなコミュニケーションを構築し，個人に合った支援をすることによって，初めて生かされる．

1. 栄養教育と社会・生活とのかかわり

1.1 栄養教育と社会の変化

　わが国の食生活の変遷と関連した栄養教育の特徴（表1.1）は，栄養素の摂取不足による低栄養−感染症型の健康問題から，栄養素の過剰摂取による高栄養−成人病（生活習慣病）型の健康問題へと移行したことである．同時に，現代は，その両者が共存する時代でもある．たとえば，20 ～ 40 歳代の女性のやせが増えている反面，20 ～ 70 歳代の男性で肥満が増加，60 歳代の女性にも肥満が多いことなどにもその一端が見られる．

　栄養教育は，栄養不足の時代には，人間にとって必要な栄養素を補給するための食物摂取にかかわる諸問題を解決するとともに，地域の衛生教育の一翼も担ってきた．しかし，飽食といわれる現代にあっては，単に食物や栄養に関する知識，献立作成や調理の技術だけでは解決できない問題が生じている．つまり，対象者をとりまく生活や環境などの背景要因をはじめ，対象者の心理的，行動科学的側面も考慮し，個々の多様化したライフスタイルに合わせて，適切な食物を選択し，QOL を高めるための栄養教育が必要となったのである．保健・医療・福祉の専門家には，従来の行政主導型の施策ではなく，住民と同じ視点でサービスを提供する協働者としての姿勢が求められるようになった．

　さらに，21 世紀の健康づくり施策として注目されていた「健康日本 21」（2000年度～ 2012 年度）は，2007 年に中間評価，2010 年に最終評価を終え，「21 世紀における第 4 次国民健康づくり運動（健康日本 21（第 2 次）」（2013 年度～ 2022 年度）として，新たな展開を図ろうとしている．その基本的な方向として，すべての国民が共に支え合い，健やかで心豊かに生活できる活力ある社会とし，①健康寿命の延伸と健康格差の縮小，②主要な生活習慣病の発症予防と重症化予防，③社会生活を営むために必要な機能の維持および向上，④健康を支え，守るための社会

表 1.1　栄養教育の歴史

	年	
第一次世界大戦前	1872	群馬県富岡製糸工場で給食を開始（事業所給食の始まり）
	1889	山形県鶴岡町私立忠愛小学校で給食を開始（学校給食の始まり）
	1909	結核予防調査会の設置（森林太郎）
	1914	佐伯矩が私立栄養研究所を開設
	1919	「結核予防法」施行
	1920	国立栄養研究所の設立（初代所長 佐伯矩）
	1925	佐伯矩が私立栄養学校を設立
	1926	栄養学校第 1 回卒業生 15 人「栄養手」（のちの栄養士）誕生（第 2 回卒業生などで「栄養技手」として採用の者もいる）
	1929	内務大臣名による「国民栄養の改善に関する件」の指示（栄養士の各省庁への配置）
	1937	「保健所法」制定．任務の一つに栄養改善に関する指導を行うべきことを定める
	1938	内務省社会局，衛生局を廃止し，厚生省を設置．栄養行政は厚生省に移管．「国民健康法」制定
	1940	「国民体力法」公布．「学校給食奨励規定」制定．国民体力向上のため栄養指導を強化
	1942	「食糧管理法」制定
戦後復興期	1945	「栄養士規則」「私立栄養士養成所指定規則」制定．栄養士の身分および業務が確立
		連合軍最高司令官の指令により「一般国民の栄養調査」の覚書が出される
	1946	厚生省公衆衛生局に栄養課の新設．第 1 回国民栄養調査の実施（年 4 回）．東京都，神奈川県，千葉県にララ救援物の贈呈
	1947	「栄養士法」制定．「保健所法」全面改正．保健所に 1 名以上の栄養士を配置するように規定．「食品衛生法」制定
	1948	「医療法」公布．病院給食制度の実施
	1949	第 1 回栄養士試験の実施
	1950	病院における「完全給食制度」実施．「日本食品標準成分表」発表
	1952	「栄養改善法」公布．保健所に栄養指導員の配置
	1954	「学校給食法」制定．総理府「日本人の栄養基準量」「改訂日本食品標準成分表」発表
	1958	厚生省による「6 つの基礎食品」の普及についての通達．「完全給食制度」（病院）から「基準給食制度」への名称変更
		「調理師法」制定．「国民健康保険法」公布
	1959	日本栄養士会が社団法人として設立認可
	1962	栄養士法一部改正による管理栄養士制度設立
高度経済成長期	1963	第 1 回管理栄養士試験の実施．科学技術庁「三訂日本食品標準成分表」発表
	1964	国民の健康・体力増強対策について閣議決定．国民栄養調査の方法が改正され，年 1 回 5 日間の調査となる
	1965	「母子保健法」公布．総理府「体力つくり国民会議」発足
	1966	管理栄養士学校指定規則の制定
	1969	厚生省「日本人の栄養所要量」策定
	1972	国民栄養調査の方法が改正され，年 1 回 3 日間の調査となる
	1974	学校給食法一部改正により，学校給食の栄養に関する専門事項をつかさどる職員（学校栄養職員）として栄養士の配置が義務づけられる
	1975	厚生省第一次改定「日本人の栄養所要量」
	1978	「第一次国民健康づくり対策」発足
	1979	厚生省第二次改定「日本人の栄養所要量」
	1982	「老人保健法」公布．科学技術庁「四訂日本食品標準成分表」発表
	1983	「食生活改善推進員教育事業」創設
	1984	「第三次改定日本人の栄養所要量」策定．厚生省組織再編により「健康増進栄養課」を設置
	1985	厚生省「健康づくりのための食生活指針」発表
		栄養士法，栄養改善法を一部改定し，管理栄養士国家試験制度の導入，一定の集団給食施設への管理栄養士必置義務を規定
	1986	厚生省「肥満とやせの判定表」発表．科学技術庁「アミノ酸組成表」発表
	1987	第 1 回管理栄養士国家試験の実施
	1988	第二次国民健康づくり対策「アクティブ 80 ヘルスプラン」実施
	1989	「健康づくりのための運動所要量」発表．「第四次改定日本人の栄養所要量」発表．国立栄養研究所は国立健康・栄養研究所に改称．科学技術庁「日本食品脂溶性成分表（脂肪酸，コレステロール，ビタミン E）」発表
		「高齢者保健福祉推進 10 ヵ年戦略（ゴールドプラン）」策定

表 1.1（つづき）

経済成長安定期	1990	厚生省「健康づくりのための食生活指針（対象特性別）」発表．厚生省「外食料理栄養成分表示ガイドライン」策定．「休養のあり方に関する研究班報告書」
	1991	科学技術庁「日本食品無機質成分表（マグネシウム，亜鉛，鉄）」発表
	1992	科学技術庁「日本食品食物繊維成分表」発表
	1993	厚生省「健康づくりのための運動指針」策定．科学技術庁「日本食品ビタミン D 成分表」発表
	1994	厚生省「第五次改定日本人の栄養所要量」策定．「保健所法」が「地域保健法」に改正．市町村保健センターの法定化．「栄養改善法」一部改正．市町村における栄養士業務の確立
		「母子保健法」一部改正．市町村における母子保健対策の一元化
		「健康保険法」一部改正．基準給食制度が廃止され，入院時食事療養制度に改正．厚生省「健康づくりのための休養指針」
		「子育て支援のための施策の基本的方向について」エンゼルプラン策定
		「高齢者保健福祉推進 10 ヵ年戦略」の見直し「新ゴールドプラン」策定
		「食糧管理法」を廃止し「食糧法」制定
経済低迷期	1995	「食品衛生法」と「栄養改善法」を一部改正し，栄養表示基準制度を策定
		国民栄養調査の方法の改正．栄養摂取状況調査は世帯単位に加えて個人別の 1 日の調査とする
		科学技術庁「日本食品ビタミン K，B₆，B₁₂ 成分表」を発表．学校給食の所要栄養量の基準，標準食品構成表の改訂
		「食生活改善推進員教育事業」創設
	1996	「生活習慣病に着目した疾病対策の基本的方向性」について意見具申．「生活習慣病」という新しい概念を用いる
		特殊栄養食品制度は「特別用途食品制度」に改正
		厚生省組織再編により栄養行政所管は「地域保健・健康増進栄養課生活習慣病対策室」となる
	1997	「生涯を通じた健康づくりのための身体活動のあり方」について意見具申．「対象特性別健康づくりのための運動指針」
		科学技術庁「五訂日本食品標準成分表－新規食品編」発表
	1998	「第六次改訂日本人の栄養所要量」に新たに食事摂取基準を導入
	1999	「ゴールドプラン 21」発表
	2000	21 世紀における健康づくり運動（第 3 次国民健康づくり対策）「健康日本 21」を発表．厚生省，文部省，農林水産省「食生活指針」を発表
		「介護保険法」施行．「五訂日本食品標準成分表」発表
	2001	省庁再編により厚生省は厚生労働省となる．国立健康・栄養研究所は独立法人化
		厚生労働省「すこやか親子 21」をスタート．厚生労働省「保健機能食品制度」を創設
	2002	「栄養士法」一部改正により管理栄養士が免許制となる
	2003	健康増進法が施行され，栄養改善法は廃止．「健康づくりのための睡眠指針」
	2004	WHO「たばこの規制に関する世界保健機関枠組条約」．「栄養教諭制度」創設．「楽しく食べる子どもに～食からはじまる健やかガイド」
	2005	（財）日本栄養士会「日本栄養士会たばこ対策宣言」．「五訂増補日本食品標準成分表」発表
		「食育基本法」制定．「食事バランスガイド」発表．メタボリックシンドローム診断基準を公表．「介護保険制度」施行
	2006	「医療制度改革関連法」の成立・一部施行．「食育推進基本計画」発表．「健康フロンティア戦略」
		老人保健法が「高齢者の医療確保に関する法律」となる．「健康づくりのための運動指針 2006」制定．「妊産婦のための食生活指針」
	2007	健康日本 21 中間評価報告．「新健康フロンティア戦略」．「授乳・離乳の支援ガイド」
	2008	特定健康診査・特定保健指導プログラムのスタート．小・中学校「学習指導要領」改訂．「保育所保育指針」
	2009	「学校給食法」改正．「日本人の食事摂取基準（2010 年版）」を策定．消費者庁発足．高等学校・特別支援学級「学習指導要領」改訂
	2010	「日本食品標準成分表 2010」「日本食品標準成分表準拠アミノ酸成分表 2010」発表
	2011	「第 2 次食育推進基本計画」策定．「健康日本 21」最終評価報告．小学校新「学習指導要領」全面実施
	2012	中学校新「学習指導要領」全面実施．「健康日本 21（第 2 次）」発表．「介護予防マニュアル」改定
	2013	「健康づくりのための身体活動指針 2013」．第 4 次国民健康づくり運動「健康日本 21（第 2 次）」発表
	2014	「日本人の食事摂取基準（2015 年版）」策定．「健康づくりのための睡眠指針 2014」．「妊産婦のための食事バランスガイド」．「介護保険制度」の改正．「次世代育成支援対策推進法」
	2015	日本人の長寿を支える「健康な食事」の普及について．「健やか親子 21（第 2 次）」．国立研究開発法人医薬基盤・健康・栄養研究所「日本食品標準成分表 2015 年版（七訂）」公表（以下毎年追補版公表）．がん研究振興財団「がんを防ぐための新 21 か条」．消費者庁「食品表示法」創設．内閣府「食品表示基準」
	2016	「食品表示法」施行．「食生活指針」一部改正．「第 3 次食育推進基本計画」（農林水産省）
	2017	「大量調理施設衛生管理マニュアル」改正

1.1 栄養教育と社会の変化

環境の整備，⑤食生活，運動，休養，飲酒，喫煙および歯・口腔の健康に関する生活習慣および社会環境の改善の5項目が示された（2012年7月）.

A. 栄養教育の歴史

a. 第二次世界大戦前の栄養教育

　ビタミンB₁欠乏による脚気は「江戸わずらい」ともいわれ，その名は特に地方から江戸に出て暮らし始め，精製した白米を食べるようになると脚気を発症することに由来している．明治に入ってからも食事は穀類中心で脚気患者数はさらに増えていった．特に海軍では深刻な問題となり，1878年には海軍の兵員の30%以上が航海中に発病している．高木兼寛は，軍艦での食事を洋食に近づけ，タンパク質源や野菜を十分にとりいれた食事をすることで脚気の発生が予防できることを見いだした．1910年に鈴木梅太郎は米ぬかからオリザニン（のちのビタミンB₁）を発見した．その後，脚気がビタミンB₁欠乏症であり，米ぬかにビタミンB₁やその他の栄養素が多いことが明らかとなったことから，胚芽部分を残した胚芽米や七分づき米を島薗順次郎や佐伯矩らが奨励して脚気の予防と治療に貢献した．

　明治の終わりころ，都市における人口密度が高まり，また当時の日本唯一の輸出産業であった繊維産業工場では女子労働者が昼夜二交代制による劣悪な環境下での過酷な労働を強いられたことから結核患者が急速に増加した．このため，1919年結核予防法が制定され，療養上の三原則に"大気""安静""栄養"があげられ，初めて疾病予防に栄養の必要性が取り上げられることとなった．

　エール大学で栄養学を学び帰国した佐伯矩は1914年，日本で初めての私立栄養研究所を開設し，1917年には栄養学講習会を開き，1924年私立栄養学校を設立して，栄養技手（栄養士）の育成を始めた．日本初の栄養士の誕生である．

　1929年，内務大臣名（当時の栄養行政所管は内務省）の指示項目である「国民栄養の改善に関する件」により，各地方庁に栄養士が配置されて，栄養士による住民への栄養改善活動が進められた．1937年には保健所の設置に際し，「栄養改善に関する指導を行うべき」と定められ，さらに栄養改善活動が強化された．

b. 第二次世界大戦後の復興期の栄養教育

　1945年に第二次世界大戦の終戦を迎えると，度重なる戦争によって日本の食料事情は最悪となり，国民の大半が飢餓状態に陥ったため，栄養問題は緊急に解決しなければならない状況にあった．連合軍最高司令部（GHQ）は食料援助を行うために1945年に「一般国民の栄養調査」の覚書を出し，翌年から国民栄養調査が実施されて，国民の栄養改善活動の方策が立てられていった．このころから栄養士の役割や身分も確立することとなる．終戦の年に厚生省令として「栄養士規則」が発令，1947年の「栄養士法」の制定と「保健所法」の改定により保健所に栄養士

を配置するように規定された．

1950 年代の国民の平均的な食事は穀類中心であり，特に農村地域ではその傾向が顕著であった．1952 年には「栄養改善法」が制定され，国民の栄養改善のための法的根拠が整備された．この法律には，①国民栄養調査，②保健所に栄養相談所を整備して栄養指導員を配置すること，③集団給食管理における栄養管理や，④特殊栄養食品の表示などが定められた．このころより，「フライパン運動」や，「キッチンカーによる料理講習」など，栄養士による栄養不足の改善を主とした地域活動が始まった．現在，地域によってはキッチンカーが復活している．

食料が豊富になると疾病構造も変化し，結核などの感染症が激減するとともに，一方でがん，心臓病，脳血管疾患などの慢性疾患が急増し，1956 年「成人病予防対策協議連絡会」が設立された．1958 年には「6 つの基礎食品」の普及について厚生省から通達が出され，いろいろな食品を摂取することによって十分な栄養素を確保するための教材が整えられた．

給食の領域においても栄養士の役割が明確にされた．1948 年に新たに定められた「医療法」により，適正な給食を提供するために患者収容定員 100 名以上の病院については栄養士の配置が定められた．1954 年には「学校給食法」が制定され，学校給食の目的や経費の負担，国の補助について定められた．

c. 経済成長期以降の栄養教育

1960 年代に入ると日本経済はめざましい成長を遂げる．1964 年には東京オリンピック，1970 年には大阪万博が開かれるなど，急速な経済の発展により通信，交通手段が整備され，食料の流通も大きく変化した．

1978 年には栄養・運動・休養を柱とした生涯を通した健康づくり運動「第一次国民健康づくり対策」が開始され，1985 年には「健康づくりのための食生活指針」が策定された．栄養を単に栄養素の補給としてとらえるのではなく，健康づくりという要素として運動と休養のバランスの中でとらえるようになった．1988 年には「第二次国民健康づくり対策−アクティブ 80 ヘルスプラン」が発足し，健康増進認定施設がつくられた．しかしながら，大人だけでなく子どもにも肥満や高血圧症などが増えつづけ，ライフステージに合わせた健康づくりが必要とされ，1990 年に「健康づくりのための食生活指針（対象特性別）」が策定された．1996 年，厚生省公衆衛生審議会は成人期に発症する「成人病」という概念を「生活習慣病」という概念に改める意見具申を行い，栄養，運動，休養，喫煙，飲酒などの生活習慣の改善を図りながら，生涯を通じて健康増進を進めることとなった．このため，国は壮年期死亡の減少，健康寿命の延伸を目標に，21 世紀における国民健康づくり運動として「健康日本 21」を公表し，2010 年の到達目標を具体的な数値として提示した．このような状況のなか，2009 年には 65 歳以上の高齢者率は 21.5%，2025 年（推計）には，30.0%を超えるという世界に類を見

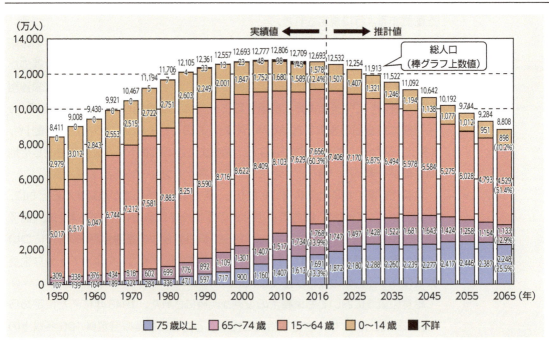

図 1.1 人口構造の変化

2016年以降の年齢階級別人口は，総務省統計局「平成27年国勢調査 年齢・国籍不詳をあん分した人口（参考表）」による年齢不詳をあん分した人口に基づいて算出されていることから，年齢不詳は存在しない．
資料：2015年までは総務省「国勢調査」，2016年は総務省「人口推計」（平成28年10月1日現在確定値），2020年以降は国立社会保障・人口問題研究所「日本の将来推計人口（平成29年推計）」の出生中位・死亡中位仮定による推計結果．
［内閣府，平成29年版少子化社会対策白書］

ない超高齢社会を迎えた．少子化と高齢化による労働人口の減少が今後の課題である（図1.1）．

　また，ライフタイルの多様化と医療技術の進歩による栄養療法の複雑化などから，管理栄養士は医療職の一員としても求められることとなり，国家試験制度の導入により（1985年），2002年に管理栄養士は登録から免許制となった．さらに，2017年度から試験日は3月初旬，合格発表は3月末日となり，管理栄養士資格が担保されなければ就職できない厳しい時代となった．また，2008年から開始された特定保健指導の実施基準では，保健指導に関する専門知識および技術を有する者として，医師，保健師ならびに管理栄養士とされた．

B. 近年の栄養教育

　2006年，国連食糧農業機関（FAO）は，ある集団内で，低栄養と過剰栄養が同時に起こることを「栄養不良の二重負荷（double burden malnutrition：DBM）」として発表した．わが国では，低栄養感染症から高栄養生活習慣病への変遷（図1.6参照）があり，そして，現在，生活スタイルや社会・文化的・経済状況の変化をはじめ，食環境の変化などにより，過剰栄養による肥満，生活習慣病が蔓延する一方，若年女子や高齢者の低栄養が同時に起こるという，複雑困難な栄養教育の背景が生まれている．また，2011年3月11日の東日本大震災以降，災害時における栄養サポートの必要性が高まり，さまざまな取り組みが始まった．

a. 食料供給に関する課題

わが国における1人1日あたりの食料供給量(カロリーベース)は，2,429 kcal(平成28年度食料需給表)であるのに対し，摂取量は1,865 kcal(平成28年国民健康・栄養調査)である．調査の方法による違いなどから単純に比較することはできないものの消費を上回る十分な食料が供給され，このことが多量の食料廃棄(2013年度推計632万t)を生じさせている．これらのことから6府省(消費者庁，内閣府，文部科学省，農林水産省，経済産業省，環境省)が連携し，「食品ロス削減国民運動」を展開して，資源を無駄なく効率的に活用するフードチェーンづくりを官民をあげて進めている(図1.2)．さらに，その1つとして，フードバンクの事業なども開始されている．

一方，世界では9億人が飢餓で苦しんでいる現状がある．また，わが国の食料自給率(カロリーベース)は40％程度となっている．輸入食料の増加は輸送に大きなエネルギーを使用するため，[輸入重量×輸送距離]で求めるフードマイレージは米国の3倍と，日本は世界で最も高くなっている．さらに，2001年にわが国で初めてBSE(牛海綿状脳症)が発生したことや生産地の偽装表示，残留農薬といった問題が食品の安心・安全を脅かしている．食料の供給システムが消費者に見えないことが不安を増大させる結果となっている．このため，食品履歴情報追跡システム(トレーサビリティシステム)の構築が進められている．

b. 国民健康・栄養調査結果などからみた栄養摂取の課題

国民健康・栄養調査結果などから身体状況，栄養素・食品・食習慣における課題を挙げてみる．

(1) 身体状況　平成28年国民健康・栄養調査によると，成人男性(20〜69歳)の肥満(BMI ≧ 25)は32.4％，成人女性(20〜69歳の低体重(BMI < 18.5)は19.3％と，1980年代と比べると増加している(図1.3)．特に60歳代男性の6割以上がメタボリックシンドロームおよびその予備群と診断された．

一方，子どもでは「やせすぎ」「やせぎみ」および，「肥満」「太りぎみ」が増加傾向にあったが，近年は横ばいか減少傾向である(図1.4)．5〜18歳までの肥満外

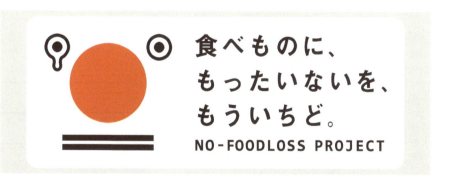

図1.2　食品ロス削減国民運動ロゴマーク「ろすのん」
[農林水産省]

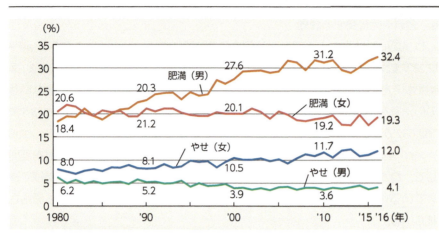

図 1.3 肥満とやせの年次推移（20～69 歳男女別）
［国民健康・栄養調査］

来を受診した小児メタボリックシンドローム患者は全体の 22 % とされた．子どもの肥満は成人期の肥満へと移行する割合が高いため，子どもの時からの体重管理が重要である．肥満傾向児の出現率には地域格差があり（図 1.5），実態にあわせた取り組みを始めた教育委員会もある．

　また，やせの母親からは低出生体重児の出産率が高く，その児は成人後の生活習慣病発症リスクが高まることが明らかになった．世界保健機関（WHO）は「出産に伴う母親や新生児の死亡，低出生体重児を減少させ，母子が健やかに生きるためには，妊娠前の健康状態を向上させることが重要である」と勧告している．そのため，将来の妊娠のために，豊かな生活と健康を提供する「プレコンセプションケア」が今後の課題であり，母子の健康ひいては人々の将来の健康を支える管

図 1.4 肥満傾向児と瘦身傾向児の出現率の推移
2006 年度から肥満・瘦身傾向児の算出方法を変更しているため，2005 年度までの数値と単純な比較はできない．5 歳および 17 歳は，2006 年度から調査を実施している
［学校保健統計調査 平成 29 年度］

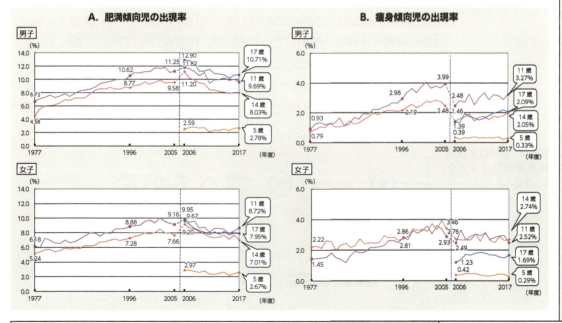

図 1.5 2006 年度・2015 年度の肥満傾向児出現率
[平成 27 年度学校保健統計]

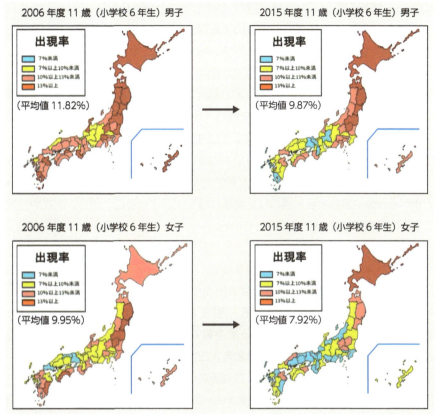

理栄養士の重要性が，ますます高まっている．

　このようなことから，すべてのライフステージにおいて，個々の栄養状態や健康状態に応じた適正体重を維持し，次代につなげることが重要であるといえる．

(2) 栄養素，食品摂取量　エネルギー摂取量の平均値および，脂肪エネルギー比率 25% 未満の者の割合は男女とも減少傾向にある．一方，脂肪エネルギー比率 30% 以上の者の比率 (20 歳以上) は 2001 年度以降 2005 年までの間に増加傾向にある．食塩は 1995 年をピーク (13.2 g) に減少し，2016 年には成人 1 人 1 日あたりの食塩平均摂取量は 9.9 g となった．現在，日本人の食事摂取基準 (2015 年版) では食塩の目標量を男性 8 g，女性 7 g 未満としているが，健康日本 21 (第 2 次) での目標量 (8 g) を超えている者の割合は男性で約 6 割，女性で約 7 割である．

　野菜の摂取量は健康日本 21 (第 2 次) では目標量を 350 g と設定しているが，成人男女とも 20 歳代の摂取量が最も少ない (男性 236.2 g, 女性 228.6 g)．その後はほぼ年齢とともに増加するが，最も多い 60 歳代でも平均約 300 g とまだまだ少ない．日頃から野菜を意識してとるよう積極的に支援する必要がある．

(3) 食習慣　朝食欠食率は男女とも 20 歳代が最も高く (男性で約 3 割，女性で約 2

割），一人世帯に限った場合は約5割にものぼることが明らかになった．20歳代以降の成人を対象とした場合，朝食の欠食習慣は小学生ころから，また中学生期や高校生期ころから始まったという回答がおよそ半数認められる．

　1989年から今日まで，小・中学生の朝食を毎日とる割合はおよそ9割であり，子どもたちの朝食欠食習慣は依然一定の割合で認められる．また，朝食を兄弟を含めた子どもだけで食べる割合は漸増し，小・中学生の4割を超えている．なかでも一人で食べる「孤食」は小学生に13.5％，中学生に至ってはおよそ25％となっている．しかし，現在の子どもたちの食習慣を改善したいと考える親は少ない．幼いころからの孤食は好き嫌い（偏食）を助長させ，食べ物をゆっくり味わって食べる習慣や家族と心を通わせた食事体験を欠落させることから，家族や地域ぐるみの対策（環境整備）が求められている．

c.　わが国の食生活にかかわる施策

　第二次世界大戦後の高度経済成長を経て，日本の疾病構造は「感染症予防」から「生活習慣病」さらにはその素因となる肥満予防へと大きく様変わりをしてきた（図1.6）．その結果，国民医療費は36.7兆円，国民総所得の10.6％に膨れ上がり，そのうち約2割が生活習慣病による医療費である．一方で，少子高齢化は一段と加速され，労働者人口に対する高齢者人口割合の増加が危惧されている．

　国は1978年から第一次健康づくり対策をはじめ，2000年に食生活指針，21世紀における国民健康づくり運動（健康日本21），2002年には健康づくり・疾病

図1.6　疾病構造の変化
[資料：厚生労働省，人口動態統計]

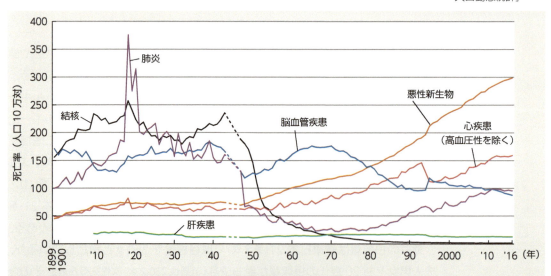

死因分類の改正により，年次別比較には完全な内容の一致をみることはできない．1996（平成6）年の心疾患の減少は，新しい死亡診断書（死体検案書）における「死亡の原因欄には，疾患の終末期の状態としての心不全，呼吸不全等は書かないでください」という注意書きの事前周知の影響によるものと考えられる．1943（昭和18）年のみは樺太を含む数値．1944～46（昭和19～21）年は資料不備のため省略．1947～1972（昭和22～47）年は沖縄県を含まない．1959（昭和34）年以前は男女不詳を含む．

予防を積極的に推進するための法的整備として健康増進法，2005年には食育基本法，2006年には健康づくりのための運動基準2006（2013年に健康づくりのための身体活動基準に更新）を制定し，国民の健康づくりに寄与している．2011年には健康日本21の10年間の取り組みの最終評価が示され，栄養・食生活面分野では15項目の目標のうち，6項目が目標値に達したか，または改善傾向が認められている．悪化していると評価されたものには行動を目標にした「カルシウムに富む食品の摂取量増加」「朝食を欠食する人の減少」の2項目があり，知識だけでなく行動に移すことの難しさが見えた結果となった．

　さらに，2008年4月からは医療制度改革大綱の一環として医療保険者に対して糖尿病などの生活習慣病に関する健康診査（以下「特定健診」）および特定健診の結果，健康の保持に努める必要がある者に対する保健指導（以下「特定保健指導」）の実施を義務づけた．その際の基本的考え方は，ポピュレーションアプローチでメタボリックシンドローム該当者および予備群を抽出し，ハイリスクアプローチで集中的に個人に向けた特定保健指導を実施しようというものである．特定健診結果，質問紙や生活習慣上の課題の有無とその内容などによって対象者を「情報提供」群，「動機づけ支援」群，「積極的支援」群に分け，指導実施後のアウトプット（事業実施量）評価・アウトカム（結果）評価・プロセス（過程）評価・健康度の改善効果と医療費適正化効果などへの評価が求められている．2013年度からは第4次国民健康づくり運動「健康日本21（第2次）」が開始され，2015年には，日本人の長寿を支える「健康な食事」が提案された．食生活のあり方を含めた指導では，管理栄養士の社会的活躍がますます期待されている．

d. 食の安全安心

　食品とは本来，急性毒性の表出しない（安全安心な）天然の動植物体と定義され，有史以来，長く人間の命を支えてきた．現在，食の安全安心とあらためて表現するのは，国民の健康を目的として食品の安全性を確保し，国民が安心して食を享受できるようにするためである．

　食品衛生法の施行は1948年に始まり，食品の規格や品質表示の規則を決めて食品の衛生管理を行ってきた．1986年に英国でBSE感染牛が発見されたが，日本では2001年に発症牛が発見されるまで安心していたため大きな問題となった．感染源としては，感染牛由来の飼料を与えたことが考えられ，食品そのものを管理するだけでなく，その生育過程も含めた対応が必要となった．そのため2002年には牛海綿状脳症特別措置法が公布され，2003年には食品衛生法が改正されて，特定の地域などからの食品の輸入を禁止できるしくみが作られた．同年，食品安全基本法が公布されて，国民の健康保護を目的とした包括的な食品の安全性を高めるための法律が整備されている．また，各都道府県では自治体ごとに，生産から消費までを管理して食の安全安心に関する取り組みを行っている．

2011 年の福島原発事故による放射能汚染に見るように，これからも未知の健康被害を及ぼすものもあることが考えられ，既存の規則や制度の遵守だけでは健康リスクをゼロにすることは困難である．そのような中で，人々が安心して食品を摂取するためには，情報を正しく開示すること，そしてその情報を適切に判断できる能力を身につけられるように支援することが重要である．この流れのなかで，2012 年食品の栄養表示義務化への動きが加速した．管理栄養士は安全な食品を利用することはもちろん，安心につながるような説明ができるようになることも大切である．

食品の原料から製造，出荷までの工程において起きるさまざまな危害の発生を防止するための監視や記録をする方法として HACCP（hazard analysis critical control point inspection，危害分析・重要管理点監視）が用いられている．さらに，食品の安全性を確保するために食品のさまざまな情報を提供するための食品の表示については食品衛生法，JAS 法，健康増進法を統合した食品表示法や食品表示基準が新たに制定された．食品表示法は，食品を摂取する際の安全性や消費者の自主的，合理的な食品選択の機会を確保するためのものである．特に，食物アレルギーは年々患者数が増え，なかには重篤な症状を呈する人もあることから，アレルギー表示の対象食品には，必ず表示される特定原材料として，卵，乳，小麦，えび，かに，そば，落花生（ピーナッツ）の 7 品目，表示が勧められているものとして 21 品目*の合計 28 品目が定められている．その他，原産地，原材料，消費期限，保存方法，添加物，内容量などの表示を定めている．さらに，「機能性表示食品」制度も始まり，一般健康食品の機能性表示を可能とした．

また，国際的な食品表示としてはコーデックス委員会が食品規格とともに定めており，わが国も日本の現状に合わせながら検討している．

これらのことから，2017 年「食品衛生法改正懇談会取りまとめ」（厚生労働省）において，健康被害の防止や食中毒などのリスク軽減，食品安全を維持するためのしくみづくりやリスクコミュニケーションの強化などが提言された．

* アレルギー表示 21 品目：アーモンド，あわび，いか，いくら，オレンジ，カシューナッツ，キウイフルーツ，牛肉，くるみ，ごま，さけ，さば，大豆，鶏肉，バナナ，豚肉，まつたけ，もも，やまいも，りんご，ゼラチン．なお，2022 年 6 月現在，くるみについて，特定原材料への変更方針が示された．

1.2 | 栄養・食生活と食環境づくり

A. 栄養・食生活をとりまく因子と栄養教育

狭い意味での「栄養」は，生物が外界から物質をとり入れることで生命の維持や成長を行うことをいう．これに対し「食生活」は人間が食物を食べる営みを示し，人間の栄養に始まり，社会や環境に至るまでの生活全体に関係している．すなわ

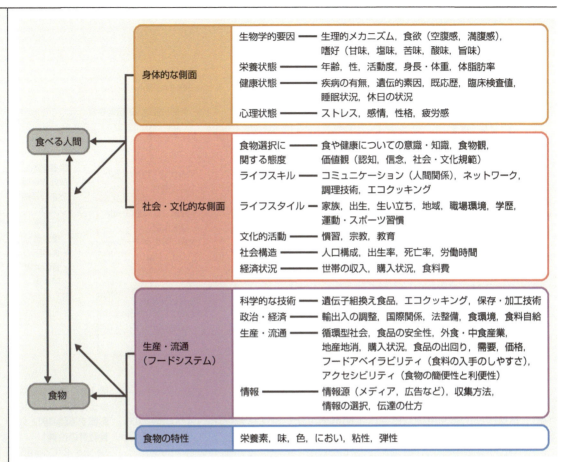

図 1.7 食生活をとりまく因子

ち，食は「栄養機能」（生命の維持，健康の増進など），「味覚感覚機能」（おいしさ），「生命調節機能」の三大機能に加え，付属機能として「経済性」「簡便性」といった極めて重要な機能を有している．このような食生活は人間の社会にのみ存在している．図 1.7 は栄養・食生活をとりまく因子として，食べる人間の"身体的な側面"，"社会・文化的な側面"，食物の"生産・流通（フードシステム）"，"食物の特性"を示している．これらは，個々に独立しているものではなく，すべて関連しており，互いに影響を及ぼし合っている．これらを別の角度からみた栄養教育との関連を，図 1.8 に示す．影響する要因に向けて，改善のための戦略を立てることが必要である．

a. 身体的な側面

食物（栄養素）の摂取には食べる人の身体状況とのかかわりが大きい．まず，食物の選択にかかわる内容（料理の種類，食品の大きさ・やわらかさなど）や量は年齢や性，活動量，さらには，身長や体重，体組成によって影響される．特に肥満や生活習慣病の有無などの健康状態やストレスの有無という心理状態は，食生活をはじめ

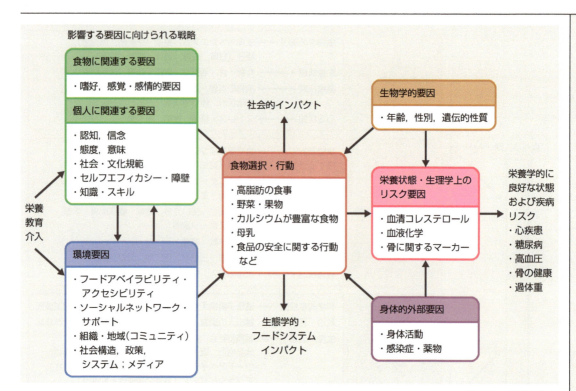

図 1.8 栄養学的なウェルビーイングに影響する諸要因と栄養教育の役割
[Isobel R. Contento 著, *Nutrition Education*, これからの栄養教育論（足立己幸ほか監訳), p.71, 第一出版 (2015)]

起床・就寝時刻や運動習慣といった生活習慣全体とのかかわりが大きく，個別に対応する必要がある．

また，基本的な生物学的要因も重要な因子の 1 つとなる．

b. 社会・文化的な側面

人間は何をどのように食べるかを決めていくときに，単に好き，嫌いといった嗜好だけでなく，健康や食についての意識（認識），食知識や食物観，食体験といった食物選択に関する態度やライフスキル，自分らしい暮らし方（ライフスタイル）や文化的活動，経済状況などが影響する．

c. 生産・流通（フードシステム）

食物は生産・加工されたのち私たちの手元に届く．生産量は自然や社会，経済といった環境因子，また人々の需要によって調節されている．需要が多ければ，より安価で速く生産できる方法も開発されていく．安心した食生活を営むためには生産段階から加工，販売に至るすべての過程で安全性が確保される必要がある．消費期限や賞味期限，原材料表示や栄養成分表示，JAS マーク，特定保健用食品マーク，HACCP マーク，地域特産品認定証マークなどの表示で賢い食品選択をすることが必要である．さらに，アレルギー原因物質を含む食品や遺伝子組換え食品の表示などにも留意する．

また，ゴミ処理などにより自然環境が脅かされると，食物の生産環境や人間の

生活環境に影響を及ぼすことになる．食物の生産や流通はつねに社会や自然の中で循環しており，政治・経済の影響，さらにはマスメディアからの影響を受けることを忘れてはいけない．

栄養教育を実施するにあたっては，正しい情報をどのようにして入手し，それをどのようにして，対象者にわかりやすく伝えることができるかが重要なカギとなる．

d. 食物の特性

人の嗜好に合う，食べ物がおいしいと感じるためには，食物の色，におい（香り），粘性や弾性といった人間の五感を働かせて味わうことが重要であり，これらは食物の特性となる．

B. 食環境づくりにおける栄養教育

a. 食環境の概念

ヘルスプロモーション，あるいは，「健康日本21（第2次）」の推進（図1.9）にあたって重要なことの一つは，食環境の整備ということである．食環境とは，個人や集団が暮らす環境のなかで，食物選択の幅を広げる「食物へのアクセス」と，適切な情報を提供する「情報へのアクセス」，「両者の統合」を意味する．栄養教育の必要性が認識され，徹底した栄養教育が行われても，それを実践する社会や地域全体

図1.9 栄養・食生活の目標設定の考え方
［健康日本21（第2次）の推進に関する参考資料より］

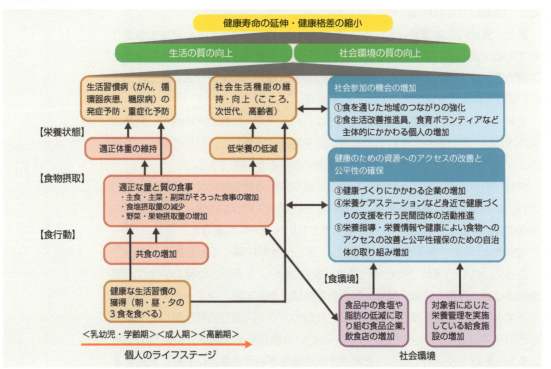

が適切に食物を入手できる環境でなければ，栄養教育は不完全なままに終わる．したがって，さまざまなツール(食事摂取基準，フードガイドなど)や資源(管理栄養士・栄養士など)，施策(法的・制度的基盤)を活用して，環境づくりの側面から，より健康的な食物選択を可能にし，個々人の健康づくりを支援するものである．栄養教育の目的とする行動変容を達成するには，個々の対象に合わせて，さまざまな食環境づくりにも配慮した方向づけが新たに求められるといえる．

b. 食物へのアクセス面での展開と栄養教育

　食物へのアクセスとは，人が選択し，準備して食べる食物が，どこで生産(農業・漁業など)され，どのように加工・流通(食品製造・食料品店，コンビニなど)され，消費者の食卓に至るかという食物生産・提供のシステム全体を意味する．

　安全で，おいしく，栄養的であり，さらに経済的な側面も配慮した食物の生産・加工・流通活動は，毎日の生活に必要な食物を入手するために不可欠な要素である．たとえば，牛乳の摂取において，脂肪の過剰摂取を考慮しなければならない場合には，低脂肪や無脂肪乳，チーズやヨーグルト(低脂肪などを含む)を店内に配列することにより，対象者の食物選択の幅を広げることができ，行動変容の一助となる．

　さらに，外食や中食の利用が増加している今日，対象者の健康づくりに寄与する低エネルギーあるいは野菜の多い料理や弁当を提供したり，保健機能食品を活用することも重要である．適切な量の食事の提供は，食べ残しやごみを少なくするエコ活動にもつながる．

　また，食品の生産履歴(トレーサビリティ)や HACCP に対応する必要性も強調されている．遺伝子組換え食品やサプリメントなど，新しい食品の開発と関連した栄養教育も重要である．なお，生産履歴の表示は情報へのアクセスである．

c. 情報へのアクセス面での展開と栄養教育

　近年，栄養教育の根拠となる栄養学をはじめ，保健・医療などの進歩・発展は目覚ましいものがあり，それらの基礎情報を的確に収集して，社会の変化，時代のニーズに敏感に対応した栄養教育を実施することが必要である．

　情報へのアクセスとは，地域における栄養や食生活や健康に関する情報とその流れ，システム全体を意味する．健康的な食物選択に役立つ栄養成分表示などの情報を提供するとともに，それらを理解できない住民や利用者などに対して，ツール(学習教材・媒体)や学習の機会を提供し，正しい理解に導くことである．

　さらに，これら情報の受発信の場は，家庭(家族)，保育所，幼稚園や学校，職場をはじめ，保健・医療・福祉・社会教育機関，地区組織，マスメディア，インターネットなど多種多様である．特に，情報のアクセス面から見たテレビや新聞などのマスコミュニケーション(マスコミ)という情報伝達機構は，私たちの日常に多大な影響を及ぼしており，さまざまな情報を不特定多数人に手軽に伝達する

ことにおいては有効である．しかし，個々人の行動変容に対しては不十分である．一方，ある特定の事柄について，知識や経験が豊富なオピニオンリーダーを中心としたパーソナルコミュニケーション（いわゆる口コミ）は，行動変容への影響が大きいといわれている．したがって，対象者をとりまく比較的小集団を対象とした適切な栄養教育は有効な方法の一つである．

いずれにしても，あいまいな情報に対して警鐘を発し，科学的で，正しい情報を発信して広く伝達するとともに，これを適切に選択できるような栄養教育を実施することが大切である．

d． 食物へのアクセスと情報へのアクセスの統合

健康的な食物が，わかりやすく正しい情報を伴って提供されるしくみ，これが食物へのアクセスと情報へのアクセスの両面を統合するということである．

給食施設や外食産業などでは健康に配慮した食事や食品の品揃えを増やし，対象者の適切な選択の意志決定に生かせるような情報を的確に提供する方策を立てることが必要である．さらには，学校給食が「生きた教材」といわれるように，提供される食物や食事そのものが望ましい情報になりえることが，給食を通して適切な食事についての情報を学習することにもつながる．健康的な食物の入手と適切な情報の統合は，国民の健康づくりと QOL の向上に寄与するであろう．

e． 食環境にかかわる組織・集団への栄養教育

対象者にとって適切な食物の提供とともに，それらの栄養表示や利用法についても考慮する必要がある．そのためには，食物を提供する関係機関（食品の生産・加工・流通関係者など）とあわせて，対象者の栄養教育を実施し，作り手・食べ手の両面から，対象者の行動変容を支援する取り組みが重要である．

特に，食物へのアクセス面の整備には，食品製造業従事者や外食産業従事者などが，食の安全，安心を基盤として，健康づくりに関する認識を高めるような学習の場や情報提供を積極的に行わなければならない．

また，情報へのアクセス面では，参加した業者や企業の対象者が減少するなど参加者が不利益を被る場合も想定される．互いに，Win-Win の関係になるような工夫も必要である．マスメディアなどによる広報活動によっても支援できるであろう．しかし，一方で，食品の広告，特に子どもにかかわる広告は，食物の選択のみならず，生涯にわたる食習慣に多大の影響を及ぼすことから，産業界のマーケティング戦略に関して適切な対応や働きかけを促すことが大切である．

食物へのアクセスと情報へのアクセスを統合するには，食環境にかかわる組織・集団が対象者と積極的な意見交換の場をもち，対象者の健康を支える一翼を担っているという高度な認識がもてるよう，継続した栄養教育の実施が必要不可欠である．

f. 食環境整備に関連した法律・制度・施策

　厚生労働省では，6つの基礎食品，食事摂取基準，食生活指針，食事バランスガイドなどのツールをはじめ，21世紀の栄養・食生活あり方検討会報告，健康増進法，健康日本21(第2次)，外食栄養成分表示ガイドライン，食品の栄養表示基準，特定給食施設の栄養管理基準，健康づくりのための食環境整備に関する検討会報告書など，多方面から，食環境整備に関連する法律・制度・施策(ツールを含む)を講じている．

　また，農林水産省では，「食」と「農」の再生プランや食品安全基本法，内閣府では，食育基本法ならびに食育推進基本計画(第3次)，文部科学省では，栄養教諭制度の創設，学校給食法の改正ならびに学習指導要領の改訂なども関連すると考えられる．

　これらの法律・制度・施策(ツールを含む)を有効に活用するためにも，管理栄養士・栄養士の資質向上に努める必要がある．

　近年，日本でも子どもの貧困が大きな問題となっている．OECD によると，2010 年の日本の子どもの相対的貧困率は OECD 加盟国 34 か国中 10 番目であり，OECD 平均を上回っている．子どもがいる現役世帯のうち大人が 1 人の世帯の相対的貧困率は OECD 加盟国中最も高い．
　「子どもの貧困対策の推進に関する法律」が 2014 年 1 月に施行された．この法律は，子どもの将来がその生まれ育った環境によって左右されることのないよう，貧困の状況にある子どもが健やかに育成される環境を整備するとともに，教育の機会均等を図るため，子どもの貧困対策を総合的に推進することを目的としている．子どもの貧困の改善に向けた重点施策として，教育の支援，生活の支援，保護者に対する就労の支援，経済的支援，子どもの貧困に関する調査研究等，施策の推進体制等が挙げられている．
　各地で地域住民や自治体が主体となり，無料，または低料金で子どもたちに食事を提供する「子ども食堂」がコミュニティの場として機能している．近年は食品ロスを解消するためのフードバンクとの連携も行われ，活動が盛んになってきている．

1.3 栄養教育に関連する生活指導

　生活習慣病，メタボリックシンドロームを予防し，健康づくりを推進するには，バランスのとれた食事，適度な運動，十分な休養の3本柱に加え，適正飲酒，禁煙を含む，規則正しく調和のとれた生活習慣の確立が重要である．特に，管理栄養士・栄養士がかかわる栄養教育では，単に栄養・食生活上の問題に限らず，生活全般にかかわる総合的かつ包括的な人間教育が必要である．

厚生労働省は 2005 年に「1 に運動，2 に食事，しっかり禁煙，最後にクスリ」という標語に加えて，「健やか生活習慣国民運動」を新たに展開した．「適度な運動」「健全な食生活」「禁煙」を焦点に健やかな生活習慣を国民に定着させることをめざしている．

また，新健康フロンティア計画では，「子ども」「女性」「メタボリックシンドローム対策」「がん対策」「こころ」「介護」「歯」「食育」「スポーツ」などの幅広い分野において，国民自らが予防を重視した健康づくりを行うための家庭・地域の役割や研究開発の促進などを進めている．

A. 運動指導

a. 運動指導の意義と必要性

日本では現在，生活全般にわたる機械化と自動化によって身体活動量が低下し，栄養の過剰摂取によって，肥満者が急激に増えている．肥満，特に内臓脂肪型肥満はメタボリックシンドロームの基礎疾病であり，リスクファクターである．適度な運動を継続的に実施することは，身体活動量を増加させ，生理的，精神的，社会的効果が期待できる(表 1.2)．これらのことから運動は健康増進効果を高め，栄養・食生活のコントロールと組み合わせると，より効果的であることが知られている．厚生労働省は，一般成人にどのような運動をどれだけ行えばよいか運動の指針をいくつか策定してきたが，これらも運動−体力モデルから身体活動−健康モデルへとシフトしてきている．

b. 運動指導の実際

運動やスポーツを始めることが身体活動量を高める点で効果的であるが，方法を間違えると害にもなる．特に中高年以降は，ヘルスチェックによって，性，年

表 1.2　運動の効果

生理的	①筋肉の維持・増強（腰痛の予防・改善，寝たきりの減少）		
	②基礎代謝の亢進（消費エネルギー量の増大，肥満の予防・改善）		
	③糖代謝の促進（血糖上昇抑制，インスリン抵抗性改善）		
	④脂質代謝の促進（脂肪分解の亢進，肥満や動脈硬化の予防・改善，および HDL コレステロールの増加）		
	⑤骨への機械的刺激による骨量の増大（骨粗鬆症予防）		
	⑥最大酸素摂取量（$\dot{V}O_2$max）の増大（全身持久力の増大）		
	⑦筋力，敏捷性，スピード，平衡性，調整力，持久性，柔軟性などの身体活動能力の維持・増進		
	⑧免疫力の向上		
精神的	①ストレス解消	社会的	①社会参加，社会交流の広がり
	②運動欲求の充足		②医療費の軽減
	③人間性・社会性の育成		③家族との関係改善
	④健康的なライフスタイルの選択		

齢，健康状態，体力を，目的に応じた運動強度，時間，量，頻度，タイミング，運動様式のほか，個人の好みや栄養状態，休養状態などから総合的に判断し，無理のない運動計画を立てることが重要である（図1.10）．

　厚生労働省は，「健康づくりのための運動所要量」（1989年）にひき続き，「健康づくりのための運動指針」（1994年）や「健康づくりのための年齢・対象別身体活動指針」（1997年）を策定し，運動の普及に努めてきた．さらに，2006年には従来の運動所要量を見直して，「健康づくりのための運動基準〜身体活動・運動・体力」と「健康づくりのための運動指針2006（エクササイズガイド2006）」を策定した．その後，健康日本21（第2次）の推進のため，「健康づくりのための身体活動基準2013」および「健康づくりのための身体活動指針（アクティブガイド）」として2013年に改定された．身体活動とは「骨格筋の活動によって安静時より多くのエネルギー消費を伴う活動」であるとしており，従来の全身持久的なエアロビック運動に加えて，筋肉組織や骨を刺激して基礎代謝量の低下を防止する軽レジスタンス運動の有効性に注目している（表1.3）．しかし，実際にはスポーツ嫌いの人も多く，運動の実行はなかなか困難である．何よりも，体を動かすことを意識することが大切で，日常生活の中で，歩行や自転車，階段の昇り降りなどにより具体的に体を動かすことから始めると習慣化しやすい（図1.10）．

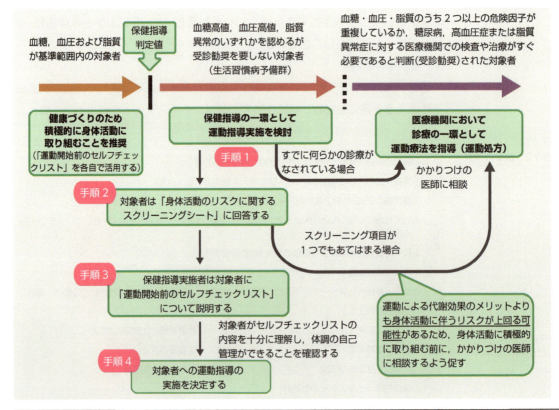

図1.10　生活習慣病予備群（保健指導レベル）の対象者に対して保健指導の一環としての運動指導の可否を判断する際の考え方
［健康づくりのための身体活動基準2013参考資料より］

種類	特徴
柔軟体操 （ストレッチング）	筋肉，腱，関節をゆっくり伸張することにより，筋の柔軟性を高める運動．運動前後の準備運動として利用されたり，生活の中で肩こりや腰痛の防止や軽減のために行われる．
エアロビック運動 （有酸素運動）	十分な酸素供給のもとに長時間行う運動で，大量の運動量を得られる．糖質・脂質がエネルギー源として用いられるため，両者の代謝改善が期待できる．ウォーキング，ジョギングなど．
レジスタンス運動	筋肉の伸縮に負荷（重量と回数）を与えながら行う運動．負荷重量が大きく回数を少なく行うと筋力増強に，負荷重量は少なく回数を多くすれば筋持久力を増大させる．呼吸器，循環器系の改善や糖質・脂質の代謝改善が期待できる．ダンベル，リフティング，自体重でのエクササイズ（腕立て伏せ）など．

表 1.3　運動の種類と特徴

　「健康日本21（第2次）」（2013〜2022）では，各論の身体活動・運動の目標として，①日常生活における歩数の増加，②運動習慣者の割合の増加，③住民が運動しやすいまちづくり・環境整備に取り組む自治体数の増加が掲げられている．

　また，スポーツを通じて「国民が生涯にわたり心身ともに健康で文化的な生活を営む」ことができる社会の実現をめざすことを理念としたスポーツ基本法が2011年に制定，施行された．この法律を受けて2012年にスポーツ基本計画が策定，2017年より2021年まで第2期スポーツ基本計画が推進されている．そして，2015年には文部科学省の外局として2020年の東京オリンピックを視野に入れたスポーツ庁が設置され，スポーツに関する施策の総合的な推進を図っている．

c.　健康運動指導士と健康運動実践指導者

　健康・体力づくり事業財団は，健康づくりの推進や生活習慣病予防，介護予防，中長期的な医療費適正化対策のために運動指導を担う専門家として「健康運動指導士」や「健康運動実践指導者」を養成している．資格取得には財団の養成講習会に参加し，認定試験に合格する必要がある．

　健康運動指導士は，保健医療関係者と連携しつつ，個々人の心身の状態に応じた，安全で効果的な運動を実施するための運動プログラムの作成および実践指導計画の調整を行う．

　健康運動実践指導者は，医学的基礎知識，運動生理学の知識，健康づくりのための運動指導の知識・技能などを持ち，健康づくりを目的として作成された運動プログラムに基づいて実践指導を行うことができる者である．

B.　休養指導

a.　栄養教育における休養指導の意義と必要性

　ライフスタイルが多様化している現在，国民の多くは，何らかのストレスに日々さらされている．疲労は，食欲減退，消化吸収機能の低下や思考能力，労働能力の低下を招き，悪化すると睡眠障害などのさまざまな健康障害をひき起こすことになる．さらに，慢性的な疲労の蓄積は，体だけでなく，心の健康をも損ない，

うつ病や自殺の原因にもなる．体と心の健康の重要性が認識されつつあるなかで，疲労回復に対する休養指導は必要不可欠である．健康日本21（第2次）では，社会生活を営むために必要な機能の維持・向上に関する目標の部分に「こころの健康」を挙げ，その中で目標として，①自殺者の減少，②気分障害・不安障害に相当する心理的苦痛を感じている者の割合の減少，③メンタルヘルスに関する措置を受けられる職場の割合の増加，④小児人口10万人あたりの小児科医，児童精神科医師の割合の増加を掲げている．「こころの健康」とは，人がいきいきと自分らしく生きるための重要な条件とし，「生活の質」に大きく影響するものと定義している．こころの健康を保つには，適度な運動やバランスのとれた栄養・食生活，休養，十分な睡眠，ストレスと上手に付き合うことが大切だと述べられている．

加えて，働く人は近年，仕事量の増加，人間関係の希薄化，高度情報化，仕事のグローバル化，競争の激化等により日々，不安と緊張にさらされている．そこで，労働安全衛生法を根拠として国を挙げてメンタルヘルスケア対策が推進され，2015年には厚生労働省主導で労働者に対するストレスチェック制度が導入された．また，働く人のメンタルヘルス・ポータルサイト「こころの耳」も開設され，メンタルヘルスに関する総合的な情報を提供している．

b. 疲労の種類

疲労は，図1.11のように分類されるが，疲労を回復するためには早めに適切な休養をとることが必要である．

c. 休養の種類と効果

休養には消極的休養と積極的休養がある．個人の身体的，精神的状況に応じて，どちらかを選択したり，組み合わせることで，より効果的に疲労回復をねらう必要がある．また，慢性疲労に陥ると回復に時間がかかるので，疲労を蓄積しない

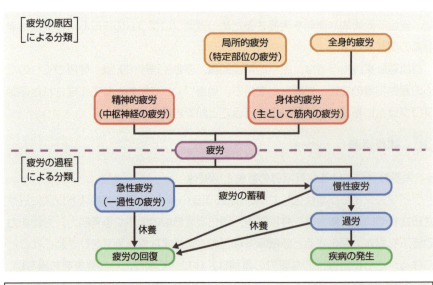

図1.11 疲労の種類

よう適切な休養を早め早めにとることが大切である

（1）消極的休養　消極的休養とは日常生活を中止し，疲労した組織や器官を休止させることによって回復を図ることであり，休息や睡眠，入浴がある．睡眠時間は個人差もあるが，6〜8時間ほどとることが望ましい．また，入浴は一般的に身体的疲労には高温浴が，精神的疲労には低温でゆっくり入浴する低温浴が効果的である．

（2）積極的休養　積極的休養とは日常行っている活動とはまったく違う活動を通して疲労を回復する方法で，スポーツやレクリエーション，趣味の活動などがあげられる．身体機能を高めたり，ストレスをコントロールすることで精神的な安定を得る効果がある．精神的疲労や慢性疲労に効果的である．

d. 休養指導の実際

休養には，心身の疲労を回復するという「休む」側面と人間性の育成や社会，文化活動，創作活動を通じて自己表現を図る「養う」という側面がある．個人の身体的，精神的状態のみならず，社会的状態や生活リズムを理解しなければならない．休養指導では，対象者の生活実態（生活時間，労働時間，睡眠時間や睡眠の深さ，心配事の有無など）をよく把握したうえで疲労の種類や程度を判断し，本人の意思を尊重しつつ消極的休養と積極的休養をバランスよく配分する必要がある．

厚生省の策定した「健康づくりのための休養指針」は，生活リズムからみた休養，時間的要素からみた休養，空間的要素からみた休養，社会的要素からみた休養の4つの柱で構成されており，具体的でわかりやすい．また，「健康日本21（第2次）」では，休養・心の健康づくりの目標として，①睡眠による休養を十分とれていない者の減少，②週労働時間60時間以上の雇用者の割合の減少を掲げている．

睡眠は，心身の疲労回復や免疫機能の強化，記憶定着のために重要であり，健やかな睡眠を保つことは健康な日常生活を送るうえで基本となる．しかし，一般成人の3割に何らかの睡眠障害があるといわれており，睡眠をめぐる問題は深刻である．不眠の原因は精神的，身体的な病気から来るものだけでなく環境や生活習慣，薬によって引き起こされるものまでさまざまである．睡眠障害の症状は，不眠（寝つきが悪い，途中で起きてしまい再入眠できない，朝早く起きてしまう，熟睡できない），不過眠（日中眠くて仕方がない，居眠りをする），就寝時の異常感覚（脚がむずむずしたり火照ったりしてよく眠れない），睡眠・覚醒リズムの問題（適切な時刻に入眠できず，希望する時刻に起床できない）などがある．2003年に厚生労働省から「健康づくりのための睡眠指針」が策定され，「健康日本21」（第2次）に伴い「健康づくりのための睡眠指針2014」が示された．

生活の中に休養を積極的，効果的に取り入れ，早めに疲労を回復して蓄積しないようにし，充実した生涯を送るためにも，仲間や家族，地域，職場などの社会全体の取り組みが必要である．

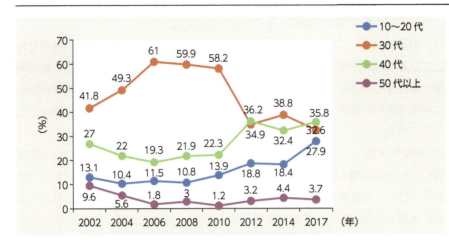

図 1.12 心の病の最も多い年齢層
[公益財団法人日本生産性本部，第 8 回『メンタルヘルスの取り組み』に関する企業アンケート（2017）]

e．メンタルヘルスの実際

メンタルヘルスの実際として，労働者が 50 人以上いる事業所は，年に 1 回ストレスチェックを行い，その結果に基づいた面接指導を行うことが義務付けられている．また，メンタルヘルスの不調を未然に防いだり再発防止のために，働く人々の日ごろの様子への注意（職場巡回）や，セクシャル・ハラスメント（セクハラ），パワー・ハラスメント（パワハラ）などのストレス要因の把握と対策，過重労働の回避，プライバシーへの配慮，職場環境の評価や改善，職場復帰に際しての支援についても取り組みがなされている．

第 8 回『メンタルヘルスの取り組み』に関する企業アンケート調査（2017）（公益財団法人 日本生産性本部）（図 1.12）では，「心の病」の多い世代が 20 代で増加している．また，50 代を除く各世代において，約 3 割の人に何らかの心の不調があるといえ，メンタルヘルス対策は急務である．

f．働き方改革にみる長時間労働の是正

2017 年に働き方改革実現会議により示された「働き方改革実行計画」では，日本の現状として，長時間労働を自慢するかのような風潮が蔓延・常識化している現状を変えていくとしている．長時間労働は，健康の確保だけでなく，仕事と家庭生活との両立を困難にし，少子化の原因や，女性のキャリア形成を阻む原因，男性の家庭参加を阻む原因となっていると指摘する．長時間労働を是正すれば，ワーク・ライフ・バランスが改善し，女性や高齢者も仕事に就きやすくなり，労働参加率の向上に結びつくとされた．経営者は，どのように働いてもらうかに関心を高め，単位時間（マンアワー）あたりの労働生産性向上につなげる必要がある．

C.　適正飲酒の指導

a.　アルコールと健康

　酒は健康に影響をもたらす食品であるとともに冠婚葬祭やお神酒など社会的役割も担っている．アルコールによる健康問題として急性アルコール中毒や肝臓病，メタボリックシンドローム，がんなどが挙げられる一方，虚血性心疾患，脳梗塞は非飲酒者に比べて少量飲酒者のリスクが低いと報告されている．

　酒を飲んで酔いなど身体に影響をもたらすのは「アルコール」である．厚生労働省は1日平均純アルコールで20 g程度（ビール約500 mL，日本酒約1合，焼酎約110 mL，ワイン約180 mL）を節度ある適性飲酒としている．女性や高齢者，飲酒後にフラッシング反応を起こす人に対しては，もっと少ない量を提唱している．健康日本21（第2次）では，生活習慣病のリスクを高める飲酒量として，男性は1日純アルコール40 g以上，女性は20 g以上と設定された．加えて，多量飲酒は1日純アルコール60 g以上の飲酒としている．純アルコール量を算出するには，酒の量（mL）×アルコール度数（％）÷100 × 0.8（比重）で求められる．

　アルコールは社会問題とも密接に関係しており，事故や暴力などとも関連が深いとされ，アルコール関連問題と呼ばれている．アルコールの摂取量に対して，**多量飲酒**，**有害な使用**，**プレアルコホリズム**（何らかのアルコール関連問題を有しているが，未だ依存症まで至っていない状態），**アルコール乱用**，**アルコール依存症**と分類している．

　世界保健機関（WHO）は「アルコールの有害な使用」は世界の健康障害の最大のリスクの1つとしており，2010年「アルコールの有害な使用を低減するための世界戦略」を採択した．加えて，WHOは若者の飲酒問題の対策として，飲酒禁止年齢に関する提言を出している．アメリカは21歳未満の飲酒禁止，日本も20歳未満は未成年者飲酒禁止法で飲酒が禁じられている．ヨーロッパは16歳〜18歳から飲酒可能とされる国が多い．

b.　適正飲酒と栄養教育

　飲酒に関する栄養教育は，健康問題の予防や治療に対して重要である．健康日本21（第2次）では，アルコールについて2022年までに生活習慣病のリスクを高める量の飲酒をしているものの割合を15％削減すること，未成年者と妊娠中の飲酒をゼロにすることを掲げている．そして，厚生労働省は「健康を守るための12の飲酒ルール」を提案している．

　また，日本人の約半数はアルコール分解酵素であるアルデヒド脱水素酵素（ALDH2）の欠損によりこの酵素の活性が低くアルコールの身体への影響を受けやすい．体質に応じた飲酒の仕方が重要である．

　アルコールは1 gあたり約7 kcalのエネルギーがあり，清酒1合（180 mL），ビー

ル 1 缶（500 mL）で約 200 kcal に相当する．アルコール摂取量の減少や休肝日の
設定により，減量効果や疾患のリスク軽減効果が期待できる．アルコール摂取量
を減らすためには，問題の評価を行い，適切な目標を立て，行動変容を行ってい
く必要があり，専門家による支援が必要である．特定保健指導において，適正飲
酒に関する教育は重要課題の一つである．

D. 喫煙防止指導

a. 喫煙の健康への影響

たばこの健康への影響については，世界保健機関（WHO），米国，英国などで
多くの報告書が提出されている．喫煙は疾病と密接に関連しており，肺がんだけ
でなく，循環器疾患，呼吸器疾患など，多くの疾患のリスクを高めている．また，
受動喫煙による副流煙も肺がんや虚血性心疾患，呼吸器疾患，乳幼児突然死症候
群，低出生体重児，小児の呼吸器疾患などの危険性が高い．近年は，喫煙による
栄養障害についても報告されている．

低タールや低ニコチンたばこは健康への影響が軽いという意味ではなく，誤解
を招きやすい．喫煙者は体が欲するニコチン濃度がある程度決まっているため，
低タール，低ニコチンたばこを吸うことで，たばこを深く吸う，本数が増える，
頻度が増えるなど結果的にニコチンやタール摂取量は変わらず，一酸化炭素摂取
量はむしろ増加することもある．

b. 喫煙の状況とたばこ対策

わが国では喫煙習慣者は年々減少傾向にあるものの平成 28 年国民健康・栄養
調査結果では男性で 30.2%，女性では 8.2%の喫煙習慣者がおり，男女とも 30
～ 39 歳代の喫煙率が最高で，それぞれ 42.0%，13.8%である．

さらに近年は，新しいタイプの無煙たばこや加熱式たばこが販売されている．
無煙たばこは，たばこ葉を鼻から吸引したり，口に直接ふくむ「嗅ぎたばこ」や「噛
みたばこ」がある．加熱式たばこは，たばこ葉を燃焼させずに加熱することで，
ニコチンを含むエアゾルを発生させ，それらを吸引する．加熱式たばこの喫煙者
や受動喫煙による周囲の人の健康への影響については，現在，研究がなされてい
るが，日本呼吸器学会は，2017 年に「非燃焼・加熱式タバコや電子タバコに関
する日本呼吸器学会の見解について」で，これらのたばこの使用は喫煙者，受動
吸引者に健康被害が生じる可能性があることを発表している．また，日本禁煙学
会も同年に「加熱電子式たばこは，普通のたばこと同様に危険であり受動喫煙で
危害を与えることも同様である」旨の緊急警告を出している．

WHO は 1970 年代からたばこの害に関する健康教育を推進しており，1988
年には世界禁煙デーを設けている．また，米国，フランス，英国，イタリア，ド
イツ，オーストラリア，タイでは，早くからたばこ対策を行っている．日本は，

1964 年に初めて，米国の報告書「喫煙と健康」を受けて，厚生省が喫煙と健康問題について通知を出した．

　さらに 2002 年，「健康増進法」第 25 条には，多数の者が利用する施設を管理する者は，受動喫煙を防止するために必要な措置を講ずるように努めなければならないと定められた．そして，2004 年には保健分野における初めての多数国間条約「たばこの規制に関する世界保健機関枠組条約」(WHO)を日本も受諾し，

図 1.13　喫煙に関する質問表

[厚生労働省，禁煙マニュアル（第二版），p.110（2013）]

Q1. 現在、たばこを吸っていますか？

　　□吸う　　　□やめた（　　　年前／　　　ヵ月前）　　　□もともと吸わない

以下の質問は、吸うと回答した人のみお答え下さい。

Q2. 吸い始めてから現在までの総本数は 100 本以上ですか？　　　　□はい　　　□いいえ

Q3. これまで 6 ヵ月以上吸っていますか？　　　　□はい　　　□いいえ

Q4. 最近 1 ヵ月間、たばこを吸っていますか？　　　　□はい　　　□いいえ

Q5. 1 日に平均して何本たばこを吸いますか？　　　1 日（　　　）本

Q6. 習慣的にたばこを吸うようになってから何年間たばこを吸っていますか？（　　　）年間

Q7. あなたは禁煙することにどのくらい関心がありますか？
　　□関心がない
　　□関心はあるが、今後 6 ヵ月以内に禁煙しようとは考えていない
　　□今後 6 ヵ月以内に禁煙しようと考えているが、直ちに (1 ヵ月以内に) 禁煙する考えはない
　　□直ちに (1 ヵ月以内に) 禁煙しようと考えている

Q8. 下記の質問を読んであてはまる項目に✓を入れてください。該当しない項目は「いいえ」とお答え下さい。

設問内容	はい 1 点	いいえ 0 点
問1.　自分が吸うつもりよりも、ずっと多くたばこを吸ってしまうことがありましたか。		
問2.　禁煙や本数を減らそうと試みて、できなかったことがありましたか。		
問3.　禁煙したり本数を減らそうとしたときに、たばこがほしくてほしくてたまらなくなることがありましたか。		
問4.　禁煙したり本数を減らしたときに、次のどれかがありましたか。（イライラ、神経質、落ちつかない、集中しにくい、ゆううつ、頭痛、眠気、胃のむかつき、脈が遅い、手のふるえ、食欲または体重増加）		
問5.　問 4 でうかがった症状を消すために、またたばこを吸い始めることがありましたか。		
問6.　重い病気にかかったときに、たばこはよくないとわかっているのに吸うことがありましたか。		
問7.　たばこのために自分に健康問題が起きているとわかっていても、吸うことがありましたか。		
問8.　たばこのために自分に精神的問題(注)が起きているとわかっていても、吸うことがありましたか。		
問9.　自分はたばこに依存していると感じることがありましたか。		
問10.　たばこが吸えないような仕事やつきあいを避けることが何度かありましたか。		

(注)禁煙や本数を減らした時に出現する離脱症状（いわゆる禁断症状）ではなく、喫煙することによって神経質になったり、不安や抑うつなどの症状が出現している状態。

合　計

Q9. 今までにたばこをやめたことがありますか？
　　□はい　（　　　回、最長　　　年間／　　　ヵ月　　　日間）　　　□なし

Q10. たばこをやめることについてどの程度自信をもっていますか？「全く自信がない」を 0%、「大いに自信がある」を 100%として、0～100%の間であてはまる数字をお書きください。　（　　　）%

氏　名＿＿＿＿＿＿＿＿＿＿＿＿　記入日＿＿＿＿＿年＿＿月＿＿日

2005年にこの条約は発効された.

また，2008年から実施された特定健康診査・特定保健指導において，喫煙は保健指導の階層化のリスクとしてカウントされている．喫煙に関する質問票を図1.13に示す.

そして，「健康日本21（第2次）」では，第1次に引き続きたばこを重要課題の一つに取り上げ，取り組むべき具体的な目標として，①成人の喫煙率の減少，②未成年者の喫煙をなくす，③妊娠中の喫煙をなくす，④受動喫煙（家庭，職場，飲食店，行政機関，医療機関）の機会を有する者の割合の減少を掲げている.

c. 禁煙教育

喫煙は個人の習慣であるが，現在，たばこがやめられないのは，心理的依存に加えて，ニコチンに対する身体的依存，つまり「ニコチン依存症」という「薬物依存症」であると考えられている．したがって，禁煙教育は，ニコチン依存症からの離脱指導である．医師やカウンセラーにより，各種サポート（離脱時の飲食の注意，ガムやキャンディー，ミントなどの用い方など）がなされるが，依存症から解放されるには多くの困難を伴うことがあり，時間も長くかかる．そして，禁煙時に多くの人に体重増加が認められることから，専門家（管理栄養士）による行動科学技法などを用いた体重コントロールが必要とされている.

喫煙者が禁煙するまでの行動変容は，喫煙・禁煙と二分されるものではなく，プロチェスカらが提唱した変化のステージモデルで説明することができる．禁煙教育の際は，喫煙者のステージを評価して，そのステージに適した教育を行うと効果的である．また，ステージは行き来して禁煙は1度で成功することは少なく，継続的で長期間の支援が必要とされる.

そこで，たばこを有害物質としてとらえ，子どものころから，たばこの害に関する健康教育を進めることが必要かつ重要になる．妊産婦や授乳婦の喫煙は，母体だけでなく胎児や乳児にも多大な影響をおよぼすため，妊娠・授乳時の喫煙防止指導が必須であり，配偶者などへの副流煙の影響教育も必要となる.

---

1) 栄養教育のポイントは欠乏症対策から生活習慣病予防へと変わってきた.
2) 飽食の今日では，穀類摂取量の顕著な減少と肉類摂取量の増加，欠食，外食・中食，孤食と個食化など，さまざまな問題がある.
3) 栄養教育に関連する指導には，運動指導，休養指導，適正飲酒の指導，禁煙指導などがある.

2. 栄養教育マネジメント

2.1 栄養教育マネジメント

A. 栄養教育マネジメントの意義の必要性

　栄養教育とは，健康の保持・増進，疾病予防・治療，機能回復，QOL の向上に寄与する食生活を，対象者自らが構築する自己管理能力の形成と確立をめざすための人間教育である．

　従来の教育は，どちらかというと，教育実施量の評価に注目が集まりがちであった．しかしながら，今日では，対象者の目標やニーズは何か，教育がその目標に照らしてどのように行われているか，対象者は目標に向けどのように変容しているか，どのような点でつまずいているか，それを改善するためにはどのような支援が必要かなどを明らかにする中で，教育効果の確認，対象者へのサービスの向上を図ることが求められている．

　このようなことから，栄養教育は，個人および集団教育のいずれにおいても，対象者の栄養アセスメント（栄養評価と栄養診断），教育計画の立案，実施，評価，改善といった一連の栄養管理プロセス，いわゆる栄養教育マネジメントシステムの下で実施することが必要である．

B. 栄養教育のマネジメントサイクル

　対象者の栄養アセスメント（栄養評価と栄養診断），教育計画の立案(plan)，実施(do)，評価(check)，改善(act)といった一連のシステム，いわゆる栄養教育マネジメントの過程をマネジメントサイクル(PDCA サイクル)という（図 2.1）．

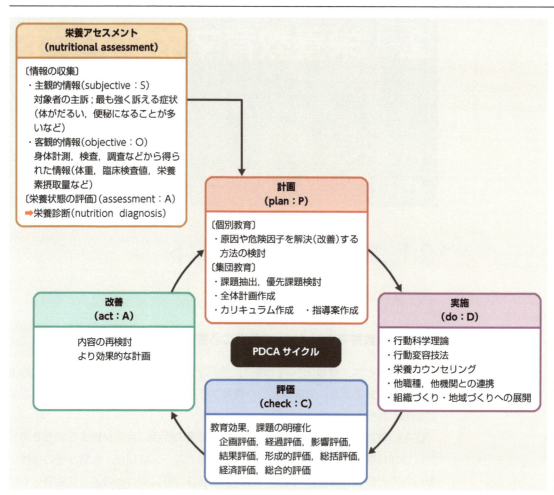

図 2.1 栄養教育マネジメント

C. 栄養管理プロセス

　栄養教育をマネジメントするための方法として，導入された栄養管理プロセス（NCP）とは，栄養管理の質の改善をめざし，栄養管理の過程を 4 区分で標準化したものであるが（図 2.2），栄養管理の流れとしては，従来の PDCA サイクルと同様である．

　従来の栄養アセスメントにおいても，対象者の主観的あるいは客観的な情報を収集し，それを基に"栄養状態の判定"が行われているが，標準化された判定がなされているわけではない．その点，米国栄養士会の提唱する栄養管理プロセスでは，より詳細な栄養アセスメトすなわち"栄養評価"を行い，その結果を基に，国際的に標準化されたコードを用い"栄養診断"を行うこととなる．

図 2.2 栄養管理プロセス

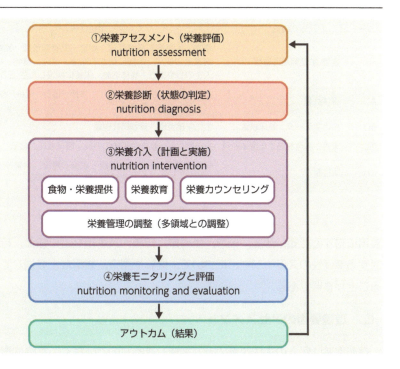

2.2 健康・食物摂取に影響を及ぼす要因のアセスメント

A. アセスメントの種類と方法

　栄養アセスメントすなわち"栄養評価"では，対象者あるいは対象集団の健康・栄養状態および関連要因の実態を把握する必要がある．情報収集においては，対象者の認識に基づく主観的な情報だけではなく，栄養状態の問題点や原因を客観的に把握できる科学的根拠のある情報，さらには，栄養領域だけではなく関連する領域からの情報も重要である．栄養リスクに対する環境因子や対象者の心理状態なども考慮する必要がある．

　栄養管理プロセスにおける"栄養評価"は，①食物/栄養関連の履歴，②身体計測，③生化学データ，臨床検査，④栄養に焦点をあてた身体所見，⑤既往歴の5つの項目で構成されているが，それぞれの項目に対する指標の標準化が図られている(表2.1)．

B. 個人要因のアセスメント

　栄養教育を行うにあたっては，食物摂取や食行動に大きな影響を及ぼす個人の

コード	項目	項目（例）
FH	食物/栄養関連の履歴	食物，栄養素等摂取状況，食物・栄養素管理，薬剤，栄養補助食品の使用，栄養に関する知識・信念，食物・補助食品の入手のしやすさ，身体活動，栄養に関連した生活の質
AD	身体計測	身長，体重，体格指数（BMI），体重の履歴，成長パターン指標，パーセンタイル順位
BD	生化学データ，臨床検査	生化学検査値，安静時代謝量
PD	栄養に焦点を当てた身体所見	身体的外見，筋肉や脂肪の消耗，嚥下機能，食欲，感情
CH	既往歴	個人的履歴，医学的・健康・家族の履歴，食事療法に関する治療歴，補完・代替薬剤の使用，社会的履歴

表 2.1 栄養管理プロセスにおける栄養評価コードと項目
FH：food／nutrition-related history, AD：anthropometric measurements, BD：biochemical data, medical tests and procedures, PD：nutrition-focused physical findings, CH：client history

食事に対する認知，態度，信念，価値観，知識，スキルなどに加え，行動変容に対する準備性のステージなどについて，問診や調査，観察などを通じて，把握することが重要である．

C. 環境要因のアセスメント

健康増進は個人の生活改善のみで実現できるものではなく，社会的環境の整備を併せて行うことが重要である．したがって，栄養教育でも，対象者を取り巻く環境を把握したうえで指導内容を考えることが重要である．

a. 物理環境

食品のアベイラビリティー（availability，受け入れまたは購入可能な食物の選択肢の範囲）とアクセシビリティ（accessibility，食物の準備性や利便性，食物の物理的な位置）などの要因がある．地域で何が入手可能かによって，何を購入し，何を食べるかに影響する．

b. 社会的環境

食事は相互に作用しあう人々の集団の影響を受けやすいため，どのような人たちと一緒に食事をするかによっても影響を受ける．

c. 経済的環境

食品の価格や収入などの要因がある．野菜や果物を加えると食費が上がることや，良質の食事をとっている人は高収入であるというような報告もある．

d. 情報環境

教育，広告，メディアなどの要因がある．一般的に教育を受けた人は，自分がより健康的に食べられるような情報を上手に入手，判断して，適用することができ，広告やメディアは多くの人にとって，栄養や食についての主要な情報源となる．

野菜摂取を例にとり，個人要因および環境要因の具体的例を示す（表 2.2）．他の要因については，図 1.7 を参照のこと．

表2.2 個人要因および環境要因の内容の例（野菜摂取について）
［斎藤トシ子，栄養教育論改定第4版, p.113, 南江堂（2016）］

		内容の例
個人要因	・認知	健康維持に野菜の摂取が大切であると，認識しているか
	・態度	野菜を食べるように心がけているか
	・信念	野菜は疾病予防に大切だと信じているか
	・知識	野菜に含まれる栄養素と疾病予防の関係を，理解しているか
	・スキル	野菜料理を，作ることができるか
環境要因	（物理環境）アベイラビリティとアクセシビリティ	新鮮な地場産の野菜が豊富に売られているスーパーマーケットが自宅や職場の近くにあるか
	（社会環境）社会的影響	一緒に食事をする家族や友人は，野菜を積極的に食べているか
	（経済環境）価格，収入	野菜購入に費やす金額は，食費の何%か
	（情報環境）教育，広告，メディア	野菜に関する情報は，どこで入手しているか

D. その他の調査

a. 喫煙状況

地域や職域の健診・保健指導などの保健事業の場で，短時間で禁煙支援に取り組むための質問票が活用されている（図1.13参照）．

b. 日常生活動作（activities of daily living：ADL）

日常生活動作（ADL）とは，①食事動作（食事をしているときの姿勢，上肢を中心にした食べるときの動き，口の中の動きや嚥下），②整容動作，③更衣動作，④トイレ動作，⑤入浴動作，⑥起居動作（寝返り，起き上がり，ベットから椅子へ移るなど），⑦移動動作など生活を営むうえで基本的な身体的動作のことである．

動作能力（ADL能力）の判定に際しては，自立の程度を数段階にランク分けして評価する．たとえば，A：自立（不自由なくできる），B：制限（できるが時間がかかる），C：一部介助要（部分的にできる），D：全介助要（できない）などである．高齢者や障害者では，良好な栄養状態がADLを高めるのに重要であることが知られている．これら基本的ADLの評価は，バーセルインデックス（Barthel Index），カッツインデックス（Katz Index），ダスク-21（DASC-21）などで行うことができる．

c. 生活の質・人生の質（quality of life：QOL）

QOLの維持・向上は，医療（栄養教育も含む）の質を評価するうえでの重要な指標として明確に位置づけられている．QOLは主観的で数値で評価するのは難しいが，面接や質問紙を用いて評価することが必要である．QOLを評価する際には，以下の4つの概念を包括的にとらえることが重要である．

①身体面：身体症状や身体の痛みなど

②心理面（精神面）：抑うつ，不安，情動，認知機能，心の痛みなど

2.2　健康・食物摂取に影響を及ぼす要因のアセスメント

③社会面：家族や友人との関係，社会的立場，経済的環境など

④役割・機能面：活動性，活力，日常生活の役割など

　QOL の包括的尺度として，SF-36(The 36-item short form of the Medical Outcome Study Questionnaire)がある．

2.3 栄養診断(栄養状態の判定)

　栄養教育を行う際には，対象者の栄養状態を判定し，優先すべき課題を設定する必要がある．従来，臨床の場などでは，S(主観的情報)→ O(客観的情報)→ A(栄養状態の判定)→ P(計画)による方法が用いられているが，栄養管理プロセスに基づく「栄養診断」では，栄養評価によって得られた情報を基に，栄養状態の判定(診断)を以下の 4 つに区分している．

①適切である

②エネルギーあるいは栄養素が不足している

③エネルギーあるいは栄養素が過剰である

④栄養素等のバランスが悪い

　「栄養診断」の用語は，摂取量(nutrition intake：NI)，臨床栄養(nutrition clinical：NC)，行動と生活環境(nutrition behavioral/environmental：NB)，その他の栄養(nutrition other：NO)の 4 つの領域から構成されているが(表 2.3)，管理栄養士・栄養士は，摂取量(NI)を基本として 4 つの栄養状態を明確にし，他の領域も検討する．「栄養診断」を行う際は，これらの用語を基に，PES 報告書を作成する．

　PES は，栄養状態の課題(problem：P)，原因や危険因子(etiology：E)，身体症状や兆候(signs, symptom：S)の意味(表 2.4)であるが，日本語で表記する場合は，S → E → P の順に，1 つの文章で記載する．

　PES 報告書の記載方法を以下に示す．

> (S：栄養状態を判定するアセスメント上のデータ，兆候)が見られることから，(E：原因・危険因子)が原因となった(関係した)，(P：摂取量の過不足)の状態であると判断する．

　個人を対象とした栄養評価，栄養診断(栄養状態の判定)の例を表 2.5 に示す．

　特定集団を対象とする場合にも，個別関与が必要となることから，栄養診断(栄養状態の判定)を行うことは重要であるが，多くの対象者の栄養状態を簡潔に判定するのは難しい．したがって，特定集団を対象とする場合は，集団の多くが早く改善しなければいけない重要性の高い問題や改善しやすい問題を優先する．優先

表 2.3 栄養診断の用語

NI（摂取量）

「経口摂取や栄養補給法を通して摂取する，エネルギー・栄養素・液体・生物活性物質に関わることがら」と定義される

NI-1	エネルギー出納	「実測または推定エネルギー出納の変動」と定義される				
		NI-1.1	エネルギー消費量の亢進	NI-1.3	エネルギー摂取量過剰	NI-1.5　エネルギー摂取量過剰の予測
		NI-1.2	エネルギー摂取量不足	NI-1.4	エネルギー摂取量不足の予測	

NI-2	経口・経腸・静脈栄養補給	「患者・クライエントの摂取目標量と比較した実測または推定経口・非経口栄養素補給量」と定義される				
		NI-2.1	経口摂取量不足	NI-2.4　経腸栄養量過剰	NI-2.7　静脈栄養量過剰	
		NI-2.2	経口摂取量過剰	NI-2.5　最適でない経腸栄養法	NI-2.8　最適でない静脈栄養法	
		NI-2.3	経腸栄養不足	NI-2.6　静脈栄養量不足	NI-2.9　限られた食物摂取	

NI-3	水分摂取	「患者・クライエントの摂取目標量と比較した，実測または推定水分摂取量」と定義される			
		NI-3.1	水分摂取量不足	NI-3.2　水分摂取量過剰	

NI-4	生物活性物質	「単一または複数の機能的食物成分，含有物，栄養補助食品，アルコールを含む生物活性物質の実測または推定摂取量」と定義される			
		NI-4.1	生物活性物質摂取量不足	NI-4.2　生物活性物質摂取量過剰	NI-4.3　アルコール摂取量過剰

NI-5	栄養素	「適切量と比較した，ある栄養群または単一栄養素の実測あるいは推定摂取量」と定義される			

NI-5.1　栄養素必要量の増大
NI-5.2　栄養失調
NI-5.3　たんぱく質・エネルギー摂取量不足
NI-5.4　栄養素必要量の減少
NI-5.5　栄養素摂取のインバランス

NI-5.6　脂質とコレステロール
- NI-5.6.1　脂質摂取量不足
- NI-5.6.2　脂質摂取量過剰
- NI-5.6.3　脂質の不適切な摂取

NI-5.7　たんぱく質
- NI-5.7.1　たんぱく質摂取量不足
- NI-5.7.2　たんぱく質摂取量過剰
- NI-5.7.3　たんぱく質やアミノ酸の不適切な摂取

NI-5.8　炭水化物と食物繊維
- NI-5.8.1　炭水化物摂取量不足
- NI-5.8.2　炭水化物摂取量過剰
- NI-5.8.3　炭水化物の不適切な摂取
- NI-5.8.4　不規則な炭水化物摂取
- NI-5.8.5　食物繊維摂取量不足
- NI-5.8.6　食物繊維摂取量過剰

NI-5.9　ビタミン

NI-5.9.1　ビタミン摂取量不足
- NI-5.9.1.1　ビタミン A 摂取量不足
- NI-5.9.1.2　ビタミン C 摂取量不足
- NI-5.9.1.3　ビタミン D 摂取量不足
- NI-5.9.1.4　ビタミン E 摂取量不足
- NI-5.9.1.5　ビタミン K 摂取量不足
- NI-5.9.1.6　チアミン（ビタミン B_1）摂取量不足
- NI-5.9.1.7　リボフラビン（ビタミン B_2）摂取量不足
- NI-5.9.1.8　ナイアシン摂取量不足
- NI-5.9.1.9　葉酸摂取量不足
- NI-5.9.1.10　ビタミン B_6 摂取量不足
- NI-5.9.1.11　ビタミン B_{12} 摂取量不足
- NI-5.9.1.12　パントテン酸摂取量不足
- NI-5.9.1.13　ビオチン摂取量不足
- NI-5.9.1.14　その他のビタミン摂取量不足

NI-5.9.2　ビタミン摂取量過剰
- NI-5.9.2.1　ビタミン A 摂取量過剰
- NI-5.9.2.2　ビタミン C 摂取量過剰
- NI-5.9.2.3　ビタミン D 摂取量過剰
- NI-5.9.2.4　ビタミン E 摂取量過剰
- NI-5.9.2.5　ビタミン K 摂取量過剰
- NI-5.9.2.6　チアミン（ビタミン B_1）摂取量過剰
- NI-5.9.2.7　リボフラビン（ビタミン B_2）摂取量過剰
- NI-5.9.2.8　ナイアシン摂取量過剰
- NI-5.9.2.9　葉酸摂取量過剰
- NI-5.9.2.10　ビタミン B_6 摂取量過剰
- NI-5.9.2.11　ビタミン B_{12} 摂取量過剰
- NI-5.9.2.12　パントテン酸摂取量過剰
- NI-5.9.2.13　ビオチン摂取量過剰
- NI-5.9.2.14　その他のビタミン摂取量過剰

NI-5.10　ミネラル

NI-5.10.1　ミネラル摂取量不足
- NI-5.10.1.1　カルシウム摂取量不足
- NI-5.10.1.2　クロール摂取量不足
- NI-5.10.1.3　鉄摂取量不足
- NI-5.10.1.4　マグネシウム摂取量不足
- NI-5.10.1.5　カリウム摂取量不足
- NI-5.10.1.6　リン摂取量不足
- NI-5.10.1.7　ナトリウム（食塩）摂取量不足
- NI-5.10.1.8　亜鉛摂取量不足
- NI-5.10.1.9　硫酸塩摂取量不足
- NI-5.10.1.10　フッ化物摂取量不足
- NI-5.10.1.11　銅摂取量不足
- NI-5.10.1.12　ヨウ素摂取量不足
- NI-5.10.1.13　セレン摂取量不足
- NI-5.10.1.14　マンガン摂取量不足
- NI-5.10.1.15　クロム摂取量不足
- NI-5.10.1.16　モリブデン摂取量不足
- NI-5.10.1.17　ホウ素摂取量不足
- NI-5.10.1.18　コバルト摂取量不足
- NI-5.10.1.19　その他のミネラル摂取量不足

NI-5.10.2　ミネラル摂取量過剰
- NI-5.10.2.1　カルシウム摂取量過剰
- NI-5.10.2.2　クロール摂取量過剰
- NI-5.10.2.3　鉄摂取量過剰
- NI-5.10.2.4　マグネシウム摂取量過剰
- NI-5.10.2.5　カリウム摂取量過剰
- NI-5.10.2.6　リン摂取量過剰
- NI-5.10.2.7　ナトリウム（食塩）摂取量過剰
- NI-5.10.2.8　亜鉛摂取量過剰
- NI-5.10.2.9　硫酸塩摂取量過剰
- NI-5.10.2.10　フッ化物摂取量過剰
- NI-5.10.2.11　銅摂取量過剰
- NI-5.10.2.12　ヨウ素摂取量過剰
- NI-5.10.2.13　セレン摂取量過剰
- NI-5.10.2.14　マンガン摂取量過剰
- NI-5.10.2.15　クロム摂取量過剰
- NI-5.10.2.16　モリブデン摂取量過剰
- NI-5.10.2.17　ホウ素摂取量過剰
- NI-5.10.2.18　コバルト摂取量過剰
- NI-5.10.2.19　その他のミネラル摂取量過剰

NI-5.11	すべての栄養素	NI-5.11.1　最適量に満たない栄養素摂取量の予測	NI-5.11.2　栄養素摂取量過剰の予測	

（つづく）

(つづき)

NC（臨床栄養）				
「医学的または身体的状況に関連する栄養問題」と定義される				
NC-1	機能的項目	「必要栄養素の摂取を阻害・妨害する身体的または機械的機能の変化」と定義される		
		NC-1.1	嚥下障害	
		NC-1.2	噛み砕き・咀嚼障害	
		NC-1.3	授乳困難	
		NC-1.4	消化機能異常	
NC-2	生化学的項目	「治療薬や外科療法あるいは検査値の変化で示される代謝できる栄養素の変化」と定義される		
		NC-2.1	栄養素代謝異常	
		NC-2.2	栄養関連の検査値異常	
		NC-2.3	食物・薬剤の相互作用	
		NC-2.4	食物・薬剤の相互作用の予測	
NC-3	体重	「通常体重または理想体重と比較した，継続した体重あるいは体重変化」と定義される		
		NC-3.1	低体重	
		NC-3.2	意図しない体重減少	
		NC-3.3	過体重・肥満	
		NC-3.4	意図しない体重増加	
NB（行動と生活環境）				
「知識，態度，信念（主義），物理的環境，食物の入手や食の安全に関連して認識される栄養所見・問題」と定義される				
NB-1	知識と信念	「関連して観察・記録された実際の知識と信念」と定義される		
		NB-1.1	食物・栄養関連の知識不足	
		NB-1.2	食物・栄養関連の話題に対する誤った信念（主義）や態度（使用上の注意）	
		NB-1.3	食事・ライフスタイル改善への心理的準備不足	
		NB-1.4	セルフモニタリングの欠如	
		NB-1.5	不規則な食事パターン（摂取障害：過食・拒食）	
		NB-1.6	栄養関連の提言に対する遵守の限界	
		NB-1.7	不適切な食物選択	
NB-2	身体の活動と機能	「報告・観察・記録された身体活動・セルフケア・食生活の質などの実際の問題点」と定義される		
		NB-2.1	身体活動不足	
		NB-2.2	身体活動過多	
		NB-2.3	セルフケアの管理能力や熱意の不足	
		NB-2.4	食物や食事を準備する能力の障害	
		NB-2.5	栄養不良における生活の質（QOL）	
		NB-2.6	自発的摂食困難	
NB-3	食の安全と入手	「食の安全や食物・水と栄養関連用品入手の現実問題」と定義される		
		NB-3.1	安全でない食物の摂取	
		NB-3.2	食物や水の供給の制約	
		NB-3.3	栄養関連用品の入手困難	
NO（その他の栄養）				
「摂取量，臨床または行動と生活環境の問題として分類されない栄養学的所見」と定義される				
NO-1	その他の栄養	「摂取量，臨床または行動と生活環境の問題として分類されない栄養学的所見」と定義される		
		NO-1.1	現時点では栄養問題なし	

［栄養管理プロセス研究会監修，改訂新版栄養管理プロセス，p.62-64，第一出版（2022）］

表 2.4　PES 報告書の兆候/症状（S），原因/危険因子（E），課題（P）
［斎藤トシ子，栄養教育論 改訂第 4 版，p.116，南江堂（2016）］

S：sign/symptoms 兆候/症状	主観的，客観的な兆候/症状を集約し，問題の所在，問題の数値化，その重症度などを詳しく述べる。（身体計測，生化学データ，栄養に焦点を当てた身体所見，臨床兆候など）
E：etiology 原因/危険因子	栄養摂取に関わる知識不足，食行動に関連する有害な信念や態度・食物選択の手段の欠如や制限，食習慣，生活環境，経済的制約，心理的要因，薬剤の服用，胃腸機能に関連した臓器障害など
P：problem or nutrition diagnosis label 課題	栄養状態の判定（栄養診断）

表2.5 栄養評価，栄養診断（栄養状態の判定），栄養介入（例）

①栄養評価	
基本情報	性別：女性，年齢：75歳
現病歴・治療歴	2年前に脳梗塞を発症し入院治療後，リハビリテーションを受け退院．現在，後遺症はなく通常の生活可能であるが，年数回，経過観察のため通院中．
臨床診査	疲れやすい
身体計測	身長157.0cm，体重45.0kg，BMI 18.3kg/m^2
生化学検査	Alb：3.4g/dL（基準値4.1〜4.9g/dL） 血圧：140/77mmHg（基準値140/90mmHg未満）　＊服薬
栄養素摂取	タンパク質摂取量が推定平均必要量より20%少ない
食態度	野菜は身体によいと思いたくさん食べているが，肉類は固く，噛みにくいのであまり食べていない
食環境	野菜は自家栽培しているので入手しやすいが，他の食品（肉や魚など）を購入するためのスーパーマーケットが遠い

②栄養診断（栄養状態の判定）（PES報告書）

BMIが18.3kg/m^2，アルブミン（Alb）が基準値より下回っている（S）ことから，不適切な食物選択および食品の入手困難（E）による，タンパク質・エネルギー摂取量不足（P）と判断する．

③栄養介入：計画と実施

		（例）
計画	モニタリング計画←（S）の改善を図る Mx：monitoring plan	体重，Alb
	栄養治療計画←（P）の改善を図る Rx：therapeutic plan	タンパク質・エネルギーの目標量の設定
	栄養教育計画←（E）の改善を図る Ex：education plan	1) 適切な食物選択（タンパク質・エネルギー摂取）に対する理解を促す 2) 食品の入手方法を検討する
実施	食物・栄養提供 　対象者の摂取機能，咀嚼・嚥下機能，消化・吸収機能などの身体機能を考慮し栄養補給法（経口栄養，経腸栄養，経静脈栄養など）および食事形態（一般食，軟食，流動食，嚥下食など）を選択し，提供する	患者会などで会食会を企画し，タンパク質およびエネルギーの目標量に応じた一般食の献立を示し，提供する
	栄養教育 栄養カウンセリング 　行動科学理論に基づく方法やカウンセリングの技法を用いるなどして，対象者の食事の自己管理能力が高まるよう支援する	対象者の嗜好や食事に対するニーズ，食事に対する困りごとなどを聞いたうえで，タンパク質およびエネルギー摂取に対する理解が深まるようにする．たとえば，計画1) の達成に向けては，噛みやすい肉の種類や調理法の紹介，計画2) の達成に向けては，宅配サービス利用可否などについて確認し支援する
	栄養管理の調整（多領域との調整） 　保健・医療・福祉関連分野に携わる関連領域の専門職（医師，歯科医師，薬剤師，保健師，看護師，理学療法士，言語聴覚士，臨床心理士，介護福祉士など）と連携し，対象者の栄養状態の改善を図る	対象者の摂食・嚥下に問題はないかなどを，主治医に確認し，必要に応じ関連職種との連携を図る

　課題を検討する方法には，栄養評価で抽出された問題点を，重要度（横軸），実現可能性（縦軸）のグラフに並べ，相互関係を検討する二次元展開法がある（図0.3，図2.3参照）．

領域	概要
食物・栄養提供（ND）	食物・栄養を提供するためのアプローチ ・食事や間食の修正・変更，経腸栄養・静脈栄養 ・補助食品などの提供 ・栄養介入：食事摂取支援，食環境，栄養関連の薬物療法管理 ⇒直接提言する・実施する・指示する
栄養教育（E）	対象者が自発的に食物選択や食行動を管理・修正することができるように知識や技術を教える ⇒知識や技術を教える・情報提供
栄養カウンセリング（C）	カウンセラー（管理栄養士・栄養士）と対象者が共同して優先順位・目標を決め，実行計画を作成するための支援的プロセス 対象者が自らセルフケアの責務を認識し，次の段階へ進めるために「実行計画」を作成する． ⇒対象者の行動変容を支援する過程 　カウンセリングスキル，栄養カウンセリングのための理論的枠組み，栄養介入を実施するための戦略
栄養管理の調整（RC）	栄養に関連した問題を対処・管理する他の医療従事者，医療施設，医療機関などと栄養管理の相談・照会・調整を行う ⇒栄養に関する問題を相談・調整する

表2.6　栄養介入の4領域

ND：food and/or nutrition delivery, E：nutrition education, C：nutrition counseling, RC：coordination of nutrition care

　栄養管理プロセスにおいて，栄養診断(栄養状態の判定)後に行われる「栄養介入」は，計画と実施という2つの互いに関係する要素から成り立っている．

　計画は，モニタリング計画，栄養治療計画，栄養教育計画に分けることで，一貫性のある栄養管理計画を作成することができる．モニタリング計画は，S(症状・兆候)の改善，栄養治療計画はPの適正栄養量の改善，栄養教育計画は，Eの要因や原因の改善を図るものとする．

　計画を実施するにあたっては，栄養・食物提供，栄養教育，栄養カウンセリング，栄養管理の調整(多領域との調整)の4つの領域がある(図2.2参照)．それぞれの領域の実施内容は，表2.6に示すとおりである．

　特定集団への指導では，抽出した課題をもとに，全体計画，カリキュラム，指導案を作成する．

2.4 栄養教育計画・実施

　下記の20代女性を例にして優先順位を決定した例を図2.3に示したが，二次元展開法では，最も右上の問題が最優先課題となる．

【栄養評価の状況例】　対象集団20代女性
・身体計測：BMI（やせ）45%
・臨床診査：便秘（1日1回の排便なし）50%
・栄養素摂取状況：食物繊維不足80%，食塩過剰50%
・食事内容：副菜（野菜，大豆，きのこ，海藻）不足70%
・食事意識：無関心者65%

図 2.3 集団における課題の抽出・優先課題の決定

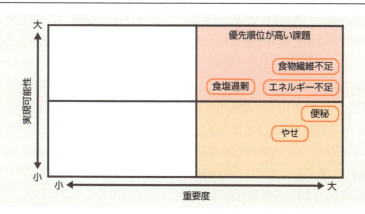

A. 栄養教育の目標設定

栄養教育の目標には，教育による最終的な改善をねらう結果目標，その改善のために必要な行動目標，行動を変えるために必要な学習目標および環境目標を設定するとともに，これらを実施するための実施目標を設定する．なお，目標を設定する際には，その目標を評価するための評価指標および評価方法も併せて設定する．

特定集団に対する全体計画（目標，評価指標，評価方法）の例を表 2.7 に示す．

B. 栄養教育カリキュラムの作成

カリキュラムは，目標を達成するための教育期間，回数，学習内容，学習形態

表 2.7 全体計画：教育の目標および目標を評価するための評価指標，評価方法（例）
図 2.3 の例をもとにした．

	目標	評価指標	《評価方法》
\[抽出した課題：1) 便秘 50％　　2) 食物繊維不足 60％\]			
1	【実施目標】 栄養教育の実施に関する目標		
	集団指導 2 回と調理実習 1 回を行う	1) それぞれの実施回数	《実施記録》
2	【学習目標】 栄養・食生活管理に関する知識，態度，スキル形成に向けての目標		
	【知識】 食物繊維と便秘の関係を知る者を 100％にする	2-1) 食物繊維と便秘の理解	《質問紙調査》
	【態度】 副菜（野菜，海藻，きのこ）摂取への意欲を有する者を 100％にする	2-2) 食物繊維摂取への意欲	《質問紙調査》
	【スキル】 食物繊維の多い副菜を作ることができる者を 70％にする	2-3) 調理した副菜の食物繊維の量	《食物繊維量の計算》
3	【行動目標】 行動を形成または修正し，行動変容に発展させる目標		
	毎食，副菜（野菜，海藻，きのこ）を 2 つ（SV）分摂取する者を 80％にする	3) 行動目標の実施状況	《自己モニタリング》
4	【環境目標】 行動変容を支援するための，周囲の環境整備に関する目標		
	食物繊維の多い料理レシピを 2 週間に 1 回 FaceBook に掲載する	4) 掲載回数	《FaceBook》
5	【結果目標】 栄養教育の最終的な目標（QOL，身体状況，生化学データなど）		
	便秘者を 25％に減らす	5) 1 週間の排便回数	《排便》

2.4 栄養教育計画・実施

などを組み合わせたものである．カリキュラムを作成する際には，どこでどの目標を達成するのか，全体計画(表2.7)で設定した目標達成はどこで行うことができるのかなどを，一覧に示すとわかりやすい(表2.8)．

栄養教育カリキュラムの作成にあたっては，対象者の決定と指導案の作成でそれぞれ表2.9，表2.10に示すようなポイントがある．

学校や病院などでは対象者が決まっていることが多いが，地域公衆栄養活動などを実施する時には，対象者をどのように決定するかを考える．年齢や男女など，誰に向けた計画であるのか(不特定多数か，疾患予防など一定の基準を設けるか)を検討することにより，効果的な栄養教育カリキュラムを作成することができる．

表2.8　カリキュラム（例）
図2.3の例をもとにした.

回数	おもな学習内容	目標番号	評価指標番号
1回目	・食物繊維摂取と便秘改善のエビデンスを知ろう（講義） ・食物繊維の多い副菜を考えよう（グループワーク） ・行動目標を設定しよう（個別面談）	2	2−1) 2−2)
2回目 （2週間後）	・食物繊維の多い副菜を作ってみよう（調理）	2	2−3)
	（食物繊維の多い料理レシピをFaceBookに掲載）	4	4)
3回目 （2か月後）	・行動目標の実施状況，排便状況をふりかえろう（個別面談） ・食事改善の取組を発表しよう（グループワーク） ・継続するための方法を話しあおう（グループワーク）	3 5	3) 5)

表2.9　カリキュラムの作成のポイント

①対象者の決定

②栄養教育実施者の決定や栄養教育チームの編成

③教育目標を設定

④対象者に合った教育（学習）内容・方法の検討

⑤指導の順序や段階，学習時間の配分の工夫

⑥科学的な根拠（EBN）に基づいた，理解しやすい資料や教材・媒体の準備

⑦各段階での評価の実施

表2.10　カリキュラム立案における問題解決の7要素「6W1H」と「1B」

6W1H	① When（いつ）	日時，所要時間，回数
	② Where（どこで）	栄養教育を実施する場所（教室，栄養相談室，調理実習室など）
	③ Who （誰が，または誰によって）	栄養教育を実施する，あるいは学習を支援する専門家（医師，保健師，看護師，管理栄養士・栄養士など），チームティーチングの場合は協力者
	④ Whom（誰に）	対象者
	⑤ What（何を）	具体的な教育（学習）内容，情報
	⑥ How（どのように）	教育（学習）方法や形態，使用する教材，媒体，資料
	⑦ Why（なぜ）	問題点の提示，目的の明確化
1B	⑧ Budget（予算）	実施に必要な予算の額，提供先

C. 学習指導案の作成

指導案は一般に以下の項目を含める.

①テーマ：各回ごとに最も達成したい内容を簡潔に表現したテーマを明記する.

②テーマ設定の理由，達成目標（ねらい）：テーマ設定理由がわかるよう，対象者が抱えている問題や，社会的ニーズは何かなどをふまえ，テーマの意義を説明し，具体的な達成目標を記述する.

③対象者：対象者の特性，人数，その実態などを明記する.

④教育計画：展開，教材，留意点，評価などの項目について具体的に表形式で表す（表 2.11）.導入，展開，まとめにおける指導者の働きかけ（発問，指示など）や予想される対象者の反応・活動とその所要時間について考えておく.

⑤評価：目標の達成状況が評価できる具体的な評価方法を記す.評価は毎回に行い，その結果を次回の教育内容に反映させる.

⑥板書計画：特に，児童などを対象とした教育においては，指導案作成の際に，テーマ，主要な発問，対象者からの応答の予想，説明内容などを，どの位置に，どのようなものを掲示するか（書くか）といった板書計画を立てておくとよい（図2.4）.

表 2.11　展開時の指導案作成（例）
［斎藤トシ子，実践に役立つ栄養指導事例集，p.61，理工図書（2018）］

	対象者の活動	指導者の働きかけ （予想される対象者の反応）	留意点（◎），教材（＊），評価（☆）
導入 （　分）	本時の学習に対する興味，関心，動機づけが高まる活動	【発問】【指示】【説明】【確認】を枠組みで示す ＊一言一句書く必要はない 学習内容の骨格を示す 【発問】	留意点（◎） 対象者の気づきや考えを促すため，どのような工夫をするのかを記載する
展開 （　分）	理解が深まり，具体的に考えることができる活動 一斉学習（講義）だけでなく，グループ学習（実験，実習，討議）などによる対象者主体の活動	・事実や経験などを問う ・場面や状況を問う ・心情を問う ・考えや理由，関連や判断を問う ・予想を問う ・自己を見つめ，振り返ることができる内容を問う ＊発問に対する対象者の応答の予想を書く 【指示】 行ってほしい活動を明確に伝える 【説明】	教材（＊） 使用する教材や教具を記載するワークシート，リーフレット，記録表，質問紙，食品・料理の実物，フードモデル，料理カード，研究データ，統計資料，視聴覚教材（テレビ，ビデオ），パソコン，人体模型，実演（人形劇，紙芝居，パネルシアター，エプロンシアター）など
まとめ （　分）	対象者自身が自分の思いや考えをまとめ，今後の行動に向けての意欲が高まる活動（心に強く残るまとめ）	対象に応じた情報，科学的根拠に基づくエビデンスを集め，取捨選択し，わかりやすく適格に伝える 【確認】 理解したことや疑問，思いや考え，希望などを確かめる	評価（☆） 全体計画・カリキュラムで作成した本時の評価を指導案のどこで行うのかがわかるよう記載する（評価指標の番号，評価するための方法）

2.4　栄養教育計画・実施

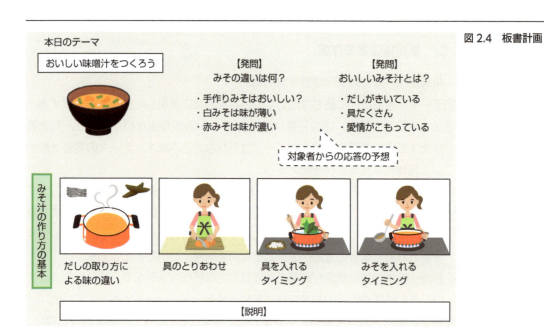

図 2.4　板書計画

また，医療の場において，栄養教育を含めた患者ケアとその向上を目的とした詳細な診療計画をスケジュール表のようにしてまとめたもの(クリニカルパス)が作成されるようになった(図 2.5).

図 2.5　患者用クリニカルパスの一例

患者様用

糖尿病内科入院予定表

（予定が変更になる場合があります。ご不明な点がございましたらお尋ね下さい。）

部屋番号：
氏　名：　　　様　主治医：　　担当看護師：　　担当薬剤師　　担当管理栄養士

月/日	入院日/　月	火	水	木	金	(外泊)		月	火	水	木	金	土
食　事								朝絶食	朝絶食				
体重測定	毎朝食事前に測定します												
糖尿病教室	PM	AM	PM	AM	AM,PM			AM		PM　AM	PM	AM,PM	
検　査	入院時一般検査 血液検査 レントゲン検査 心電図検査	早朝採血 （血糖、脂質検査） 便検査		運動負荷 心電図	血糖測定 （日内変動 7回採血） 頸部エコー			血糖測定 腹部エコー	上部消化管内視鏡		血糖測定 （血糖、脂質検査） 腹部ＣＴ検査		
合併症検査 網膜症	眼科検診												
合併症検査 神経症		タッチテスト （足の知覚検査）	神経伝導速度								ニューロメーター	（足の知覚検査）	
合併症検査 腎症	新尿検査		尿検査 （糖、蛋 Cペプチド Ccr測定）						尿検査			尿検査	次回外来受診日 （　月　日）
蓄尿	尿は捨てずに決められた容器に入れて下さい。												
看護師	入院時の説明	足のケアについて		カロリーカウンター （歩数の記録）						自己血糖測定について			
薬剤師	持参薬の確認		薬の説明									退院後の薬について	
管理栄養士	盛りつけ実習 （ランチバイキング）	病院の食事について 嗜好調査		個別指導 （1回目）		外泊中の 食事記録		盛りつけ実習 （ランチバイキング）		個別指導 （2回目）		退院後の食事について （家族とともに）	次回外来栄養指導日 （　月　日　：　～） 栄養指導室

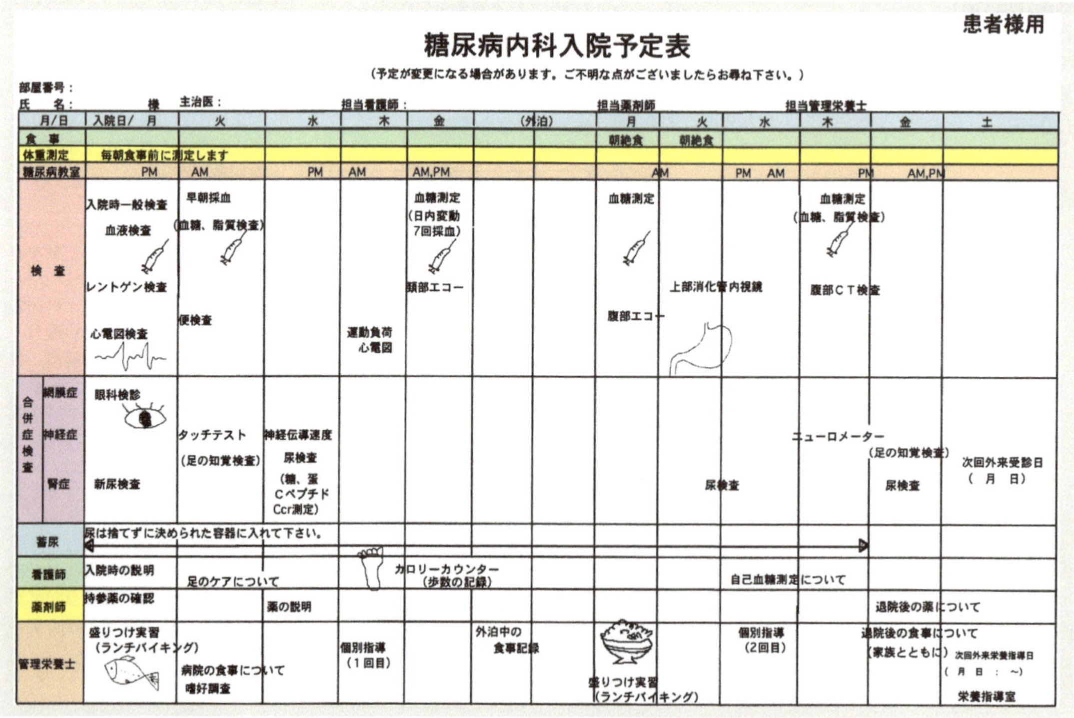

指導案の内容を検討する際には，本当に「わかる」，楽しく「わかる」，「見えないもの（栄養など）」を「見える（想像できる）」かたちで伝えるなどの工夫が必要である．

2.5 栄養教育の実施

実施に際しては，対象者の興味，関心を引きだすとともに，行動科学理論，行動変容技法，栄養カウンセリングなどの技術を駆使し，行動変容に結びつくようにする．個人および集団教育のいずれにおいても，基礎的なスキルとして，対象者との信頼関係，良好なコミュニケーション，他職種・他機関との連携，ネットワークづくりなども重要となる．

栄養教育の実施には，利用可能な人的資源，物的資源，社会的資源の活用が求められる．これらの資源は，栄養教育の目的や対象者の条件にあわせて選択し，有効に活用する．

(1) 人的資源（マンパワー）　人的資源には，管理栄養士・栄養士をはじめ，地域公衆栄養活動を行う食生活改善推進員や保健医療専門職（医師，看護師，保健師など），小中学校の教員，研究者などが含まれる．さらに，広義には，対象者を支える家族や友人，職場の人なども栄養教育の効果を高めるために必要な人的資源である．

(2) 物的資源　物的資源とは，予算や場所，時間，教育媒体や機械・器具などである．対象者の経済的負担には配慮を要する．

(3) 社会的資源　社会的資源には，保健センター，地区センター，地域ケアプラザ，公民館，医療施設などの公的機関や組織，それらを稼働させるための法律や制度，必要な情報などがある．

また，在宅医療や介護福祉などが進むなか，保健，医療，福祉といったヒューマンサービス（ヘルスサービス）を提供する組織の働きは，ますます重要性を増している．ヒューマンサービス組織は職能集団の複合体であり，どのような職種があり，どのような協働が可能であるか知っておく必要がある．

たとえば，栄養サポートチーム（NST）は，管理栄養士，医師，看護師，薬剤師などの医療専門職に事務職が加わる．管理栄養士は，栄養アセスメントに基づいた適切な栄養補給ができることはもとより，各職種間の専門性と独自性を尊重しながら，ほかの専門職種と協調し，患者が求める良好な状態とは何かを考えながら医療に携わることが求められる．

また，学校教育における新しい改革の中で，栄養教諭による授業が行われている．担任や養護教諭との連携だけでなく学校という枠を取り払い，地域全体，社会全体で子どもたちを支援する体制づくりが求められている．

対象者の募集・周知では，インターネットのホームページをはじめ，規模によるが，新聞，TV，ラジオなどのマスメディアや，地域の広報，公民館だより，病院案内などを通じて，栄養教育の実施にかかわる募集を広く住民や患者に伝え，周知する．興味・関心をひくテーマや教材を準備するとともに，仲間どうしで誘い合わせて参加を促すことも大切である．日時，場所，テーマ，内容，人数，費用，担当者(申し込み先)などを明記する．

　また，日時や会場の設定のしかたによって，参加者数が大きく左右される場合がある．対象者のライフスタイルにあわせ最も参加しやすい日時を設定することも重要なポイントの一つである．

　さらに，栄養や健康などに関する情報を講義やリーフレットなどで発信する場合は，科学的根拠を検索し，質の高い情報を利用することが重要である．

2.6 栄養教育の評価

　PDCAサイクルの評価(check：C)では，実施した栄養教育を評価し，より効果的な内容を再検討し，改善(act：A)につなげる(図2.1)．評価と目標は対になっている(図2.6)ことから，企画評価，経過評価などは，実施中，影響評価，結果評価，経済評価は実施後に評価することとなる．検査値などの長期効果を知るためには1年後などに行うこともある．評価の種類および評価内容を表2.12に示す．

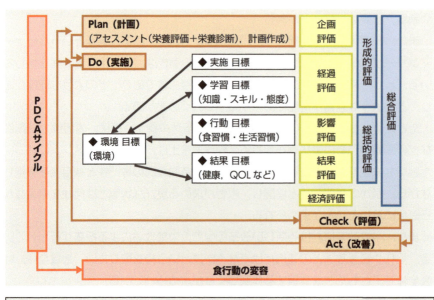

図2.6　栄養教育の目標と評価

評価の種類		評価内容
企画評価		企画（栄養評価と栄養診断および計画）に関する評価 ・栄養評価（ニーズ，身体状況，食事状況，食行動など）を適正に把握できたか ・課題抽出は適切か ・目標設定と評価の指標は適切か ・目標や評価指標にあったプログラムか ・学習目標にあった学習内容か ・教材作成，スタッフの研修は適正に行われたか　など
経過評価 （プロセス評価）		・教育プログラムは計画通り実施できたか ・スタッフの研修は有効だったか ・参加者は予定通りだったか ・参加者は学習内容を理解しているか ・参加者は学習内容に満足しているか　など
影響評価		栄養教育によって行動の修正さらには行動の定着など個別目標に対する評価 ・行動目標は達成できたか ・環境目標は達成できたか ＊形成的評価で取り上げた学習目標（行動要因）については，教育実施後の影響評価として重ねて扱うこともある
結果評価（アウトカム評価）		・健康問題や QOL が改善されたか
形成的評価		栄養教育の計画からプログラムの実施までの流れを評価する
総括的評価		・影響評価と結果評価を要約した評価 単に教育が効果的であったかどうかだけではなく，なぜそうなったのか，どのような状況であったのかなどについても評価する
経済評価	費用効果分析	教育によりもたらされた効果（アウトカム）とそれに費やした費用（かけられた費用）を比較する（達成した効果 1 単位あたりに対して要した経費を計算） ★　「かけられた費用」÷「得られた効果」
	費用便益分析	教育効果（アウトカム）を金銭で便益（benefit）表示し，実施に要した費用（かけられた費用）と比較する ★　「得られた便益」−「かけられた費用」
	費用効用分析	費用効果分析の 1 手法である．効果の代わりに効用（満足の水準など）を用いて，比較する ★効用とは満足の水準を表す．満足度の指標としては，QOL または QALY（quality-adjusted life year：質調整生存年）などが用いられる．対語は非効用（不満足）である．
総合的評価		企画評価，経過評価，影響評価，結果評価，経済評価を総合的に評価し，見直し・改善を行う

表 2.12　評価の種類および評価内容

3. 食行動変容と栄養教育

3.1 行動科学からみた食行動変容の機序

　行動科学とは，人間のさまざまな行動を社会科学および自然科学の見地から調査・研究し，人の行動にかかわる諸問題を解明する学問分野であり，心理学者のミラーを中心とするシカゴ大学の研究グループによって，1946年に初めて用いられた．これら行動科学の理論やモデルを有効に活用することにより，①行動変容過程にかかわる要因を明らかにして，②より効果的な指導方法の企画・介入プログラムを開発し，③対象者の行動変容過程とその関連要因の変化を含めて評価することができる．

　人の食行動は，空腹ばかりでなく，個人の健康状態はもちろん，個人をとりまく生活環境，生活習慣，経済状況，文化などさまざまな要因によって影響を受け行動化される．したがって，人の食行動を望ましい方向に変容し，最終的にはQOLの向上を目的とする栄養教育では，これらを総合的に把握し，さまざまな行動科学の成果の中から，対象者の課題や状態に対応した適切な理論やモデルを選択する必要がある．さらに，対象者の食行動変容を促すために，栄養教育マネジメントにおいて，さまざまな理論を活用することも今後の大きな課題である．

　また，その継続化，つまり，アドヒアランス（固定，定着）を図るには，コンプライアンスを高めることが大切である．コンプライアンスとは，対象者が指導者の助言や指示に素直に応諾し，行動に移すことをさす．対象者自身が食生活変容の重要性と具体的方法を認識し，実行し，効果を実感することによりコンプライアンスを高めることができる．さらに，対象者をとりまく各集団組織の構成員，家族，経営者・上司・監督者，同僚などに対する働きかけをはじめ，地域，地方自治体，国などによる支援も大切である．

3.2 個人・個人間の行動変容に関する理論

　人の食行動は，基本的に学習をして得られたものである．学習とは，経験による比較的持続的な行動の変化（変容）であり，その原因やしくみを説明するのが学習理論である．学習理論には，動物実験から誕生した刺激−反応理論（S-R理論）がある．これは，人の行動を理解するうえで重要な理論である．この理論には，レスポンデント条件づけとオペラント条件づけが含まれる．

　しかし，学習による知識の習得が必ずしも行動変容に結びつくとは限らない．つまり，人の食行動は，個人内だけで変容が起こるわけではなく，個人間や環境のかかわりが大きく影響を及ぼすということである．この多様な関係性については，社会的認知理論，計画的行動理論，ソーシャルサポート，ヘルスビリーフモデル，トランスセオレティカルモデル（エコロジカル（生態学的）モデル）などの理論で説明をしている．

　それぞれの理論やモデルがさまざまな概念を含み，重なりあっている．一つの理論がすべての食行動を説明できるわけではないことを念頭に置き，人の複雑な食行動を整理し，理解して活用する必要がある．

A. 刺激反応理論

a. レスポンデント条件づけ

　パブロフが，イヌの消化機構の研究の過程で見出した理論である（図3.1）．食べ物（無条件刺激）に対する無条件反応として唾液を分泌している犬に，ベルを鳴らしながら食べ物を与えることを繰り返す．すると本来は唾液分泌と無関係の中性刺激であったベルの音が条件刺激に変化し，ベルを聞いただけで唾液を分泌するようになる．これが条件反応（条件反射）の現象である．たとえば，私たちが「梅干し」と聞いただけで唾液を分泌する現象があてはまる．そのほか，日常生活の中では，店から焼き鳥の匂いがすると，つい店に立ち寄ってしまうというように，

図3.1　レスポンデント条件づけ
S：stimulation，R：response

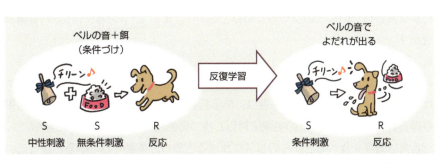

さまざまな刺激が生活の中にはある．人によってその刺激と反応の関係性は異なるが，食べてしまう行動を分析するために重要である．この対策として，刺激に働きかける方法に刺激統制，反応に働きかける方法に反応妨害・拮抗，行動置換がある．

b. オペラント条件づけ

オペラントとはオペレート（操作する）からのスキナーによる造語である．スキナーは，箱に入れられたネズミが偶然レバーを押すと（行動），えさが出た（刺激）場合には，ネズミはえさを得るために何回もレバーを押すようになる．このような行動は，人も同様であり，自発的行動は，その行動の後に生じる結果に強く影響される．ネズミがえさを食べるために繰り返しレバーを引くのは，ネズミにとって望ましい結果が得られたためである．このように，繰り返し行動を増やすことを強化と呼ぶ．強化には，行動の後に望ましい結果が生じる正の強化と望ましくない結果が取り除かれる負の強化がある．そして，この正の強化と負の強化をもたらす結果刺激をそれぞれ正の強化子と負の強化子という．たとえば，子どもが苦手な野菜を頑張って口に入れた際に周囲の者が褒める（正の強化子）ととても嬉しく誇らしい気持ちになり，次の行動を誘発しやすくなる．

一方，オペラントの実験では，ネズミがレバーを引くと電気ショックを受け，その後レバーを引く回数が減ることも示している．これは，レバーを引くことでネズミにとって望ましくない結果が得られたためである．このように行動が減ることを消去，罰という．たとえば，子どもが大人の飲むコーヒーをこっそり口に入れた際にとても苦くてまずい（罰刺激）という体験をすれば，子どもは再度コーヒーを目にしても飲みたいと思わない．

B. 社会的認知理論

バンデューラらによる社会的認知理論は，人が行動を実行するための要因を説明しており，人の行動は周りにある状況や環境から学習して変容し，さらに環境や自身の認知に影響を与えるというものである．人の思考や動機づけ，行動を理解する際によく用いられ，この理論の中に含まれる代表的な概念に相互決定主義がある（図 3.2）．これは，個人（認知），行動，環境の 3 要因が相互に影響し合い，行動を変容していくというものである．以下に，それぞれの要因の代表的な概念を示す．

a. 個人（認知）的要因

人が行動を起こす動機づけとして，結果期待と自己効力感（セルフエフィカシーまたは効力期待）がある（図 3.3）．前者は，ある行動を起こした結果，どのような結果が得られるかを想像し，その結果に対して持つ価値観をさす．この結果期待には，たとえば野菜を食べるとがんのリスクが減ると思う，運動をしているとかっこい

図 3.2 相互決定主義
子どもが箸を上手に使えない場合の例

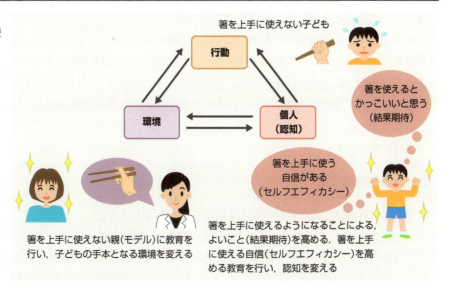

図 3.3 効力期待と結果期待のバランス（心の準備状態）
Dの位置まで効力期待と結果期待を高めると，行動化につながりやすい．

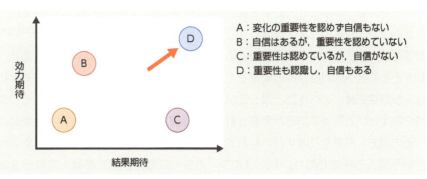

いと周囲から思われる，菓子を1日1回しか食べないことで自分の体にいいことをしていると思うなどがある．特に最後の考えは，形のある報酬よりも重要であるといわれている．自己効力感は，ある行動を行うことができるという自信であり，人が行動を起こすために重要な概念である．この自己効力感（表3.3参照）を高めることによって，人が行動を起こしやすくなる．

b．行動要因

人は，自分の行動を調整する力を持っていることから，自分の行動を自分で観察して判断・評価し，その行動をコントロールする力を持っているといわれている．これを自己制御，自己管理といい，人が行動を変えて持続するためには，動機づけを高めるだけでなく，自分の行動をコントロールして管理することが必要である．これは，セルフモニタリング，目標設定などで活用される．

c．環境要因

人に影響を与える環境には，家族が好んで野菜料理を食べる，住んでいる地域は野菜が安く手に入るなど，本人が変えられない社会的環境だけでなく，そのよ

うな地域であることを認知する潜在的なものも含まれる．また，この環境には，社会的認知理論の重要な概念であるモデリング(観察)学習がある．これは，対象者が手本となる人(モデル)の行動を観察し，その人の新しい行動を取り入れたり，今までの自身の行動を観察し修正することである．子どもが親と同じ食べ方をしたり，箸を正しく使えないなどはモデルとなる親の行動を変える必要がある．また，成功体験の話を聞くといった実際にモデルがとった行動の話を聞くこともモデリングに含まれる．

C. 計画的行動理論

　計画的行動理論は，人が何か行動をする前には，行動しようという意思(行動意図)が働くという考え方である．この行動意図には，行動に対する態度，主観的規範，行動のコントロール感が関連している．態度とはある行動を実行することに対する個人の価値観，考えである．たとえば，野菜の摂取量を増やす(食べる)行動で考える．態度には，野菜を食べるとがんのリスクが下がるという結果につながる信念，がんのリスクを減らすことは自分にとってどれくらい重要かという野菜を食べることに対する評価があるといわれている．主観的規範とは，ある行動をとることへの周囲からの期待である．この主観的規範は，自分にとって大切な人が野菜を食べるべきだと思っているかどうかを自覚しているか，またその期待に応えたいと思っているかで表される．行動のコントロール感は，行動意図と行動の両方に影響を及ぼすといわれている．ある行動を実行することができるかという個人の認知であり，セルフエフィカシーに似た概念である．これら3要因は互いに影響を及ぼしており，それぞれが高まることにより，行動意図が高まり，行動が起きやすくなるというものである(図3.4)．

D. ソーシャルサポート

　人がもっている社会的関係網をソーシャルネットワークといい，そのソーシャ

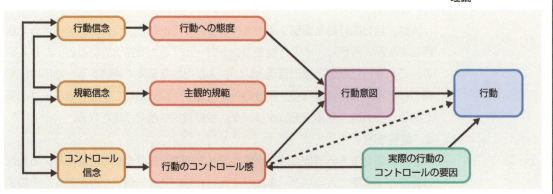

図3.4　計画的行動理論

表 3.1　ハウスによる
ソーシャルサポートの
分類

①親密感，共感，愛情，安心感，信頼や配慮（情動的サポート）
②フィードバック，是認，比較などを含む自己評価に有用な情報（評価的サポート）
③援助を必要とする人への実際的な支援（労力，金銭，物品など）サービス（道具的サポート）
④問題を明らかにするのに有用な助言，示唆や情報（情報的サポート）

ルネットワークの中で行われる相互作用で学習者にとって支援となる性質を有するものを社会的支援（ソーシャルサポート）という．ハウスによれば，このソーシャルサポートは表 3.1 の 4 つに分類され，すべての人が何らかの形で必要としているとされる．ソーシャルサポートの有無は行動変容の成否に大きく関係する．

E.　ヘルスビリーフモデル

　ヘルスビリーフモデル（HBM）は健康に関する信念に着目して，ローゼンストックやベッカーらが中心となって提案したモデルである．このモデルは，疾病の予防行動（例：予防接種）を考えるために開発されたものである．疾病の予防行動には，疾病に対する脅威の認知（ある病気に罹るのは怖い）が影響し，さらにこの認知に対して，疾病に対する罹患性の認知（ある病気に罹りそう），疾病に対する重大性の認知（ある病気にかかるのは大変だ）が影響を与えるといわれている．

　さらに予防行動に影響を与えるものとして，予防行動を行うことの有益性の認知と予防行動を行うことへの障害の認知がある．たとえば，運動をすると血圧が下がるという有益性を伝え，合わせて運動をする時間がないという障害を取り除くために，日常生活で可能な一駅歩くという提案をすることにより，運動を行う可能性が高まる．つまり，有益性を高めて障害を低くし，有益性の方が勝った場合，人は行動を実行しやすくなる．この概念を「意思決定バランス」という．

　そのほか，予防行動には，その行動を行う自信（セルフエフィカシー）が関係している．当初このモデルは，予防接種や検診などの単純な行動に用いられていたが，習慣的に継続する食行動や運動行動を説明するために必要な要素としてこの概念が加えられた（図 3.5）．

　このモデルの実践例として，栄養教育の集いなどの案内状に，ある病気の重症性や早期の予防的行動の大切さなどを一言添えておくなどがある．また，糖尿病では，病気や合併症に対する「罹患性」「重大性」と治療やセルフケアの「有益性」を信じていて，「障害（負担感）」をあまり感じていない人ほど，治療やセルフケアを継続している．したがって，これらの要素を事前に調べて，よりよい方向に考え方を変えていくことが効果的である．

F.　トランスセオレティカルモデル

　健康習慣は長年の生活の積み重ねによるもので，短期間で変わるものではない．

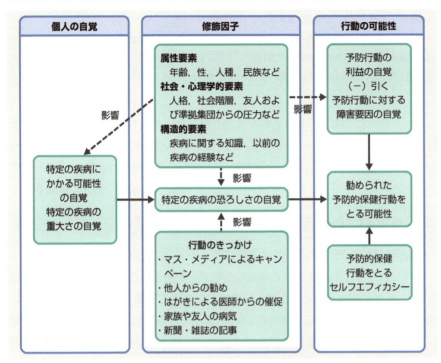

図3.5 予防的健康行動予測のためのヘルスビリーフモデル
[家田重晴ほか，保健行動モデルの検討：米国における研究を中心として，東京大学教育学部紀要 Vol.21, 267-280, 1981 (Beckerらによるモデルの邦訳を一部改変)]

プロチェスカらは，保健行動の変容を一つのプロセスとしてとらえ，トランスセオレティカルモデル(TTM)としてその変容過程を5つの段階（行動変容段階モデル）に分類している．この過程は一方向に進むとは限らず，行き来しながら段階的に進行する（図3.6）．栄養教育を進めるうえでは，学習者が，どの段階にあるかを確かめて，それぞれの段階に適した支援方法を選択する．それぞれの段階に適した支援方法を10の変容プロセス（図3.7）から選択する．

G. ライフスキル

ライフスキルとは，世界の国々で大きな社会問題となっている子どもたちの喫煙，飲酒，薬物乱用，自殺，暴力，性の逸脱行為を打開するために，WHOが1994年に示した指針である．WHOはライフスキルを「人々が日常生活で生じるさまざまな問題や要求に対して，適切かつ効果的に対処するために必要な能力」と定義し，ライフスキルの主要領域として表3.2のような5領域10種類をあげている．これらのライフスキルは，さまざまな問題に応用可能な基礎的な心理・社会的能力であり，誰でも学習し，経験し，練習することによって獲得することが可能である．なかでも学習者に最も大きく影響しているのは，自分への期待や自信などのような自己認知スキルである．

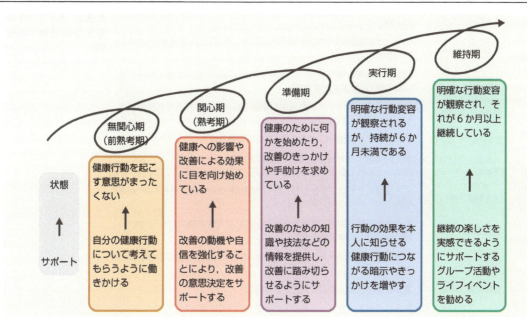

図 3.6 行動変容段階モデル
行動変容は一直線ではなく,行ったり,戻ったりする.

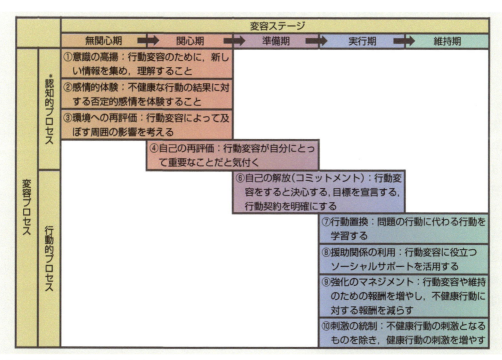

図 3.7 行動変容の段階と変容プロセス
＊認知的プロセスは,⑤社会的解放(社会的規範が行動変容に役立つ方向に変化していることに気付く行動的プロセス)を含むが,変容ステージ(変容段階)との関係が明らかになっていないため省略している

領域	スキル	内　容
行動化因子	意思決定スキル	いくつかの選択肢の中から自己の価値感と矛盾しない最良のものを選択できる能力
	問題解決スキル	何が問題かを的確に発見し，最適な方法を用いてその問題を解決するための能力（目標設定を含む）
思考因子	創造的思考スキル	理論的思考に基づき，また自由な発想で目的に応じた思考を展開しつくりだしていく能力
	批判的思考スキル	情報や経験を客観的な方法によって分析できる能力
対人因子	コミュニケーションスキル	相手の発言に耳を傾け，相手の発言の意図，目的を解釈して，適切に対応し，応答できる．また言語や身振りなどで相手に伝える能力
	対人関係スキル	人と積極的な方法でかかわり，親しい関係を持続・維持できる能力（意思表示力）
自他因子	自己認知スキル	自分の価値観や長所・短所などについて認識できる能力（自己評価力・自己効力感・自尊感情を含む）
	共感スキル	他者や自己の喜怒哀楽の感情に気づき，理解して自ら適切にコントロールする能力
自己統制因子	情動対処スキル	喜怒哀楽の感情に適切に対処できる能力
	ストレス対処スキル	ストレス源を認識し，ストレスにうまく対処できる能力

表 3.2　ライフスキルの 5 つの領域（10 種類）

3.3 個人の行動変容を促す技法

A. 行動変容技法

　行動変容技法とは，行動変容を促す具体的な方法である．それぞれに関連する行動科学の理論やモデルがあり，アルコール依存症や喫煙などの依存行動の変容を促す行動療法として発展した．栄養教育においても，食べ過ぎの防止などの適量管理や野菜摂取促進などのさまざまな場面で適用される．一部の行動変容技法をまとめて図 3.8 に示す．

a. 刺激統制

　行動は，きっかけとなる刺激に反応して起こる．この刺激を管理し，行動を制御することを刺激統制という．たとえば，お菓子を目の前に置かないなどである．これは，「お菓子を見る」という刺激を統制することで，お菓子の食べ過ぎを防ぐ．ほかにも，最初に食べる分だけお皿にのせて残りはしまう，食べ終わったらすぐに器を片付ける，余計な食べ物を買わないようにするなどがある．

b. 反応妨害・拮抗

　反応妨害・拮抗とは，先行刺激の結果として起こる行動を制限することである．つまり，食べ物を見て食べたいと思っても我慢することである．たとえば，食べ

図 3.8　行動変容技法

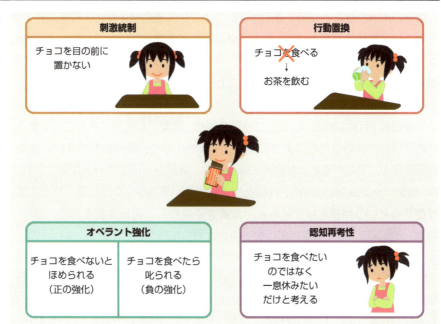

たくなっても 5 分は食べない，冷蔵庫に思いとどまるための張り紙をするなどである．

c.　行動置換

　行動置換とは，ある行動を別の行動に置き換えることである．行動は，朝起きたら歯を磨くというように，連鎖していることが多い．たとえば，食後にたばこを吸うという行動が習慣化している場合，「たばこを吸う」ことをやめるよりも，「たばこを吸う」から「お茶を飲む」という行動に置き換える方が行動変容しやすい．新しい行動パターンを繰り返すことによって，新しい習慣が身につく．食行動では，たとえば，「お菓子を食べる」かわりに「散歩をする」，「夜食を食べる」かわりに「歯を磨く」，「寝る」などである．

d.　オペラント強化

　ある行動が望ましい結果をもたらすとき，行動は促進される．オペラント強化とは，望ましい結果を増やして行動を促進したり（正の強化），望ましくない結果を増やして行動を抑えたり（負の強化）することである．正の強化子は野菜嫌いの子どもが野菜を食べたら褒める，給食を残さず食べたらシールを貼るなどである．負の強化子は，お菓子を食べたら腹筋を 10 回するなどである．

e.　認知再構成

　認知再構成とは，考えを良い方向に修正することである．気分が落ち込んでいるときは，「何をやってもダメだ」，「これからも辛いことが続くだろう」といった考えが浮かぶ．こういった考えについて，何を根拠にそう考えるのか，そうだと

したらどのようなことが起こるのかというように，その考えがどの程度現実的か
を考えると気持ちが楽になる．たとえば，お菓子を食べたいと思っているときに
本当は退屈しているだけだと思い直す，今まで減量に失敗していたから今回も失
敗するという考えを今回は新しい方法だから成功すると考えるなどである．

f. 目標宣言，行動契約

目標宣言，行動契約とは，自分で行動を決め，言葉にして宣言することである．
行動を自分で決めることによって，より主体的になり，継続されやすい．また，
宣言すると，やるべきことが明確になったり，周囲からのサポートが受けられた
り，モチベーションが上がり，行動を継続しやすい環境が作り出せる．たとえば，
減量するという目標だけではなく，減量するために，毎日体重を測る，週に1
回30分ランニングするなどの行動を決め，周りに言うなどである．

g. セルフモニタリング

セルフモニタリングとは，ある目標に対して，その経過を記録することである．
毎日の体重をグラフに記録すると，減ったか，増えたかがわかり，行動の強化や
モチベーションの向上につながる．また，目標とする行動ができたか，できなかっ
たときはどうしてできなかったかを記録すると，自分が失敗しやすい状況がわか
り，次に向けて対策を立てられる．

h. 意思決定バランス

人は，行動を決定するときに，その行動に伴うメリットとデメリットのバラン
スによって意思決定を行う．たとえば，一駅分歩いて帰ろうと思ったときに，運
動不足が改善される，交通費が安くなるといったメリットがある一方で，時間が
かかる，疲れるなどのデメリットがある．このようなメリットがデメリットを上
回ると，その人は意思を決定し，行動を実行，つまり一駅分歩く．図3.9に，野
菜を食べるという行動の意思決定バランスを示す．行動変容では，メリットを増
やし，デメリットを減らす支援が必要である．

i. 自己効力感（セルフエフィカシー）

自己効力感とは，社会的認知理論に含まれる概念で，"ある状況である行動を
できる自信がどのくらいあるか"を示す．自己効力感は行動変容に重要で，自己
効力感を高めることで行動を起こしやすくなったり，継続しやすくなったりする．
自己効力感を高める方法には，4つの方法がある．表3.3では，子どもを対象に
家庭で嫌いな食べ物が出てきたときを例に挙げ，4つの方法を用いて自己効力感，
つまり嫌いな食べ物を食べることができるという自信を高める周囲からの声かけ
を示す．遂行行動の達成には，表3.3に示した過去の成功体験を思い出させるほ
かに，「一口だけ食べてみたら？」というように，実行できそうなことを提案し，
小さな成功体験の積み重ね（スモールステップ）を促すことも含まれる．

図 3.9 意思決定バランス

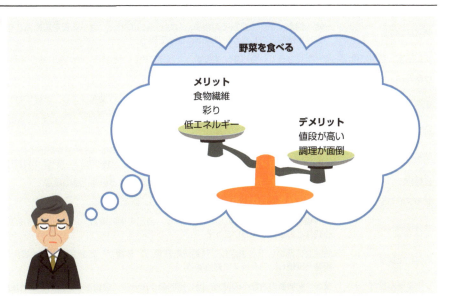

	内容	嫌いな食べ物が出てきた時の声かけの例
遂行行動の達成	過去に成功した経験や類似した経験を思い出す．小さな成功体験を積み重ねる（スモールステップ）．	「この間，にんじんを食べられたね」
代理的経験	周囲の人の（できる）行動を観察したり（モデリング），成功体験の話を聞く．	「お兄ちゃんも嫌いだったけれど，食べられるようになったよ」
言語的説得	周囲の人から「できる」と励まされたり，自分で「できる」と思う．	「大丈夫！食べられるよ！」
情動的喚起	鼓動が速くなるなどの生理状態は，不安などの気持ちをもたらし，自己効力感を低くするため，これらの生理状態や不安などが大きくならない（起きない）ように工夫をする（ストレスコーピング）．	「リラックス，リラックス」

表 3.3 自己効力感が高まる 4 つの方法

j. その他

その他の行動変容技法を含め，肥満を例に，表 3.4 に代表的な行動変容技法を示す．

B. ソーシャルスキルトレーニング（SST）

ソーシャルスキルとは，人間関係の円滑な形成や維持に必要とされる技能である．ソーシャルスキルトレーニングは，ロールプレイングなどの手法を用いてその技能を高める訓練である．その基本ステップには，インストラクション（教示），モデリング（お手本），リハーサル（練習），実行，フィードバック（評価），般化と維持（日常的な定着）の 6 段階がある．発達障害のある子どもに対して取り組まれ，発展した．

ロールプレイングとは，起こり得る場面を想定し，それぞれの役を演じてやり取りし，疑似的に体験することで，実際にその場面に遭遇したときに適切に対応できるようにする方法である．たとえば，減量中は，飲み会でお酒やご飯を勧め

刺激統制法	一定の時刻・場所・食器での食事，ながら食いの中止，食べる量を決め盛りきる，食べ物を見えないように冷蔵庫などにしまう，リストに従って買う
反応妨害・習慣拮抗法	食べたくなっても食べずにすます，冷蔵庫に思いとどまるための張り紙をする
行動置換	食べないでお茶を飲む，寝る
オペラント強化法	目標行動の点数化，出席表にシールなど，望ましい行動をほめる，減量に効果があれば自分に何らかのほうびを与える
食べ方の変容	一口ごとに噛む回数を数える，一口ごとに箸を置く
認知再構成法	くじけそうになったら励ましの言葉を声に出す，身体的イメージや自己イメージの改善（例：いままでも失敗した→今度は減らす方法を知っている，お菓子を食べたい→食べたいのではなく退屈している）
目標設定	目標行動（体重，食事，運動，空腹対処）を具体化する目標行動の設定
セルフモニタリング	食行動・体重・目標行動などを観察・記録し，評価する
社会技術訓練	食べ物を上手に断る方法のロールプレイ，自己表現の練習，ロールプレイをすることによって態度，価値観などの変容をねらいとする
再発防止訓練	危険度の高い状況を想定して対処法を練習し，体重が一定範囲の上限を超えたら，再度減量を開始し，運動を継続し，ストレスに対処する
ソーシャルサポート	家族や配偶者の治療への協力，同じ目的のグループで会合をもつ，治療者と接触を保つ
交流分析	自分を知り，相手を知ることにより相互のかかわり合いを改善することで人生を豊かにする
歩行ラリー	個人および集団の問題解決能力を，野外において行動することにより，体験的に向上させていこうとする行動やゲーム方式の技法を活用する
エンパワメント	学習者の潜在的にもっている問題解決能力をひき出す，共感的に聞く，努力を認める，アドバイスする，ケアを手伝う
その他	カウンセリング，イメージトレーニング，討議法など

表 3.4 その他の行動変容技法
［足達淑子，行動変容へのパフォーマンス，p.104，メヂカルフレンド社（1995）より改変］

られた時に，人間関係を悪くせずに，断ることが必要になる．ロールプレイングを通して上司にお酒を勧められたら何と言って断るかを練習しておくことで，実際の場面で実践しやすくなる．

C. ストレスマネジメント：ストレスとコーピング

　ストレスが症状として表出するまでには，図 3.10 に示すように一定の過程をたどるといわれており，ストレスを考えるときにはストレスの源について考える必要がある．ストレスの源はストレッサーと呼ばれ，心身のバランスを崩すもとになるものである．しかし，同じストレッサーでも，人によって感じ方や対処の仕方が異なるため，健康への影響も人によって違ってくる．ストレスに直面したとき，人はまず「そのストレッサーが自分にとってどのような性質のものでどれくらい重大なのか」（一次評価），同時に「自分はどの程度うまくそのストレッサーを処理できるのか」（二次評価）を認知・評価する．そのうえでストレッサーに対して実際にコーピング（ストレスにうまく対処しようとすること）を行うことになる．

　コーピングの方法には 2 通りある．ストレッサーになっている環境や状況そのものに働きかけたり，その問題を解決するために人に相談するなど「問題焦点コーピング」と，ストレッサーへの感じ方や考え方を変容させる「情動焦点コーピ

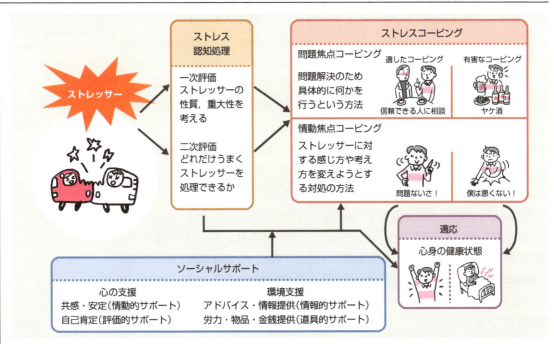

図 3.10 ストレスの発生とその対処の過程

ング」である．この一連の過程でソーシャルサポートを受けて，健康な状態に向かうことができる．一方，健康を損なう場合もある．これらはともに適応という．

3.4 集団や社会の行動変容に関する理論の応用

　人は，家庭や地域といった集団や社会の中で，互いに影響し合い，助け合いながら生活している．健康づくりを推進するためには，個人へのアプローチだけでは限界があり，集団や社会に対してもアプローチを行うことが効果的である．これまで，個人の行動変容にかかわる理論やモデルを紹介してきたが，集団や社会の行動変容に関してもさまざまな理論やモデルがある．

A. コミュニケーション理論

　コミュニケーションとは言語や身振りなどを通して，情報や考えなどを相互に伝達し合い，共有することであり，共感，互いの誠実性，尊敬を基本にして相互に交渉し合える雰囲気が重要である．したがって，円滑なコミュニケーションには，まず自分自身を知り，どのような相手にも対応しようとする柔軟性や相手を観る目を養う必要性がある．
　栄養教育を行う場合にも，対象者が管理栄養士・栄養士に対して信頼感や親密

感，あるいは権威を認めているほど，メッセージの影響は大きくなる．

B. イノベーション普及モデル

米国の社会学者ロジャーズは，イノベーション，すなわち，まだ普及していない「新しいもの」や「こと」がどのように社会や組織に伝播・普及するのかの実証的研究を行った．新しい考えや商品などをできるだけ早く広める条件として，ロジャースは①相対的優位性（競合する相手より優れている），②適合性（対象者のニーズに合っている），③複雑性（実施が複雑でなく，容易である），④試行可能性（試すことができる），⑤観察可能性（広まっていることが視覚的に確認できる）を挙げている．

たとえば，地域で減塩味噌を食べるという行動を広めるためには，①減塩味噌の方が他の味噌よりも安い，②この地域では味噌の消費量が多い，③減塩味噌を販売しているお店が多い，④減塩味噌の試食ができる，⑤減塩味噌を使っている飲食店の入口にはステッカーが貼ってあるといった条件が必要になる．また，新しいことや考えなどを採用する採用時期によって採用者を5つのカテゴリーに分類している（図3.11）．

ロジャーズの普及理論ではイノベーターとアーリーアダプターを合わせた層に普及した段階（普及率16％を超えた段階）で，イノベーションは急激に普及・拡大するとしている．そのためこの層は，「オピニオンリーダー」「インフルエンサー（影響者）」「マーケットメーカー」ともいわれ，マーケティング研究やコミュニケーション論において重視されてきた．たとえば，健康的だが今までに食べたことのない食材や料理をどのように普及させるか，戦略を立てるときの目安となる．

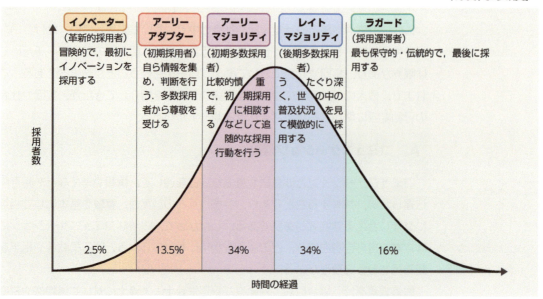

図3.11 ロジャーズの採用者分布曲線
［エベレット. M. ロジャーズ著，イノベーション普及学（青池慎一ほか訳），産能大学出版部（1990）より改変］

C. ソーシャルマーケティング

　ソーシャルマーケティングは，対象集団の行動変容を目的とし，その集団を分析して，細分化（セグメンテーション）を行い，ニーズを把握するとともに，市場で提供するサービスのメリットとデメリットを明確にし，障害を軽減して，製品，価格，場，促進を組み合わせて人々の行動変容を引き出す．栄養教育では，製品は対象者にとり入れてもらいたい行動，価格は栄養教育にかかる費用や時間，場は食環境の整備，促進は対象者が自発的に行動しやすくするための情報提供や宣伝などを意味する．

　たとえば，対象集団の野菜摂取量が不足している場合，対象集団の中でも主婦層に着目し，低価格で手軽に野菜を購入できる場を増やしたり，簡単な野菜料理のレシピを配ったり，レシピコンテストを行ったりすることで，野菜摂取を促すことができる．

D. プリシード・プロシードモデル（PP モデル）

　1970 年代，保健行動の診断モデルとしてグリーンが開発したプリシードフレームワークは，QOL（生活の質）の向上を最終目標においたヘルスプロモーションの理念をより明確にしたものである．

* PRECEDE–PRO-CEED model

　このモデルをさらに実施，評価までを含む一連の展開モデルとして発展させ，さらに 2005 年に，新たに「遺伝」要因を加え，また，「健康教育」要因を「教育戦略」要因に変えたものが，図 3.12 の PP モデル*である．このような遺伝的要因を考慮した栄養教育もすでに実施されている．このモデルは，教育戦略の計画を立案する際にどのようなステップに従って行うかを示しており，さまざまな健康教育理論を効果的に配慮して，保健活動を計画・実施し，かつ，評価していく統合モデルという点で優れている．PP モデルは次の 8 つの段階からなる．

①**第 1 段階：社会アセスメント**　　対象集団が自分自身のニーズや QOL（幸福感，達成感，満足感など）をどう考えているのかを知る段階である．

②**第 2 段階：疫学アセスメント**　　対象集団がどの健康問題が最も切実で重大かを明確にする段階である．また，遺伝要因も時には重要であるが，これは通常ヘルスプロモーションによって変えることはできない．変えやすいのは行動と環境である．

③**第 3 段階：教育/エコロジカルアセスメント**　　行動，環境目標が決まったあとは，これから生じ得る変化を可能にし，かつ維持するための，①準備要因，②強化要因，③実現要因のそれぞれの要因を特定する．

④**第 4 段階：運営・政策アセスメントと介入調整**　　事業に必要な予算や人材などの資源の検討，政策面では，現行の政策，法規，組織内での促進要因，阻害

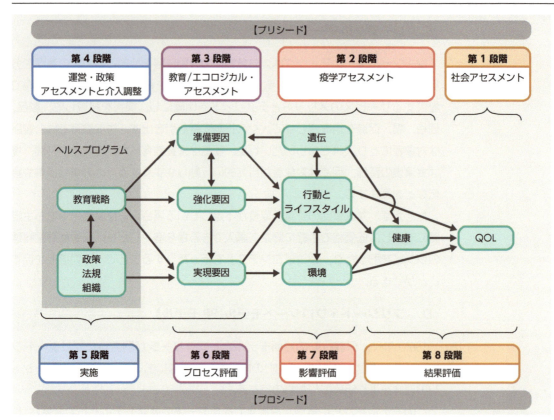

図3.12 「実践ヘルスプロモーション」第1版におけるプリシード・プロシードモデルの枠組み
→：評価の手順
アセスメントとは評価と診断であり，診断は問題・課題を明確にすることである．

要因などを明らかにする．

⑤**第5～8段階：実施と評価**　第4段階までのアセスメントが終わったら実施段階に入る．実施がある程度進んだ段階で，事業の見直しなどのプロセス評価に入る．最後に結果評価として第1，第2段階で設定した健康状態やQOLが改善されたかを評価する．

E.　エコロジカル(生態学的)モデル

　エコロジカル(生態学的)モデルは，人の健康を決定する要因を個人内(知識，態度，性格など)，個人間(家族や友人など)，組織(学校や職場など)，コミュニティ・地域，公共政策といった階層に分けて示したモデルである(図3.13)．このような階層に対して包括的に介入を行うことによって，個人の行動変容をより効果的に促すことができる．実際に米国のある地域での子どもを対象とした身体活動や食事に関するプログラムでは，地域，学校，家庭，個人に対して総合的なアプローチを行い，肥満減少に成果があげられている．具体的には，地域で運動のガイドラインや地場産物を推し進める政策の施行，学校でヨガやダンスなどを取り入れた身体活動を高める教育や校内菜園による教育的プログラムの展開，家庭には家族で参

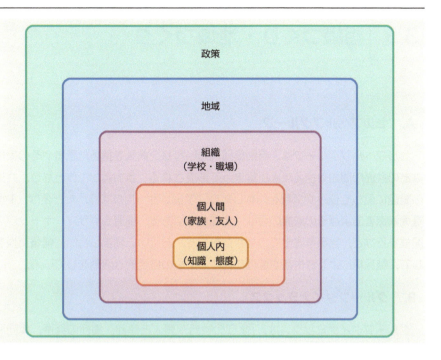

図 3.13 エコロジカル（生態学的）モデル

加できる運動イベントの実施や肥満の子どもに対するカウンセリングの実施，個人には健康や運動の個別の振り返りシートの配布などが含まれる．

F. コミュニティオーガニゼーション

　コミュニティオーガニゼーションとは，コミュニティが共通の課題をみつけ，コミュニティ内の人々の組織化や課題の解決や改善に取り組む過程を意味する．地域援助技術ともいわれ，地域の社会福祉活動の方法として発展した．住民主体が原則であり，栄養教育における地域保健活動では，地域住民のボランティアである食生活改善推進員の存在が大きい．食生活改善推進員は「私たちの健康は，私たちの手で」をスローガンに，各地域で自主的な活動や行政への支援活動を行っている．

　コミュニティオーガニゼーションに似た概念に，コミュニティビルディングがある．コミュニティビルディングでは，コミュニティにおけるコミュニティのためのコミュニティによる均衡と調和を主要な概念とし，コミュニティ自身の歴史やアイデンティティ，自律を重要視している．コミュニティオーガニゼーションにかかわる概念には，エンパワーメントやソーシャル・キャピタルなどがある．

3.5 組織づくり・地域づくり

A. セルフヘルプグループ

セルフヘルプグループは，自助集団ともいわれ，病気を抱えた患者やその家族などの共通の問題を抱えた人が集まって形成される．参加者が主体となり，共通の問題に関して悩みや情報を共有したり，学習し合ったりする．たとえば，1型糖尿病患者およびその家族の会は，全国各地にある．講習会やサマーキャンプを開催するなど，当事者同士でつながりをもち，お互いに励まし合い，情報交換をして，糖尿病による合併症や進行を抑えるための自発的な活動をしている．

B. グループダイナミックス

グループダイナミックスは，「集団の性質，個人と集団，集団の発達，集団間の相互関係等集団関係に生じる人間関係の力学的関係や相互作用を解き明かす社会心理学」の概念である．人間は，集団になったとき，個人がばらばらに行動するのではなく，集団ゆえに生まれる動力に従って行動する．これは，個人が集団から影響を受けるということであり，逆に集団に影響を与えるということでもある．グループダイナミックスの力動的関係性として次の3つの特徴がある．①相互に癒しあえること，②お互いが学び合うこと，お互いが学習者であり，かつ教育者となる可能性をもった相互学習であること，③ともに新しい挑戦や創造的活動に向かう意思が生じること，すなわち「3人寄れば文殊の知恵」である．こうした力動的関係を体験することによって人は変化し，成長し，集団も変革する．

C. エンパワメント

エンパワメントは，米国での精神療法や女性の人権尊重，性差別撤廃運動から派生した用語である．わが国においては1990年代にソーシャルワーク，保健，医療，教育，政治，ビジネスなど幅広い領域に普及してきた．エンパワメントは，「元気にすること」「力を引き出すこと」「好奇心を共感に基づいたネットワークでつなぐこと」である．エンパワメントは自分の中に力を蓄え，積極的な自己を作り出し，しかも変化させていくための資源を周りから引き出すために自発的に参加し，自己決定していくという発想をもっている．エンパワメントの根底にあるのは，能力や権限は本人が本来もっているもので，訓練や指導によって後から付加されるものではなく，人間の潜在能力の発揮を可能にするよう平等で公平な社会を実現しようとするところに価値を見い出す点であり，単に個人や集団の自

律を促す概念ではない．本人や集団が力を発揮するようにするためには，あらゆる社会資源を再検討し，条件整備を行っていく必要がある．

D. ソーシャルキャピタル

　ソーシャルキャピタル(社会関係資本)は，社会学や政治学の分野で注目されてきた概念である．パットナムは「人々の協調行動を活発にすることによって社会の効率性を改善できる，信頼，規範，ネットワークといった社会的組織の特徴」と定義している．ソーシャルキャピタルが豊かな地域とは，人々のつながりが多く，助け合いや協調行動が盛んな地域を意味する．このような地域では，誰かが運動を始めると周囲の人へ広がったり，周囲の助け合いがあることでストレスが緩和されたり，健康への良い影響が期待できる．

　日本では，健康日本21(第二次)で健康格差の是正が盛り込まれ，社会環境要因への対策の重要性が示された．社会環境要因には，物理的な環境(公共施設での喫煙対策，食べ物へのアクセスが良い，運動施設があるなど)に加えて，ソーシャルキャピタルが含まれる．たとえば，買い物が便利で，一緒に食事をする相手がいる地域の高齢者ほど，食べ物が多様で，低栄養のリスクが低い．高齢者の食生活改善には，食のアクセスを整え，ソーシャルキャピタルを豊かにする必要がある．

---

1) 人の食行動は個人の健康状態，生活環境，生活習慣，経済状況，文化などさまざまな要因によって影響される．また，学習によって獲得する．

2) 栄養教育の最終目的は QOL の向上にある．この目的を達成するためには，対象者が望ましい方向に行動を変容し習慣化することである．さまざまな要因を総合的に把握して，それぞれに適切に対応する必要がある．

3) 食行動の変容には，ヘルスビリーフモデル，トランスセオレティカルモデル，社会的認知理論や，ライフスキル，PP モデルなど，個人や集団，社会を対象としたさまざまな行動変容に関するモデルや理論を応用する．

4) 人の行動変容の基礎となる学習理論をふまえるとともに「自己効力感」を高めることが行動変容の動機付けとなる．

4. 栄養カウンセリング

4.1 コミュニケーション

「コミュニケーション」という言葉は，ラテン語の"communis"に由来する．コミュニケーションは，相互通行的，進行的であり，行動に影響をおよぼすプロセスである．したがって，送り手からのメッセージ（知識・感情・意志など）に受け手が意味を見いだし，それにより影響を受けたときにコミュニケーションは完了する．

A. 言語的コミュニケーション

言語的コミュニケーションは，メッセージ伝達の手段として，言葉や文字などを用いるコミュニケーションである．注意すべき点は，このコミュニケーションがメッセージの伝達のみで，意味は伝達できないということである．意味は学習するものであり，個人の経験により変化する．メッセージ交換の過程で意味が重なり合った部分が「理解」，重なり合わなかった部分が「無理解」または「誤解」となる．

また，言語は文化の特性を反映するものである．したがって，異文化間のコミュニケーションでは，その背景にある基本的なものの考え方，価値観，行動様式，生活様式などに目を向けることが重要となる．

B. 準言語的コミュニケーション

準言語的コミュニケーションは，声の高さ・大きさ，話す速度，抑揚，語尾の変化など，話し言葉により伝わる言語以外のメッセージである．非言語的コミュニケーションとして分類されることもある．

C. 非言語的コミュニケーション

　非言語的コミュニケーションは，身振り，手の動き，しぐさ，表情などの言語以外の行動を用いたコミュニケーションである．メッセージの意味を解釈する際の重要な手がかりであり，ほとんど意識せずに頻繁に用いているコミュニケーションの一つである．非言語的コミュニケーションには，言語的コミュニケーションの機能を補完する働きと，非言語でしか表しえない働きがある．2人の間のコミュニケーションは1/3が言語的コミュニケーション，2/3が非言語的コミュニケーションで構成される．

D. 媒体を利用したコミュニケーション

　媒体を利用したコミュニケーション(5.3 節参照)は，個人対個人のパーソナルコミュニケーション(パーソナルメディア・コミュニケーション)と個人対集団のマスコミュニケーション(マスメディア・コミュニケーション)に大別される．パーソナルコミュニケーションは，手紙や電話，口コミ，噂の流れ，少人数の話し合いなどが含まれる．双方向的な特徴をもち，やりとりができることが特徴である．一方，マスコミュニケーションは，ラジオ，テレビ，新聞，雑誌などによる不特定多数を対象とした伝達であり，やりとりがなく一方向的なものである．マスコミュニケーションから得る情報量は多いが，行動におよぼす影響はパーソナルコミュニケーションが大きいとされる．

4.2 カウンセリング

A. カウンセリングの本質

　カウンセリングとは，ラテン語の「相談する」意味の語に由来する．相談する人，援助を必要とする人をクライアントといい，相談を受ける専門家をカウンセラーという．カウンセリングとは，クライアントとカウンセラーがつくりあげる人間関係の中で，クライアントが，ある問題に対処する別の(新しい)やり方を発見することである．この人間関係を築くためには，ふれあいのある人間関係，相互に構えのない感情の交流が大切であり，これが，カウンセリングを行ううえでの前提条件となる．カウンセリングは，クライアントとカウンセラーが双方向的にコミュニケーションをとり，クライアントを中心とした支援を行うことが大きな特徴である．

B. カウンセリングの態度と倫理：ラポールを形成するために

　カウンセリングでは，クライアントが自分の問題は何か，解決するためには何が必要かを自ら考えられるようになることが求められる．そのため，カウンセラーは，クライアントに情意的に働きかけ，心の交流を十分に行って，ラポール（信頼関係）をつくりあげることが望まれる．ラポールの形成には，クライアントが何を言いたいか耳を傾けて聴き（傾聴），クライアントの言ったことを受け入れ（受容），クライアントの気持ちを理解（共感的理解）するなど，クライアントの感情体験を共有するように心がけることが必要である．ラポールが形成されていないと単なる説教や押しつけで終わってしまう．

C. カウンセリングの技術

a. 傾聴

　クライアントが，ある事実をどのような価値観や感情を背景にしてとらえているのかを理解するために，ありのままに話を聞く姿勢を傾聴という．したがって，相手の話に漫然と耳を傾けるのではなく，そのときの表情，視線，しぐさや雰囲気などの非言語的コミュニケーションを含めて，相手がどのように感じているのか，何を考えているのか，どんなことを望んでいるのかを能動的に理解しようとする姿勢が必要である（表4.1）.

(1)質問のしかた　質問は「私はあなたに関心をもっている」というメッセージにもなり，相手との良好な関係を形成するのに役だつとともに，情報の収集，事実の確認および，話を方向づけする効果もある．会話が深まり，問題が整理されるためには，話の流れを遮断しないように相手の話したことと関連のあるところから質問する．質問には「閉ざされた質問」と「開かれた質問」の2つがあり，クライアントの状況，カウンセリングの段階に応じて使い分けるべきである.

①閉ざされた質問（クローズドクエスチョン）：「はい」「いいえ」や数語の単語で答えることができる質問であり，特定の必要な情報を得ることができる．事実を明確にし，口の重い相手や，まだ関係のうすい相手に活用しやすい．話が一方的になったり，「はい」か「いいえ」に感情を分けなければならず抵抗を感じることがあると

表4.1　聞き上手になるためのポイント
①相手の話を最後まで聞く
②相手の話を途中で横取りしない，遮らない
③積極的に聞く姿勢を見せる
④意見がそれた場合は，無理にひき戻そうとしない．発言の中からテーマに戻せるきっかけとなる言葉を見つける
⑤話がまとまらない場合は，話題が変わるとき，話した内容をいったん整理する
⑥沈黙は思考の時間である．非言語的コミュニケーションに注目し，話し出すまで待つ

いった短所がある．「閉ざされた質問」の繰り返しは尋問のようになるので，注意が必要である．

②**開かれた質問(オープンクエスチョン)**：「何」「どのように」「話してみていただけませんか」で始まる質問で，自由な表現で答えることができる．クライアントとの豊かな人間関係を築いた後，行うとよい．「開かれた質問」からは，感情の全体像が語られやすく，多様な答えを期待できるので，新たな気づきを得ることが多い．「なぜ」で始まる質問はクライアントの関心をくぎ付けにし答えることが難しいので，適切な質問形式や内容を選択することが必要である．

b. 受容

受容とは許容的，非審判的な態度でクライアントの考え，感情，行為を無条件に聞き入れることである．話を聞く際には，自分の価値観，偏見，先入観，独断で相手の気持ちや考えなどを推測したり，裁いたり，とがめたり，抑制したり，直そうとしないことが大切である．

c. 支持

支持とは相手の言動を肯定・承認し，話の内容やそのときの相手の感情，思いに同調する気持ちを表現することである．この際，相手のいうことをすべて支持するのではなく，カウンセリングの理論，過去の事例，経験などをもとに支持するものと支持しないものを識別する一貫性が必要となる．

d. 共感的理解

共感的理解とは聞き手が傾聴し，相手の言葉やしぐさなどから，相手の気持ちをあたかも自分のことのように感じとる(共感する)ことである．「私はこのように聞き，こう受けとめ理解した」などと，自分が受容し理解したことを相手に戻すことが必要となる．これにより，相手は聞き手が真剣に誠意をもって自分の話に耳を傾けていること，自分を受けとめ理解し自分の存在を認めてもらっているこ

表4.2　共感的理解を得るための適切な応答

応答の種類	方　法	長　所
繰り返し	クライアントの話した内容のポイントを整理して本人に伝え返す	内容が整理され伝えられることにより，その内容を客観的にとらえ直すことができる
言い換え	クライアントが話したことを別の表現で伝え返す	内容が整理されるとともに，別の側面からの気づきがある
要約	まとまりのない話などの要点をまとめて返す	まとめることにより，次の部分へ進むことができる
明確化	クライアントが気づいていてもまだはっきりと意識していないか，言うことに抵抗があり言葉に出していないところを先取りし言葉にして伝える	明確化された内容を聞くことにより行動とのつながりに気づくことができ，自分の問題を一歩踏み込んで考えるきっかけが得られる
非言語的表現	目を合わせる(アイコンタクト) 相づちを打つ うなづく	話に耳を傾けている，共感していることがわかる，相手の理解度がある程度把握できる

とを知る（表4.2）．ただし，必要以上の共感は，客観的判断を誤る場合があるので留意する．

D. 栄養カウンセリングの特徴

行動変容が必要な行動は，健康を維持・増進するうえで，問題となる行動である．当事者にとって快適な習慣であることが多いことから，管理栄養士の一方的な指導によって，すぐに改善できる行動ではない．コンプライアンスを重視するこれまでの指導は，管理栄養士と対象者の関係が，「指導する−指導してもらう」であった．対象者は受け身の状態に陥りやすく，主体性や積極性は育ちにくい．栄養カウンセリングは，アドヒアランス（固定，定着）の強化に着目し，クライアントが自ら問題を探り，掘り下げ，問題解決方法を見つけ出すために管理栄養士がカウンセラーとして寄り添っていくものである．管理栄養士には，クライアントとともに考え，ともに予防や治療を進めていく姿勢が必要である．

E. 行動カウンセリング

行動カウンセリングとは，行動変容を目的として行うカウンセリングで，行動科学の技法を応用したものである．準備性の評価（assess），情報のアドバイス（advice），同意を得て進める（agree），行動変容の支援（assist），行動継続の支援（arrange）の5Aアプローチで進める．行動カウンセリングの技法のひとつに「動機付け面接法」がある．行動変容の準備性を「重要性」と「自信」に分け，その程度を確認する面接法で，重要性と自信を高めるアプローチにつながる．

4.3 | コーチング

A. コーチングとは

コーチングとは，クライアントが自ら考え，決断し，自発的に行動できるようになるためのコミュニケーションスキルである．

コーチングの語源は，馬車（coach）であり，「大切な人をその人の望むところに送り届ける」という意味がある．指示・命令による一方通行のコミュニケーションではなく，双方向のコミュニケーションスキルである．コーチングの前提となる考え方は，人間は誰もが無限の可能性を持っているからその人の可能性を引き出す，「答え」はその人自身の中にあるからその人の自主的な前進をサポートすることである．コーチはクライアントが目標を達成できるように前提となる考え方

をもとに協働していく．

　管理栄養士業務にコーチングマインドを導入する意義に，栄養教育とマネジメントの観点がある．栄養教育では，自己選択と行動科学理論に則った効果的な栄養教育，マネジメントでは，マンパワーを高めチームをまとめるリーダーシップに不可欠なスキルである．

B.　コーチングスキル

a.　コーチングの準備

(1)環境設定：コーチングを始める前に　　コーチングでは，クライアントが心地よい環境で話すために環境設定を行う．環境設定を行うことより，クライアントとの間にラポールが築きやすくなる．

　私たちは相手との関係に応じて対人距離をとり生活している．コーチの座る位置，クライアントとの適度な距離も確認する．「理の領域」（図4.1）といわれる相対して座る位置は，面接や交渉などには適している．しかし，クライアントは視線が外しにくく緊張を強いられるため自己防衛的な態度をとるようになる．「情の領域」といわれる2人が机の角を挟んで座る位置設定は，視線の位置を苦慮することなく適度にリラックスできるので，建設的な会話が可能となる．コーチとクライアントの親密さ，コーチングセッションへの期待感，会話の話題性，物理的な状況などが総合的にかかわり，両者の快適な距離が決定する．目線の高さもクライアントと同じ目の高さで話すように意識する．クライアントに与える影響力は，話の内容よりもコーチの話し方や表情などによるものが大きい．

　クライアントとラポールを築くために用いられる手法として，クライアントのペースに意識的に合わせる「ペーシング」，クライアントの動作にさりげなく合わせて会話を進める「ミラーリング」，クライアントの発した言葉をそのまま返す「バックトラッキング」などがある．

図4.1　座り方

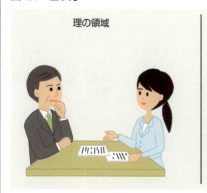
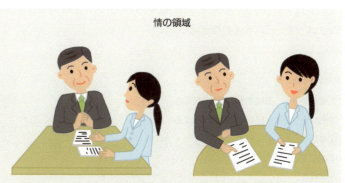

4.3　コーチング

b. 傾聴：傾聴はコーチングの基本（すべては傾聴から始まる）

クライアントの話をただ漫然と聞いているだけでは，良好な人間関係やお互いに構えのない感情の交流は図れない．言語コミュニケーション以外の情報からクライアントの状態を感じ取ることができるようすべての感覚を駆使し，コーチングがもたらす変化を常に観察しながらクライアントの言葉を聴くことが重要である．自分の価値観というフィルターを通さずに，クライアントの話を受け入れる．コーチが率先して話していてはクライアントからの情報は入手できない．コーチングでは 70 〜 80％の時間が傾聴に使われる．クライアントが話をしっかり聴いてもらえたという満足感を抱くとき，自分という存在をより強く認識する．自分の話の内容が価値あるものだという「自信」が生まれ，自分は価値ある存在だという「自己肯定感（セルフエスティーム）」をもつようになる．コーチがクライアントの話を傾聴することはクライアントの成長にかかわることである．

c. 承認：承認はメッセージスキル（ほめるがもつメッセージ性）

人は，確かな目的をもったとき，仕事や能力が認められたとき，信頼する人にほめられたときにやる気を起こすといわれる．逆に，やっていることに意味が見いだせないとき，努力が認めてもらえないとき，叱られてばかりいるときにはやる気をなくすといわれる．これらのことから，承認がやる気を引き出すキーワードであることが見えてくる．承認には，存在承認，結果承認，事実承認がある．

(1)存在承認：コミュニケーションの鍵を握る存在承認　「存在承認」は善し悪しを評価するものでも，ほめるものでもない．日頃のコミュニケーションの中で生まれる「ことばかけ」である．存在承認には，6 つの存在承認がある（表 4.3）．

(2)結果承認と事実承認：栄養教育成功の鍵を握る事実承認　成果に対する承認が「結果承認」である．コーチの評価基準で「できて当たり前」ととらえると承認の機会は少なくなる．途中経過に見られる変化にも肯定できる要素は多い．わずかな成果でもクライアントが努力し得られた成果であれば承認が必要である．変化を承認することが「事実承認」である．小さな成長，小さな変化を大切にし，事実承認を重視することでクライアントのモチベーションは上がっていく．

クライアントのやる気を引き出すほめ方に，You メッセージ，I メッセージ，We メッセージ（表 4.4）がある．

表 4.3　6 つの存在承認

①挨拶や声かけ
②成長や変化，達成できた事実を伝える
③気づきや思い，感謝の気持ちを伝える
④ほめる
⑤叱る
⑥任せる

表 4.4　やる気を出すほめ方

You メッセージ	「頑張ってますね」のように You の立場でほめる方法である．相手に対する力強い承認で，即効性があり，気づきを促す	あなたは楽しい人ね
I メッセージ	「わたしは〜思う」のように私の気持ちをそのまま伝える．自分にとっての事実やそれについてどう思っているのかを自分の意見として伝える方法	あなたと一緒にいると楽しいわ
We メッセージ	主語は「私たち」であり，「あなたが〜してくれたことは，私たちに〜の影響を与えてくれている」の表現方法．コーチとクライアントの間に一体感が生まれる伝える方法	あなたのおかげでみんな楽しく過ごせました

d. 質問：コーチングの中核

コーチングでは，クライアントの気づきや考えを引き出すために質問を行う．質問には，限定質問と拡大質問，肯定質問と否定質問，未来質問と過去質問などがある．

(1)限定質問と拡大質問　「限定質問」は「はい」「いいえ」で答える質問や，「AとB どちらの方が……ですか」のような限定的な回答を求める．事実や意見を明確にするために用いる．

「拡大質問」は，5W1H で始まる相手が自由に答えられる質問である．得られる回答の内容はさまざまで，回答を導き出すためには深く考えることが必要となる．そのため，解決の糸口が見つかったときには，行動してみたいと感じる質問でもある．

(2)肯定質問と否定質問　「肯定質問」は否定語を含まない質問である．できていることを明確にし，うまくいく方法を考え，目標に向かっていくための質問である．前進させたいときには肯定質問を中心に構成する．

「否定質問」は，否定の言葉「ない」を含んだ質問である．現状認識や不安を取り除く効果がある一方で，マイナスイメージが強調されるため，クライアントは自分の可能性に気づくことができない．追求されたり非難を受けたりしているように感じられ，前向きに考えることが難しくなる．

(3)未来質問と過去質問　「未来質問」は未来形でされる質問である．クライアントに未来を見通し，成功した姿をイメージさせ可能性を拡大させる．前向きにやる気を引き出す質問形式である．クライアントが問題を抱え込み，行き詰まりを感じているときには不向きな質問である．

「過去質問」は過去の振り返りに効果的な質問である．過去の原因を探り，深い反省を促す場合に用いられる．過去質問は必要最低限とし，未来質問を多くすることによりクライアントの可能性を追求していく．

e. 提案：提案はクライアントの選択肢を拡げる

コーチングでは，コーチはクライアントの中に答えがあることを信じて，クライアントが答えを見つけだすことをサポートしていく．クライアントが答えを導き出せない場合，視野を広げたり行動を起こしてもらうことを目的として新たな

表4.5 提案のポイント
①提案は許可を得てから：最初から聞く気がなければ何も伝わらない
②効果的な提案の仕方：提案数は1つか2つ，内容は具体的に
③結論は急がせない：待つ時間を大切に

視点や選択肢を増やすためにコーチが「提案」を行う．双方向のコミュニケーションを前提として，行動を促すスキルである．あくまで，参考意見的なアドバイスであり，提案を受け入れるか否かはクライアントに選択権がある．この点に指示・命令との違いがある．コーチの価値観を押しつけず，クライアントに受け入れ，拒否，逆提案の選択ができるようにしておくことが必要である．

提案は，コーチがクライアントよりも専門知識・情報をもっている場合，新たな選択肢の提示によりプロセスやゴールが明確になる．クライアントにとってその情報が必要と思われるときに機能する（表4.5）．

f. リマインド：コーチングの締めくくり（実行し続けるための条件）

栄養教育を通じての気づきを行動に移し，モチベーションを維持していくためには，環境や条件を整え，実行していくための理由が必要となる．その条件のひとつにリマインドがある．

リマインドは，気づきを思い出させてくれる人が居ること，誰かと約束することであり，その役割をコーチが担う．時間の経過とともに低くなりがちなモチベーションを，リマインドにより再び想起させ，モチベーションを再び高めていく．

C. コーチングの基本的ステップ

コーチングのモデルのひとつにジョン・ウィットモアにより提唱されたGROWモデルがある（図4.2）．Growは育てる，成長するの意味であり，Goal（目

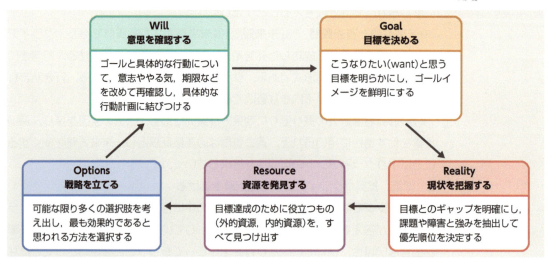

図4.2 コーチングの基本ステップ（GROWモデル）
[笠原賀子，改訂公衆栄養学（八倉巻和子 編著），p.150，建帛社（2007）より改変]

標を決める），Reality（現状を把握する），Resource（資源を発見する），Options（戦略を立てる），Will（意思を確認する)の頭文字をつなげたものである．

(1)Goal（目標を決める）　漠然とした目標ではなく，「何を，何時までに，どのように行い，その結果どうなっているのか」のように明確にしなければならない．目標達成したときのイメージが鮮明であるほどモチベーションは高まるので，具体的に考える．

(2)Reality（現状を把握する）　このとき大切なのは目標とのギャップを明確にすることであり，併せて，目標実現に向けて障害となっているものを検討する．

(3)Resource（資源を発見する）　目標と現状との間にあるギャップを埋めるための資源を引き出す．資源とは，物，人，情報，時間，財源などである．

(4)Options（戦略を立てる）　行動の選択肢が多いほど目標の実現度は高くなる．そのため，可能な限り多くの選択肢を考え，その中から実行性の高い方法を選択することが大切である．

(5)Will（意思を確認する）　目標達成のための行動を行うことについての意志とやる気の確認をする．いつから実践するのかなど，具体的な行動計画に結びつけていく．

---

1) コミュニケーションには，言葉や文字などを用いる「言語的コミュニケーション」，話し言葉により伝わる言語以外のメッセージである「準言語的コミュニケーション」，言語以外の行動を用いる「非言語的コミュニケーション」がある．

2) 2人の間のコミュニケーションでは言語的コミュニケーションの占める割合は 1/3 にすぎない．

3) ラポールの形成には，傾聴，受容，共感的理解によりクライアントの感情体験を共有するように心がける必要がある．

4) コーチングはクライアントが「自ら考え，決断し，自発的に行動できるようになるためのコミュニケーションスキル」である．

5) コーチングの前提となる2つの考え方は，人は誰もが無限の可能性をもっているので，その可能性を引き出すこと，「答え」はその人自身の中にあるので自主的な前進をサポートすることである．

6) コーチングには，「傾聴」，「承認」，「質問」，「提案」の4つのスキルがある．

7) 用いられるモデルのひとつであるGROWモデルは，Goal（目標を決める），Reality（現状の把握），Resource（資源を発見する），Options（戦略を立てる），Will（意思を確認する)のステップから構成される．

5. 栄養教育の方法

5.1 栄養教育方法の選択と教育形態

　より効果的な栄養教育を実践するためには，栄養教育の目的（目標）と内容に応じて，最も適切な教育形態や教材·媒体，場所などを選択することが必要である．つまり，優れた栄養教育の条件として，実施（指導）者がよい教材・媒体を選び，もしくはつくり，よい指導過程や場所において展開し，これに整合する教育形態を組織することが挙げられる．特に，対象（学習）者の実態に応じて，その発達段階や能力を考慮し，教育学的視野に立って進めることが重要である．

A. 個別教育，集団教育とチームティーチング

　栄養教育の形態には，対象者を個人とする個別教育，数人程度のグループ（小集団）から多数の集団までを対象とする集団教育などがあり，教育の内容や方法も多様である．どのような形態で実施するか，あるいは，どのような形態を組み合わせて実施するかについては，それぞれの特徴（メリット，デメリット）をよく把握し，栄養教育の目的や対象に応じて適切に選択することが必要である（表5.1）．

表 5.1　個別教育と集団教育

	メリット	デメリット
個別教育	・対象者と実施者の間に，よりよい信頼関係を構築しやすい ・個人の特性に合わせ，きめ細かな指導が可能	・時間，労力がかかる ・実施者の態度，言動に左右されやすい ・孤独感，緊張感が強くなりがちである
集団教育	・一度に多人数の指導ができる ・時間や労力，費用が節約できる ・共通の目的をもった集団では，対象者どうしが励まし合うなど，連帯感が生まれ，相互に啓発されて改善効果を高める	・個々人のニーズに合った指導が難しい ・対象の年齢，知識や理解度に差があるため，指導内容や方法，媒体の選択が困難である ・一方的な指導になりがちである

a. 個別教育

　個別教育は個人あるいは家族などを対象とした教育であり，教育の方式としては，面接，電話やメールによる相談，個別栄養相談，栄養カウンセリング，訪問栄養指導などがある．実施者と対象者が 1 対 1（マンツーマン）で行うので，個人の身体状況，知識，社会的背景などを考慮して個々人のニーズに合わせたきめ細かな教育ができる一方，時間と労力を要するというデメリットもある．

　個別栄養相談は，特定保健指導，病院での入院および外来患者への栄養指導，在宅訪問栄養指導，乳幼児検診などの場面で用いられ，健康増進や疾病の治療のために，何らかのリスクをもっている個人を対象として栄養・食生活の相談指導を行う．相談者の心理的な面にも配慮しながらコミュニケーションを深め，適切な食事の選択の方法や食生活のあり方などについて専門的なアドバイスを行う．栄養相談は，1 回の相談ですむ場合もあるが，継続的に実施されることも多い．食事内容や食生活における問題点について対象者自身が把握し，その改善に向けて主体的に行動を起こすことができるように支援し，好ましい食行動への変容と自律的な食生活を促すようにすることが大切である．なお，神経性食欲不振症など，対象者の家族との関係が問題となる可能性がある場合は，栄養教育に先立って医師やカウンセラーによる診療を行い，家族との関係を是正してから栄養相談を実施する．

b. 集団教育

　集団教育は，対象者の人数によって小集団から大集団に分けられる．対象者の年齢・性別などライフサイクルが共通している人々や同一の目的，問題，関心をもっている人々（特定集団）を対象にする場合と比べて，不特定な集団では食生活に関する問題意識や関心が多様である．したがって，集団の規模や特性に応じて教育形態を考える必要がある．

　集団を対象とした栄養教育には，講義形式の一斉学習（講義，講演，デモンストレーションなど），討議形式の一斉学習（シンポジウム，パネルディスカッション，フォーラムなど），グループ学習（ワークショップ，実験・実習，ピアエデュケーションなど），マスメディア（新聞，ラジオ，テレビ，雑誌など），ニューメディア（インターネット，モバイル端末，携帯電話など）などさまざまな形態や方法があるので，それぞれの特徴を理解して活用することが大切である．

　一般に集団教育では個々人の理解度やニーズに合わせた指導が難しいというデメリットがあるが，個々人の特性に対応できるように（教育の個別化）考案された方式にチームティーチング（TT）がある．TT では実施者の人数が 1 人ではなく，2 ～ 3 人で協力・分担し，実施者の専門性や特性を活かして教育を行う．TT 方式には以下のような方式があるが，いずれにおいても，実施者間の意思の疎通が重要であり，教育目的や内容，役割分担などについての共通理解が欠かせない．そ

5.1 栄養教育方法の選択と教育形態　95

のための打ち合わせ時間を確保することなどが課題となる.

①1つの集団に対して複数の実施者が同時に進める方式

②1人の実施者が中心になって進め，もう1人の実施者は補助をする方式

③いくつかの学習スタイルを提示し，それを対象者に選択させる方式

④認識度や意識によって対象者をいくつかの集団（グループ）に分ける方式

B. ニューメディアの活用

近年，情報社会の進展に伴い，インターネット，モバイル端末，携帯電話などのITを活用した栄養教育が展開されつつある.

ITを活用した栄養教育のメリットには，①多容量の情報提供，②双方向のコミュニケーション，③音声，動画により興味をもたせやすい，④即時性などが挙げられ，講義形式，討議形式，参加形式の特徴をあわせもつ. しかし，当然のことながら，パソコンや携帯端末を利用しない人には，実施不可能である. また，非対面式であるため，反応，話し方，表情などを見ることができず，言葉のみのコミュニケーションをストレスと感じる人もいる. しかし，最近では動画の送受信も容易になりつつあることから，インターネットなどによる栄養教育が，これまでの非対面式のものから，対面式へと移行し，個人を対象とした栄養教育の可能性も試みられている.

a. コンピュータ

コンピュータは栄養価計算，栄養評価，統計解析などの情報処理だけでなく，マルチメディア（文字，グラフィック，音声，動画など異なる情報源の組み合わせ）の活用により，より効果的な栄養教育が期待できる. 通信容量の増加は，文字に加えて映像の送受信が容易となり，これらを利用した栄養教育が注目されている.

また，ホームページ（ウェブサイト）やメールマガジンによる正確な情報は，栄養教育の資料として活用することも可能である.

b. インターネットの活用

インターネットの利点は，文字だけでなく，画像も併用し，書籍より手軽に新しい情報を低コストで入手できることである. その使い方はさまざまであり，対象者が個人的な興味・関心から検索し情報を得るという使い方，多人数や1対1で双方向通信の機能を利用して情報をやりとりする使い方などがある. 一般的にはキーワードを入力して情報検索を行い，これらの情報を教育媒体として用いることができる. たとえば「ダイエット」というキーワードを入力すると関連するホームページが多数表示される. その情報の発信元は，厚生労働省や保健福祉事務所などの官公庁，公的な研究所や大学，企業，学術学会，そして個人的な体験談を著したホームページまで，多種多様であるため，情報源の確認は必須である.

インターネットでは誰でも，どんな情報でも，たとえそれがまちがっていても

問題があっても発信される可能性が高い．その情報を正しく利用するためには，メディアリテラシー，つまり対象者側が正しい知識をもち，たくさんの情報を取捨選択し，自分にとって本当に役だつ情報は何かを判断できることが大切である．そうした対象者の「確かな目」を育てる教育も必要であろう．

c. 通信教育（双方向通信機能）

双方向通信には，メーリングリスト機能，掲示板やチャットなどのウェブベース機能がある．いずれも，対象者と実施者の間で直接，質問や回答，意見を送受信することができる．チャットなどは，対象者と実施者のやりとりを他の人が見ることができるので，参加形式の栄養教育の形態をとることも可能である．誰でも参加できるというメリットもあるが，同時に，迷惑行為などのデメリットも発生する．一方，対象者と実施者が1対1でダイレクトメールのような形態をとる方法もある．即時性が必要な場合には適さないが，対象者は希望する時間に在宅で情報を受け取ることができるなど，生活環境を大きく変えることなく，栄養教育（学習）に参加することができる．現在，喫煙や肥満，糖尿病に代表される慢性疾患などの栄養教育がこの形態で行われている．また，治療を中断してしまった慢性疾患の患者に，病院への再来を促すメールを送ることにより，動機づけを維持することも可能である．

携帯電話に代表される携帯端末の利点は，容易な操作，安価な設備投資などである．即時性や軽便さから，若年層に多く普及しており，掲示板や，メールマガジンなどの形態による栄養教育も可能である．カメラ付携帯電話を利用した食事調査なども，実際に行われている．

d. INS（高度情報通信システム）

INS（information network system）は，電話サービスを用いて，データや映像をデジタル化する高度な情報通信システムである．自宅でも支援を受けることができる．

C. アクティブラーニング

超高齢社会を迎え，「自らの手で自らの健康を」構築するには，自ら学習する意欲や態度を養う必要がある．マスメディアをはじめ，栄養教育のさまざまな機会を有効に活用し学習するとともに，さらに，管理栄養士・栄養士は，対象者が自ら触発し，自発的に学習に取り組むような栄養教育を工夫し，支援することが大切である．

近年，学習（学修）法として，アクティブラーニングの効果が注目されている．アクティブラーニングとは，実施者による一方向的な講義形式の教育とは異なり，対象者の能動的な学習への参加を取り入れた教授・学習法の総称である．図5.1に示すような学習定着率が示されている．対象者が能動的に学習することによっ

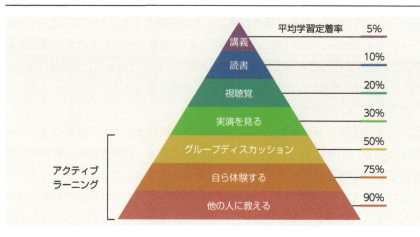

図 5.1 ラーニングピラミッド
[米国 National Training Laboratories]

て，認知的，倫理的，社会的能力，教養，知識，経験を含めた汎用的能力の育成を図る．発見学習，問題解決学習，体験学習，調査学習などが含まれる．教室内でのグループディスカッション，ディベート，グループワークなども有効なアクティブラーニングの方法である．

D. 集団教育の形態

集団を対象とした栄養教育の形態には，一斉学習とグループ学習がある（図5.2）．一斉学習は，実施者の主導により対象者が同一の内容を一斉に学習する形態であり，一方，グループ学習は，少人数の集団による学習で対象者どうしが主体的に運営しグループダイナミクスが期待できる学習形態である．

栄養教育では，対象者に教育内容を正しく伝えるとともに，行動変容を促すような教育（学習）方法を工夫することが重視されてきており，実施者主導の教育・指導から対象者主体の学習へと転換が求められている．このため，同時に，種々の教育形態を組み合わせて，最も効率のよい教育方法を選択する必要がある．

E. 一斉学習：講義形式

講義形式は一度にたくさんの人に情報を伝えることができ，経済的・時間的に効率がよいが，一方通行になりやすいという短所もある．講義後に，質問の時間を設けるなどの工夫をすることが望ましい．

a. 講義（レクチャー），講演会

多数の人を対象に，講義または講演を行う方法である．一方通行になってしまいがちであるが，質疑応答を組み込みながら対象者とともに進める方法もある．短時間に多数の対象者に効率よく伝えられるという利点がある．対象者の理解を深めるため，スライドやパワーポイントの使用，リーフレットの配付など，効果的な教育媒体を選択することが大切である．

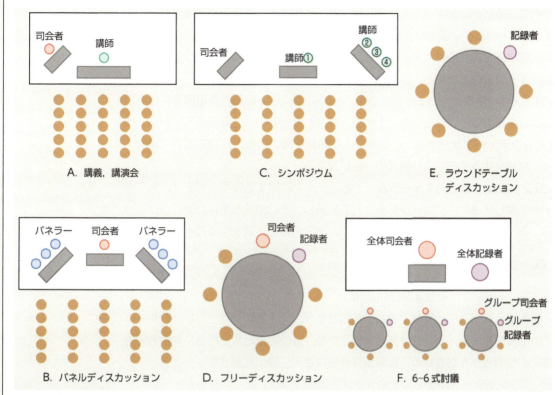

図 5.2 集団教育の形態

b. デモンストレーション

料理講習会，ポスターや資料の展示による健康展や献立コンクールなどの展示会，サンプル表示，卓上栄養メモなどがある．伝えたい内容を視覚的に表現したポスターや資料は理解しやすく，継続的に用いるとより効果的である．特に料理講習会は具体的で，対象者に興味をもたせ印象に残すことができるが，表面的な知識や技術の習得に終わりがちであり，実践行動に結びつけにくい．

F. 一斉学習：討議形式

a. パネルディスカッション

立場や知識経験，意見の異なる人がパネリスト（パネラー）となり意見を述べる．司会者の進行でパネリスト相互の意見交換がされた後，聴衆との質疑応答が進められる．

b. シンポジウム

あるテーマについて領域の異なる専門家が講師（シンポジスト）として，それぞれの立場で研究成果や意見などを発表する．その後，参加者からの質問や意見も交えて討議する方法である．

パネルディスカッションはパネリストどうしの意見交換にかなりウエイトが置

かれているが，シンポジウムでは，シンポジストどうしの意見交流は少ない．

c.　フォーラムディスカッション

　公開討論方式といい，ディベートフォーラム，レクチャーフォーラム，フィルムフォーラムなどがある．

(1)ディベートフォーラム　　1つのテーマについて肯定側と否定側それぞれの講師による講演，討論を聞き，その後，講師と参加者の間で質疑応答を行う．

(2)レクチャーフォーラム　　講師による講義を聞いた後，質疑応答や討論をする．討議をすることにより講義の内容が深まる．

(3)フィルム(スライド)フォーラム　　あるテーマに関する映画やビデオ，スライドを上映した後に，グループに分かれて討論し，その結果を全体討議にかける方法．みんなで考えて討議することにより，学習内容の定着を図ることができる．

G.　グループ学習

a.　フリーディスカッション(自由討議)

　参加者全員が自由に発言できる方法であるが，大人数には適さない．グループごとに役割を決め，司会者は発言を促したり，最後のまとめを行う．司会者の力量により内容が左右される．記録者は発言内容を正確に記録する．

b.　ラウンドテーブルディスカッション(円卓式討議)

　少人数で行われる座談会形式による討議法である．丸テーブルを使用し，席順が決まっていないので，上下関係を意識することなく，互いの顔を見ながら自由に発言できる．

c.　バズセッション，6-6式討議

　バズセッションは6人程度のグループに分かれて，時間にはこだわらず，参加者全員が同時に討議を行う．討議の様子を，ハチの巣をつついたときのありさまにたとえたもので，ぶんぶん討議とも呼ばれる．

　6-6式討議は，参加者が6人ずつのグループに分かれ，1人1分間，計6分間，参加者自身の意見を述べ，グループごとの結論をもち寄って，全体討議にかける．大人数での討論の予備的な方法で，全員を討論に参加させることができる．

d.　ブレインストーミング

　少人数のグループで，自由に思いついたことを出し合う会議法である．良い悪いは深く考えずに，できるだけ多く，どんどん意見を出し合う．他人の発言を批判せず，他人の意見から連想されたことを発言するようにし，記録者が，発言を書き留める．

e.　ワークショップ

　数人の小集団で，与えられたテーマに沿って討議を行い，その内容を全体会議で討論する方法である．分科会，研究集会などとも呼ばれ，目的を同じくする人

が集まった会議の場で，いくつかのテーマをそれぞれの小集団で討論することをいう．

f. ロールプレイ（役割演技法）

身近な問題の場面をテーマとして設定し，参加者が登場人物に扮して演技をする．演技終了後，討論を行う．演技をしたり，観劇したりすることによって，テーマを自分自身の問題としてとらえ，興味が高まる．演技者が実生活の中に，ロールプレイの役割をもち込まないよう，「演技終了」の宣言をするなど，実施するにあたっては，ロールプレイの方法を熟知しておく必要がある．

g. ディベート

1つのテーマについて，対象者が，肯定側と否定側と審判団のグループに分かれて交互に役割分担をし，論争を行うゲーム形式の討論である．知的格闘技とも呼ばれる．肯定側と否定側の各グループは，一定のルールにしたがって討論を行い，最後に審判団のグループが肯定，否定を決定する．この方法により，討論において，最良の決断ができる能力を養うことができる．

h. ピアエデュケーション

同世代の仲間（ピア）による教育を行う方法で，仲間づくり教育とも呼ばれる．若者の喫煙，運動，食事，性の悩みといった保健行動について，エデュケーター（教育者）となる生徒・学生は，対象者となる生徒・学生に教えるために，専門家から講義を受けたり，指導案の検討，授業のデモンストレーション，教材の作成などの準備をする過程を通して学習していく．

同世代の仲間による教育なので，対象者は親しみを感じ，実際の生活に役だつ内容であったと感じる．一方，エデュケーターは，自分自身が対象者であったことに気づき，より深い学びの機会になる．

H. その他

a. 課題学習（課題解決学習）

対象者がテーマ，目標，内容，方法を主体的に設定し，自主的な学習を行う方法である．テーマは対象者が決めたり，実施者が対象者と共同で設定したりする．適切なテーマの条件は，対象者が興味・関心をもち，かつ，適度な困難さをもつものであること，発展性があるものなどが挙げられる．テーマとしては，「なぜお酒を飲みすぎるのか」といった原因追求，「車を運転するのにお酒を勧められたらどうするか」といった条件思考などの種類がある．自主的な学習を行うことにより，対象者は，自ら課題や問題解決の方法を見つけるなどの応用力を身につけ，自分の生活に取り入れることができる．

b. 体験学習（実験，実習）

対象者が実際に体を動かして何かをする学習法である．調理実習，シニア体験，

実験などがある．印象に残る方法であり，興味・関心を高めるのに有効であるが，体験する（やってみる）ことが主目的になったり，興味本位で終わってしまわないように工夫が必要となる．

c. 参加型学習

対象者が，専門家（教育者）とともに，自身の現状を把握して，必要とする目的を共有し，それを達成するための条件を検討して実践に導く方法である．実際的な対象者主体の方法であるが，時間がかかること，話し合いの方向性が定まりにくいなどの課題がある．

5.2 プレゼンテーション技術

プレゼンテーションとは，企業などの企画担当者が顧客（クライアント）に対して新しい企画などを提案する行為をさすことが多かったが，昨今では，企画の提案に限らず，「自分の意見を発表する行為」として研究発表や栄養教育などの場で実施されている．

栄養教育の場では，対象者を対象として実施者が知識や考え方，技術などを正しく伝えることにより，その結果として対象者の行動変容を促す行為ととらえることができる．特に集団を対象とした講義形式の栄養教育では，高度なプレゼンテーションの技術が要求されることもある．

プレゼンテーションの方法にはポスターやビデオなどを用いることもあるが，最近では，コンピューターのプレゼンテーションソフトを用いることが一般的である．そのため，管理栄養士はこれらのプレゼンテーションソフトを利用した情報処理能力も求められる．プレゼンテーションソフトを用いると，文字や図表による提示だけでなく，画像や動画，アニメーションなどを取り込むことも可能となる．プレゼンテーションソフトを用いたスライドの作成のポイントには，表 5.2 のようなことが挙げられる．スライドを用いたプレゼンテーションは，視覚と聴覚からスムーズに情報を得ることができて理解しやすいとも考えられるが，スムーズに情報が流入することにより，その場では理解できたような気持ちになる

表 5.2　スライド作成のポイント

①対象者の人数や会場の大きさを考慮してスライドを作成する．
②1枚のスライドに，多くの情報を入れすぎないように留意する．
③キーワードや図表をスライドとして投影し，言葉で説明するようにする．
④見やすいように，文字の大きさやレイアウトに留意する．
⑤必要に応じて，動画やアニメーションを取り入れる．

が，行動変容にまでは結びつかないことも懸念される．単に講義を聞いて情報を得るだけでなく，学習者に考えさせる，書き込みをさせる，振り返りを行うなどの学習活動を取り入れることにより，対象者の記憶に残り行動変容につながるように工夫することも必要である．

また，プレゼンテーションをする際には，ゆっくりしたスピードで，はっきり話すことを心がけ，わかりやすい言葉と短い文章で話すことがポイントである（表5.3）．

さらにプレゼンテーションの際は特に次のことにも気をつける．
①疑問投げかけ型：「なぜでしょうか」と疑問を投げかけ，対象者にも考えさせる．
②結論先行型：結論を先に述べる．結論に至る経緯に興味をわかせる．
③目数提示型：「話のポイントは5つあります」と明言し，それがいくつ目のポイントであるかをはっきりと言う．聞き手の記憶に残りやすい．

予定時間に合わせて内容を吟味し，余裕をもって説明できるように十分な準備をすることも必要である．

また，実施者は常に教育内容に関する新しい情報を得るとともに，プレゼンテーションの技術や教授法の技術を向上させるよう努力することが求められる．プレゼンテーションを実施するために十分な準備をすることはもちろんのこと，トレーニングも必要である．模擬授業やロールプレイなどを通して，教育者間で互いのプレゼンテーション技術を高める工夫も重要である．

表5.3　話し方のポイント

①声の大きさ	全員に聞こえるように話す．会場や学習者の人数によっては，マイクを使用するなど，事前に準備をすることも必要である．
②話しの速度	対象者に合わせた速度を心がける．一般に，年少者や高齢者にはゆっくりした速度がわかりやすいとされる．
③声の強弱と高低	強調する箇所がわかりやすいように，抑揚をつけて話す．語尾まで明確に話すように留意する．
④話しの構成	対象者が興味関心を持ちやすいように，まず要点を先に話したり，結論を述べそれからその理由を話すなど，工夫をする．対象者にとって身近な例を活用する．
⑤話しの間	次の話題に移るときや，対象者に考えてもらう時間をとるときには，適度な間を設ける．しかし，対象者にとって無意味な間ができてしまうと，対象者の集中力を妨げることにもなりかねないので，不必要な間を作らないように注意することも必要である．
⑥対象者への配慮	原稿をそのまま読むことは避け，対象者の表情の変化や，反応を観察しながら話すことを心がける．対象者の様子を観察し臨機応変に対応する．聞いていて飽きないような配慮をする．時折，対象者に対して問いかけなどを行い，思考を整理しやすいようにすることも必要である．

5.3 教育内容の精選と具体的な見せ方. 教材・媒体作成

栄養教育では目的や対象者に合わせた教材・媒体を導入することで理解を深めることができる.

A. 教材・媒体の選択と作成

a. 媒体の目的・意義

媒体(メディア)とは, 教育目標をより深く, 正しく, 楽しく教えるための媒介物で, 知識や情報伝達の仲介をするものであり, 視覚や聴覚に訴える感覚的なコミュニケーションである. 媒体には, 教材と教具(教材を活用するための機器や道具)があり, 対象者に対して教育内容に興味をもたせ, 理解させやすくするために, 補助的手段として活用する(表5.4). 栄養教育の目標は単なる知識の伝授・普及だけでなく, 対象者個人の意識改革・行動の変容を図ることである. そのためには, 対象者が改善しなければならない食生活上の問題点を十分理解し, 改善の実践意欲を起こさせる効果的な媒体を適切に利用することが大切である. 媒体として何を選択するかは, 教育する側の条件や教育の内容, 目的, 対象者の条件(人数, 年齢, 地域性, 学習意欲, 教育レベルなど)に応じて考えなければならない. 同じ内容であっても, 情報の発信のしかたや媒体によって受け手の関心や理解が異なることに配慮し, 最も有効な指導方法や媒体を選択し組み合わせて用いることが重要である. ただし, 必要以上に媒体を使いすぎることは, 逆効果になることもあるので注意する.

b. 媒体の種類と特徴

媒体の分類のしかたには種々あるが, ①印刷媒体, ②掲示・展示媒体, ③映像媒体, ④聴覚媒体, ⑤演示媒体, ⑥その他に分類することができる(表5.5). それぞれの媒体の特性を生かし, 教育効果の上がる媒体の選択が望まれる. 教育効果に影響する要因に, ①教育する側の条件(誰が), ②教育の目的や内容(なぜ, 何を), ③教育の方法(いつ, どこで, どのように), ④教育される側の条件(誰に)が挙げられる. 媒体の選択に関連して, これらの要因はたいへん重要である.

表5.4 媒体を用いた栄養教育の利点

①対象者に関心をもたせ, 意欲を起こさせる
②教育の流れに変化を与え, 興味をそそらせる
③簡潔にわかりやすくし, 理解を深める
④印象を強くし, 記憶を確実にする
⑤気分を和らげ, 注意力を集中させる

表5.5 媒体の分類と種類

区　分	種　類
印刷媒体	パンフレット，リーフレット，カタログ，会報，回覧，カード，手紙，新聞，図書（雑誌），刊行物など
掲示・展示媒体	ポスター，掛図，カレンダー，図板（パネル），壁新聞，地図，写真，フランネルグラフ，標本，実物，模型，立体像，パノラマ，ジオラマなど
映像媒体	スライド，OHP，映画，VTR，CD-ROM，インターネット，DVDなど
聴覚媒体	ラジオ，テレビ，カセットテープ，CD，レコード，有線放送など
演示媒体	紙芝居，人形劇，指人形，寸劇，ペープサート，手品，調理実習，エプロンシアターなど
その他	黒板，ホワイトボード，絵（図画），各種生活記録，うちわ，マッチ，包装資材，凧，風船，すごろくなど

(1)印刷媒体

1)パンフレット，リーフレット：パンフレットは数ページの小冊子，リーフレットは一枚刷りのものをいい，最も一般的に使われている媒体である．優れた媒体であれば，教育後も何度も繰り返し使用でき，個別教育・集団教育いずれの場合にも利用される．テーマ，使用目的，対象を決め，対象者に合わせた内容構成とする．伝えたい内容が簡潔に伝わるように，文章は明瞭で平易な言葉を使い，図表，写真，絵，カットなどを活用し，見やすさ，わかりやすさ，読みやすさなどに配慮する．

　パンフレットやリーフレットは，次のことに気をつけて作成する．

①内容が盛りだくさんにならないように，テーマに沿って1つか2つに絞る．

②課題別，対象者別に作成する．

③プレテストを実施する．印刷前に，対象者と同じような特性の人にあらかじめ印刷物のコピーを見せ，改善すべき点をチェックしてもらう．その意見を参考に内容を改変した後に印刷，配付する．

　チェック項目としては，①関心がもてるテーマか，②言葉，文章，図解などはわかりやすいか，③大切な言葉がはっきりとわかるか，④行動変容後の行動は実行可能かをみる．

2)給食だより：学校や事業所給食などで，事前に給食の献立や栄養に関する一口メモなどを盛り込んで定期的に配付する印刷物で，リーフレットの一種である．食や栄養に関する話題性の高いもの，季節や地域性を生かしたものを取り上げ，対象者の食や給食に関する関心度を高めることをねらいとしている．マンネリ化しないように工夫し，対象者の発達段階や知識のレベルに応じて作成する（図5.3）．

3)卓上メモ：学生食堂や社員食堂で，テーブルの上に，カード立てに入れて置かれるメモである．喫食者の注意を一目でひくように，話題性のある内容やレイアウトなどを工夫する．

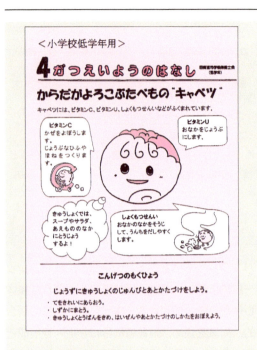
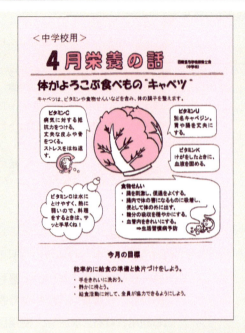

図 5.3 第 14 回手づくり健康教育媒体コンテスト（日本家族計画協会，2002）出品作品

[千葉県四街道市学校栄養士会作成]

(2) 掲示・展示媒体

1) 実物，標本，模型：実物や標本，模型は，写真や絵に比べ一般に訴える力が強い．聞き取りによる食事調査や各種疾患の食事指導の際に広く用いられ，具体的な食品の名称や重量などを確認することができる．磁石で貼りつけて使用できるものもある．紙粘土や布，発泡スチロールなどを用いて，手づくりの媒体をつくってもよい．

2) ポスター：健康まつりや生活改善週間，講演会や展示会の案内などを，広く大衆に知らせるときに使用する．伝えたい事柄について注意を喚起するために，効果的な語句を用い，図柄，色彩などを工夫して，その趣旨に沿った行動を起こさせるように働きかける．内容がすぐにわかるように人目につく場所，高さ，掲示期間などを考慮して掲示する．

3) パネル，掛図：移動可能な媒体で，展示会などで用いられる説明用の図板のこと．何枚かの絵や写真を一組として用いることが多く，文字による説明を加え視覚に訴える．

4) フランネルボード，フランネルグラフ：相互にくっつく材料を利用し，話の進行に合わせて絵，文字，図などを貼りつけながら説明する動的要素をとり入れた媒体で，教育に変化をもたせることができる．フランネル，ビロードのように毛羽立った布やスチール黒板に磁石をつけた絵などが用いられる．子どもを対象にした教育に効果的で，対象者に貼らせるなど参加型の教育にも取り入れられる．

(3)映像媒体

1)プレゼンテーションソフト：パワーポイント(PowerPoint)などを用いて，文章や図，グラフなどをコンピュータから直接，液晶プロジェクターにより投影する方法である．仕上がりが美しく，見やすいものであり，配付資料を少なくする利点があるが，コンピュータの機種が異なるとデータの変換が必要な場合があるので事前に確認する．

2)オーバーヘッドプロジェクター(OHP)：OHPは明るい場所でも鮮明な拡大画面が得られる．対象者はメモを取りやすく，実施者は対象者の反応を見やすい．OHPを操作しながら，必要に応じてOHPにその場での書き込みやOHPを重ねながら説明することもできる．また教材の自作が容易であるなどの利点が挙げられる．

3)スライド：1コマずつ区切られている「ワンカットスライド」と帯状の「ロールスライド(フィルムストリップ)」がある．OHPと対照的に，室内を暗くするため，対象者の反応がわかりにくく，メモを取りにくい．保存が利き，多人数に同時に情報を提供できる．

4)テレビ，ビデオ：テレビやビデオは動きを効果的に見せることができ，対象者を画面にひき込みやすくわかりやすい反面，忘れやすい．映像やビデオを視聴後，話し合いの場をもつフォーラム形式を組み入れると効果が上がる．対象者自身が，ビデオカメラを用いてドキュメンタリーなどを制作することによって，内容の理解を深めることもできるが，費用が高く，制作日数がかかる．また，個々の食事内容を録画し，それをもとに指導するなどの活用もできる．

(4)聴覚媒体

1)放送，テープ，CD，ラジオなど：食生活や栄養に関するラジオ番組などである．学校給食では，給食時間を利用して食や栄養に関する児童・生徒向けの放送が行われている．

(5)演示媒体

1)紙芝居，人形劇，ペープサートなど：幼児や児童を対象とした教育によく用いられるが，高齢者にも楽しく，わかりやすいものである．子どもの発達段階に応じた内容，ストーリーのおもしろさ，動きなどの工夫により，より効果を高めることができる．さらに，子どもといっしょに媒体を作成することで，興味・関心を深めることもある．

2)調理実習：参加者自身が実習する場合とデモンストレーションの見学の場合がある．具体的に調理実習を通じ料理そのものを媒体として扱うので，対象者にわかりやすく効果的である．しかし，実習のための施設・設備が必要であり，参加者数も限られる．

(6) その他
1) 黒板，ホワイトボード：最も身近にある媒体で，単に文字を書くだけでなく，磁石を使って図や表を貼ったりすることにより，効果的な栄養教育が期待できる．
2) 電子黒板：ホワイトボードに書いたものを，そのまま用紙に縮小コピーし，その場で資料として提供できる．
3) カード，かるた，ジグソーパズル，折り紙，うちわなど：ゲーム感覚で栄養や食品に関する事柄を理解させやすい（図5.4）．

(7) 教材の作成にあたって，留意するポイント
　栄養教育の内容や教材の媒体，方法は表5.6に示すようなポイントに留意して，情報を精選して作成することが大切である．
　特に「楽しさ」を焦点にあてると，楽しい学びは，「あれ？」「どうして？」という，

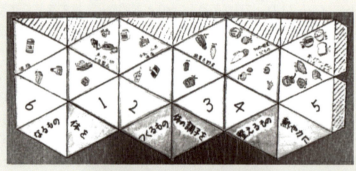
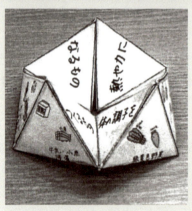

図5.4 「6つの基礎食品群」を教育するための媒体
[佐藤文代, 栄養教育論第3版（笠原賀子ほか編），p.125，講談社（2012）]

楽しいこと
科学的であること
生活の実態に基づいていること，生活に活かされること
自らの心やからだに気づくこと
グローバルな視点に立つこと

表5.6 栄養教育の内容や教材で留意するポイント
[笠原賀子, 学校給食, 59, 26～30（2008）]

表 5.7　アイドマ（AIDMA）の法則

① Attention：注意を喚起する
② Interest：興味・関心をもたせる
③ Desire：欲求に気づかせる
④ Memory：記憶に残させる
⑤ Action：実際の行動に移させる

疑問を引き出し，「わかること」(自分の頭で考え，理解し，納得すること)につながり，それは，「実際に行動する」(できること)につながると考えられる.

　楽しい学びを生み出すには，よい発問(問いかけ)が重要であり，その発問は具体性，検証可能性，意外性，予測可能性，発展性を備えている必要がある．その発問に対して，予想(仮説)を立て，集団で討議し，考えを深めて検証するプロセスが大切である.

　検証をするには，エビデンスに基づいた内容としなければならない．さらに，教材・媒体を作成するには，教えたいことを"そのまま"教えず，対象者に気づかせる工夫や，見えないものを見える(想像できる)形で伝えることも大切である.

c. 教材・媒体の作成法

　よい教材・媒体作成の決め手となる3つの基本条件は，①アイデアの深さ，②デザインの巧みさ，③技術の正確さなどである．その作成のポイントは，広報活動の原則として，いわゆる「アイドマ(AIDMA)の法則」にみることができる(表5.7)．さらに，よい教材・媒体を作成するには，対象者の実態に沿って，対象者の学習目的と場，対象者の能力や思考の特徴を十分に把握しておく必要がある．そして，対象者自らが，広く，深く，楽しく，じっくりと学ぶことのできるように工夫し，「興味深い内容」を「楽しく・わかりやすく」提示する．また，費用や道具があまりかからず，自分一人でも手軽に作成できて，技術の優劣の差が目立たないことも大切である.

B. 実践事例

　「見えないものを見る，想像する」ことのできる教材は対象者の興味をひきつける．たとえば「溶液に溶け，透明化した食品や不透明な食品成分」「血液に溶けている栄養素や生体産物」などがある．また神経やホルモンといった生体内の反応や代謝物の動きなどもある．そこで，からだの外，食べものについての見せ方，考え方とからだの内，食べた後の体内での栄養素などの動きや臓器・組織の役割などに分けて考える.

a. からだの外，食べものについて考える

(1)溶液に溶け，透明化しているもの　溶液に溶け，透明化しているもので，誰もが理解できるのは清涼飲料水である.

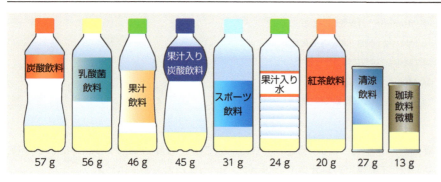

図 5.5 清涼飲料水に含まれる甘味物質の量を実際に入れてみた例

特に甘みのある清涼飲料水には消費者の多くが関心を寄せる．食品に貼られているラベル（食品表示）に照らし，それぞれの目的とする甘味物質を計量し，溶かす前の状態にしてその物質を提示すると強い興味を示す（図 5.5）．

たとえば，砂糖（ショ糖），オリゴ糖，ラクトスクロース，異性化糖，スクラロース，キシリトール，マルチトール，ステビア，アスパルテーム，アセスルファムカムなどがある．それぞれの特性や用途に関心をもたせる．

(2) 溶液に溶け，不透明化したもの　カップ麺のようなスープに溶けている食塩（NaCl）やリン（P）は透明，不透明にかかわらず解けた状態であれば，直接見ることができない．また，牛乳や乳飲料のカルシウム（Ca）やリン（P）も白濁しているため直接見ることができない．そこでそのような不透明な液体についても食塩，リン，カルシウムなどを計量し，別容器に入れて提示するのがよい．また，牛乳，乳製品では骨の模型と骨 100 g あたりのカルシウムとリンを計量して同時に提示するのもよい．そのほか，身近な食品に含まれる油脂も計量して適宜容器に入れ提示することもよい．

(3) 食べものに関して具体的な見せ方　栄養教育の中で，1 日の食事・食品摂取量を提示する場合，①食品構成から示す方法，②フードモデルや実際の食事を提示する方法，③献立写真を示して教示する方法などあるが，目的を絞り，1 食品だけを示し，いろいろな角度から考える教育法が対象者を強く引きつけ，印象に残る．なかでも (1) に示した「清涼飲料水の砂糖の量」は若年から高齢者に至る広い世代にわたり，驚きをもって興味がもたれる．

b. からだの内，血液ついて考える

(1) 血液に溶けているもの　血液には生体にとって要，不要を問わずさまざまな物質が溶け流れているが，血液というものがどういうものかを示すと興味がわきやすい．まず血液のもととなる摂取水を示す．

方法では 2 者（水）を示す．1 つは，いわゆる飲み水を示すこと．もうひとつは，飲み水以外の食事に含まれる水を示すことである．別々の容器（ペットボトルなどに）入れ提示する．そのうえで，全身の血液を年齢などを考慮してインクなどで赤く

甘味料の入手について：多くが食品工業で用いられる甘味料のため，袋など 1 単位が多量であることが一般的である．少量品もあるのでインターネットで検索し，希望の甘味料を求める．

> ## 教材の例：カルシウム探検隊（最新版）
>
> マスの中に**カルシウムの多い食品が12個**と**3つの約束**がかくれています
> 上下・左右・斜めのどこから読んでも**OK**　全部見つけられますか？
> 残りのマスには、食育のヒントも隠れています！

あ	さ	ご	は	ん	ぎ	ば
い	く	ま	や	ず	ゆ	い
す	ら	し	ね	ー	う	ま
こ	え	ず	は	れ	に	ん
ま	び	ー	や	と	ゆ	げ
つ	の	ち	お	た	う	し
な	ず	み	き	じ	ひ	ふ

	食　品　名
1	
2	
3	
4	
5	
6	
7	
8	
9	
10	
11	
12	

3つの約束：

食育

［笠原智子，学校の食事，学校食事研究会（2013年4月号）］

着色し容器に入れて示す．また必要に応じて全身の水の量を容器に入れて示すと強いインパクトを与え，体内の水がいかに多いかを気付かせることができる．

血液には糖質，脂質，アミノ酸，ビタミン，ミネラルといった食べたものがルーツとなるものや酵素，ホルモン，LDL，VLDL，尿素，アンモニアのように体内で代謝され血流に放出されたものが流れている．こうしたそれぞれについて，モデルや媒体を考案し対象者に提示すると強く興味をもたれる．

LDL：low-density lipoprotein，VLDL：very low density lipoprotein

(2)血液を流れているものについて具体的な見せ方　すでに示した血液量の提示以外で対象者が強く興味を抱くものに血液中の鉄やコレステロールなどがある．人体に含まれる鉄総量は意外にも少ないため，容器で示すより，あえて小さなスプーンで鉄をすくって見せると強い興味を示す．ここで特に重要なのは，「すくって示す」といった所作である．

(3)臓器・組織と栄養の関係について具体的な見せ方　紙や磁石といった壁に貼るタイプの媒体もよいが，対象年齢に合わせた臓器の大きさや重さを合わせたものや体脂肪量，筋肉量，骨量など対象者が興味を抱くものを作り机上に置き，実際に触らせて栄養素の役割や代謝の話をするとよい．

C. 教材・媒体作りの注意点

栄養教育での教材は，生活の中から考え，提示することがインパクトを与える．つまり，テレビでも放送されていない．一般書籍などにもないものが対象者を強く引きつける．

まず，身近なもので「これは，教材にならないか」という気持ちをもって日常を過ごすことにある．しかし，どうしても思い浮かばないときは市販の教材を活用するのもよい．

---

1) 栄養教育の目的や内容，対象者と教育担当者の状況，資源の有無などにより，資料や制度を適切に選択し，活用する．

2) 栄養教育の形態には，個別教育，集団教育，チームティーチング(TT)，ニューメディアなどがある．

3) 集団教育の形態には，講義形式，討議形式，参加形式があり，種々の教育形態を組み合わせて，最も効率のよい教育方法を選択する．

4) 教材・媒体は，教育目標をより深く，正しく，楽しく教えるための媒介物で，視覚や聴覚に訴える感覚的なコミュニケーション手段である．

5) 教材の種類には印刷媒体，掲示・展示媒体，映像媒体，演示媒体，その他の媒体があり，「興味深い内容」を，「楽しく」「わかりやすく」提示する．

6) 教材媒体を作成するには，目的や必要性に応じて客観的で科学的な情報を取捨選択することが大切である．

実践編

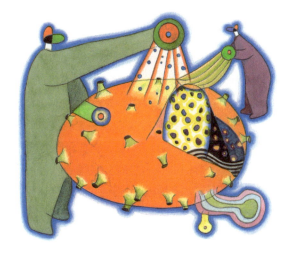

6. ライフステージ，ライフスタイル別栄養教育の展開

6.1 妊娠・授乳期の栄養教育

　妊婦，授乳婦の栄養は，母体の健康と胎児・乳児の正常な成長*という二面性
をつねに有することが特徴である．規則正しい生活や各期に適したバランスのと
れた食事，食品の選択，調理法，献立の計画と工夫，食べ方などを具体的に指導
する．特に，適切な体重管理が困難な場合や，無理なダイエットによる潜在的な
低栄養や貧血，運動不足による肥満や体力低下などが習慣化している場合には，
母体の状態や食生活，生活背景などを考慮して個別に指導する．つわり，妊娠高
血圧症候群，妊娠糖尿病など妊産婦疾患を有する場合にも同様である．

　高カフェイン飲料や，アルコール，ビタミンA高含有食品の多量摂取をはじめ，
喫煙，有害物質（メチル水銀など），薬物など胎児に悪影響をおよぼす恐れのあるも
のについては，注意を喚起する（表6.1）．特に，貧血予防のための鉄分の摂取な
どでは，レバーの摂取に偏らないよう，さまざまな食品からバランスよくとるよ
う指導する．一方，葉酸欠乏による神経管閉鎖症や低出生体重児の出現リスクに

*　発育＋発達

項　目	代表的食品*	影　響	摂取の目安
高カフェイン飲料	コーヒー，紅茶，緑茶，ドリンク剤	胎児の発育遅延，出生児の低体重，早産，または死産と関連する可能性	1日コーヒー2杯（カフェイン300 mg）以内
アルコール飲料	ビール，日本酒，ワイン，ウイスキーなど	胎児アルコール症候群	禁酒が望ましい
高ビタミンA含有食品	豚，鶏，魚類の肝臓，サプリメント	自然流産や催奇形性	1日5,000 IUまでβカロテンは問題ない
メチル水銀	魚介類（キンメダイ，メカジキ，クロマグロ，メバチなど）	音を聞いた場合の反応が1/1000秒以下のレベルで遅れるようになる．将来の社会生活に影響はない	水銀濃度が高い魚介類を偏って多量に食べることを避ける

表6.1　過剰摂取による胎児への影響と注意すべき食品
*妊娠中は摂取量に注意すべき食品．

ついても留意する.

　母体は精神的にも不安定であり，母親（両親）学級などの集団指導により，妊娠中の生理的ならびに心理的変化について学び，子育てへの意識を高めるとともに，仲間どうしでの悩み相談などによるグループダイナミクスをいかすとともに，夫や家族の協力によって安心感をもてるよう支援する．2012 年度からの新しい母子健康手帳の様式では，妊婦自身の記録の欄を増やすなどの充実が図られている．

　「健やか親子 21」（2000 年）では，少子化対策として親と子が健やかに暮らせる社会づくりをめざしている．妊娠出産に伴う母子の健康を保護するためには，思春期以降の適切な栄養・食生活に関する栄養教育が必須である．

　また，国際的動向としてのリプロダクティブヘルス（性と生殖に関する健康：すべての女性が，生涯にわたって自分の健康を主体的に確保する権利を保証するという概念．1994年，国際人口・開発会議）に対応した栄養教育やさまざまな子育て支援において栄養教育を位置づける必要がある．さらに 2002 年には「少子化対策プラスワン」，2003 年には「次世代育成支援対策推進法」が制定され，きめ細かな取り組みがなされている．

　厚生労働省は「授乳・離乳の支援ガイド」（2007 年）を発表し，妊娠中から退院後，離乳の開始から完了までの期間における支援のポイント・基本的考え方を示した．発育・発達段階に応じて"育てる力"を育てることが求められている．

　また，近年，プレコンセプションケアの重要性が謳われており，このことは，低体重児出産の予防にもつながる．妊娠期は，子どもを通して自らの食生活を振り返り，望ましい食生活へと行動変容を促す絶好の機会である．

A. 妊娠期における栄養教育：個別教育の例

a. 栄養管理プロセスにおける PES 報告例

栄養診断	NB-1.7　不適切な食物選択
S	・妊娠前から食生活にあまり興味はなかったが，食べ歩きは大好き．朝食は欠食．昼食は会社近くのカフェの定食か，コンビニ弁当．夕食は帰宅が遅く，22 時過ぎに簡単なものを作って夫婦で食べる． ・妊娠を機に嗜好が変化し，ご飯よりパンやお菓子の方が食べやすい．妊娠中期から空腹になると気分が悪くなるので，間食（チョコレートやクッキーなど）を食べる．仕事が忙しく，保健センターで開催していたパパ・ママ教室などには，まったく参加していない． ・妊娠後期，1 回の食事量は減り食事回数が増える．朝食は野菜ジュース（フルーツ入り）1 杯，昼食は今までと同じ．18 時頃，会社で菓子パン．夕食は 21 ～ 22 時頃，外食か，惣菜． ・通勤は自転車（片道 15 分）だったが，妊娠中期よりバスに変更．妊娠前は週末に夫婦でゴルフ．妊娠後，特別なことはなし． ・妊娠中期より，たまにめまいや立ちくらみ．
O	28 歳，女性，会社員（おもにデスクワーク），身長 158 cm， 既往歴：貧血ぎみ，体重 58.5 kg（妊娠前 49.0 kg，3 週間前 57.6 kg） 妊娠 34 週目，血圧 126／59 mmHg，RBC 320 万個／μL，Ht 35%，Hb 10.8 g／dL，血清鉄 38 μg／dL， 尿タンパク（－），尿糖（－），浮腫（＋），喫煙・飲酒習慣なし

O	エネルギー 2,300 kcal，タンパク質 74 g，脂質 86 g， その他：鉄 9 mg，カルシウム 433 mg，食物繊維 14 g
	妊娠後期の鉄の推奨量 21 mg/日に対して，食事調査の結果から算定した推定摂取量は 9 mg 程度である．
A	栄養診断の根拠（PES） 鉄の推定摂取量が少なく，ヘモグロビン値も低いことから（S），早期に正確な栄養に関連した情報にふれる機会の欠如が関係した（E）不適切な食物選択（P）と判断する．
P	Mx）ヘモグロビン値，鉄の摂取量，食物選択 Rx）鉄の目標摂取量 21 mg/日，食塩の目標摂取量 7.0 g 未満/日 Ex）＃1　妊娠期の食生活の大切さの認識を深める 　　　＃2　食物選択の方法（外食，惣菜の選択の仕方，手軽な料理の作り方）を知る 　　　＃3　夫の協力を得る

※本事例は，「NB-1.3　食事・ライフスタイル改善への心理的準備不足」「NI-5.10.1 ミネラル摂取量不足」も該当する．

S：主観的データ，O：客観的データ，A：アセスメント，P：計画，Mx：モニタリング計画，Rx：栄養治療計画，Ex：栄養教育計画

b. 具体的な教育内容・方法

テーマ	母子ともに健康で，生き生きと！
目標	＃1　妊娠期の食生活の大切さの認識を深める ＃2　食物選択の方法（外食，惣菜の選択の仕方，手軽な料理の作り方）を知る ＃3　夫の協力を得る

配分 （分）	管理栄養士の手だて[†1] 【活用する理論やモデル】[†2]	指導上の留意点，資料	目標，評価（指標）[†3]
2	挨拶【ラポールの形成，アイスブレイク，傾聴】	・話しやすい環境づくり	経過評価（クライアントに寄り添った指導ができる）
15	妊娠期の体の変化と必要な栄養 【社会的認知理論（相互決定主義：認知）】【セルフエスティーム】	・母子ともに大切にする気持ちを引き出す 「妊娠前からはじめる妊産婦のための食生活指針」[*1]，「妊産婦のための食事バランスガイド」[*2]（図 6.1），妊娠中の体重増加指導の目安（表 6.2）	影響評価（妊娠期の食事の大切さがわかる）
20	食物選択の方法【社会的認知理論（相互決定主義：スキル），モデリング】【エンパワメント】 ①上手な外食の仕方 ②惣菜の利用の仕方 ③簡単に作れる鉄分の多い食事	・専門的知識を押し付けない ・クライアントの現在の食事を否定しない ・現状を上手に活かすことを考える	影響評価（上手な外食の仕方，惣菜の利用の仕方がわかる） 影響評価（鉄分の多い食事を作ることができる）
5	夫の協力【社会的認知理論（相互決定主義：環境）】【ソーシャルサポート】	・夫の理解を深める ・プレコンセプションケアについて知る（図 6.2） ・行政や地域の教室に参加する	影響評価（夫の協力を得ることができる）
3	次回の予約【社会的認知理論（セルフモニタリング）】	・目標にした行動を記録する ・夫と共に互いに励まし合うように働きかける	結果評価（1 か月後，ヘモグロビン値が上がる）

†1　簡潔にキーワードで示す
†2　活動内容に意味づけをする
†3　経過評価，影響評価，結果評価とその指標を具体的に示す

*1　https://www.mhlw.go.jp/seisakunitsuite/bunya/kodomo/kodomo_kosodate/boshi-hoken/ninpu-02.html，https://www.mhlw.go.jp/content/000788598.pdf
*2　http://www.mhlw.go.jp/houdou/2006/02/dl/h0201-3b02.pdf

図 6.1 妊産婦のための食事バランスガイド
［厚生労働省］

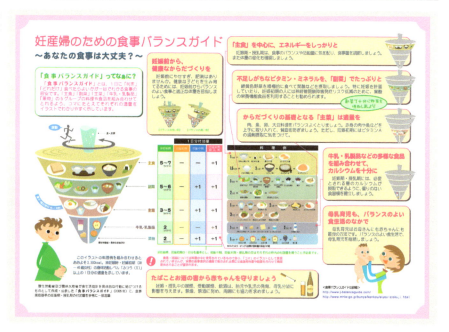

表 6.2 妊娠前からはじめる妊産婦のための食生活指針〜妊娠前から、健康なからだづくりを〜

- 妊娠前から、バランスのよい食事をしっかりとりましょう
- 「主食」を中心に、エネルギーをしっかりと
- 不足しがちなビタミン・ミネラルを、「副菜」でたっぷりと
- 「主菜」を組み合わせてたんぱく質を十分に
- 乳製品、緑黄色野菜、豆類、小魚などでカルシウムを十分に
- 妊娠中の体重増加は、お母さんと赤ちゃんにとって望ましい量に
- 母乳育児も、バランスのよい食生活のなかで
- 無理なくからだを動かしましょう
- たばことお酒の害から赤ちゃんを守りましょう
- お母さんと赤ちゃんのからだと心のゆとりは、周囲のあたたかいサポートから

妊娠中の体重増加指導の目安[*1]

妊娠前の体格[*2]	体重増加量指導の目安
低体重（やせ）　：BMI 18.5 未満	12 〜 15 kg
ふつう　：BMI 18.5 以上 25.0 未満	10 〜 13 kg
肥満（1 度）　：BMI 25.0 以上 30.0 未満	7 〜 10 kg
肥満（2 度以上）　：BMI 30.0 以上	個別対応（上限 5 kg までが目安）

[*1] 「増加量を厳格に指導する根拠は必ずしも十分ではないと認識し、個人差を考慮したゆるやかな指導を心がける」産婦人科診療ガイドライン産科編 2020 CQ 010 より.
[*2] 日本肥満学会の肥満度分類に準じた.

c. 実践上の工夫，留意点

　初産婦は，大きな不安を抱えていることが多いため，正しい妊娠・出産の知識を提供するとともに，妊婦の不安に寄り添い，精神的にも安定するように配慮することが大切である．さまざまなソーシャルサポートを活用するとともに妊娠を

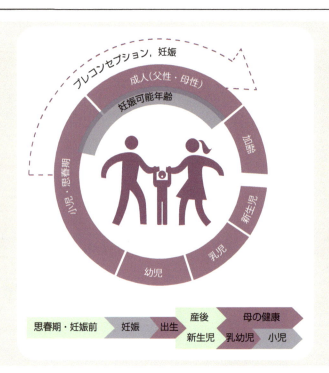

図6.2 プレコンセプションケア
コンセプションとは受胎，つまり新しい命をさずかることをいい，プレコンセプションケアとは，将来の妊娠を考え，女性やカップルが自分たちの生活や健康に向き合うことをいう．米国疾病管理予防センター（CDC）や世界保健機関（WHO）などがプレコンセプションケアを提唱している．
[WHO]

期に現在の食事の振り返りをし，家族みんなの食事と健康を考える糸口とする．身近なモデルを探して，エンパワメントを高める．

B. 授乳期における栄養教育：個別教育の例

　乳児期は，出生から満1歳未満までをいい，生後28日未満の乳児期を新生児期という．成長は非常に著しく，体重あたりの身体発育は一生のうちで最も大きい．近年，幼児虐待など子どもの養育を放棄する母親も見受けられることから，健全な母性を育むとともに，個々の乳児の栄養状態，身体発育曲線を確認しながら，児の個性に応じて授乳をする必要がある．

　基本は母乳育児であるが，母親の感染症や服薬の有無，母乳の分泌状況や児の疾病，乳の吸い方の異常などの場合には，混合栄養，人工栄養を利用することもある．乳児用調製粉乳の衛生的取り扱いについて，2007年にFAO/WHOから「乳児用調製粉乳の安全な調乳，保存及び取扱に関するガイドライン」が出され，70℃以上の湯で調乳，保存は5℃以下，冷蔵以外は調乳後2時間以内に廃棄することが示されている．いずれの授乳方法においても，個人差が大きいことをふまえ，健やかな児の成長と，母子の健康維持，良好な母子関係の形成を促すとともに，離乳へのスムーズな移行をめざす．

a. 栄養管理プロセスにおける PES 報告例

栄養診断	NC-1.3　授乳困難
S	授乳間隔が約 2 時間と短く，回数が多い． 授乳時の母子の姿勢，乳首を口に含ませる角度，抱っこの仕方などには気をつけている
O	＜児の状態＞ 生後 3 か月の女児．身長 62 cm，体重 6.2 kg（身体発育曲線の下限を維持） 吸引：良好，乳児の口中に残存する乳：なし，授乳後の児の満足度：まだ空腹感あり 1 日のうち，おむつの濡れた回数が 6 回未満である（尿量減少） 特に目立った障害はない ＜母親の状態＞ 吸いつかせ方：正確，母親の乳首の炎症：なし，母親の喫煙・飲酒の習慣：なし 母親の栄養状態：良好
A	1 回の哺乳量は 160 g 程度，1 日 800 g 程度である（標準的な量より少し少なめである） 栄養診断の根拠（PES） 乳児の体重があまり増えず，授乳間隔が短く，回数も多いことから（S），母乳の量の少なさに関係した（E），授乳困難（P）と判断する
P	Mx）哺乳量（母乳の量），哺乳回数，哺乳間隔 　　　体重の変化・身体発育曲線（AD-1.1 身体組成・発育・体重の履歴） Rx）母乳の量を確認し，母乳のみで不足する場合には人工栄養を導入する Ex）#1　授乳の種類と方法を知り，適切な授乳方法を選択できる 　　　#2　児の身長や体重が順調に増加する 　　　#3　夫や家族の協力を得る

※本事例は，乳幼児における特殊な例の 1 つである．

S：主観的データ，O：客観的データ，A：アセスメント，P：計画，Mx：モニタリング計画，Rx：栄養治療計画，Ex：栄養教育計画

b. 具体的な教育内容・方法

テーマ	ゆったり，楽しく，しっかり授乳		
目標	#1　授乳の種類と方法を知り，適切な授乳方法を選択できる #2　児の身長や体重が順調に増加する #3　夫や家族の協力を得る		
配分 （分）	管理栄養士の手だて 【活用する理論やモデル】	指導上の留意点，資料	目標，評価（指標）
2	挨拶【アイスブレイク，傾聴】	・話しやすい環境づくり	経過評価（クライアントに寄り添った指導ができる）
5	授乳の種類と方法の確認【知識の修得（認知）】	「授乳・離乳の支援ガイド」[*1]（図 6.3）を中心に，「授乳等の支援のポイント」「母乳育児を成功させるための 10 か条」[*2]をふまえる ・母乳は，母親の食べたものがそのまま移行することを知らせる ・児の空腹のシグナルに，注意を払うように働きかける	影響評価（母乳育児の大切さを理解する）

10	児の発育状態の見直し【セルフモニタリング】 ①母子健康手帳の身体発育曲線に児の身長や体重を書き込む 心配事の開示【ラポールの形成】 ①母乳の分泌状況（授乳間隔，授乳時間） ②哺乳量の測定 ③睡眠障害（夜泣き） ④便の回数，量の減少	・身体発育曲線（「乳幼児身体発育評価マニュアル」*3 乳幼児身体発育曲線，図 6.4）は，児の発育・発達の目安となるもので，過度に意識する必要はないことを理解する．ただし，状況によっては，病気や障害の発見に役立つ可能性があることを理解させる ・個人差が大きいことから，あせらず，ゆったりと児の成長を見守るように促す ・母乳が不足している場合には，人工栄養の導入も勧める	影響評価（しっかりと哺乳できている） 影響評価（身体発育曲線を継続的に記入する自信がある） 経過評価（オープンな気持ちで接することができる）
3	家族や夫の協力【ソーシャルサポート】【ストレスコーピング】	・育児の不安を取り除く ・地域の子育て支援センター等に顔を出すように勧める	影響評価（家族や夫の協力を得ることができる）
2	まとめ【エンパワメント】	・子育ては，みんなで支えあっていることに気づく	影響評価（元気に育児に取り組むことができる） 結果評価（1 か月後，順調に身長・体重が増加している）

＊1　「授乳・離乳の支援ガイド」（2019）
＊2　「母乳育児を成功させるための 10 か条」（WHO／UNICEF，1989）
＊3　「乳幼児身体発育評価マニュアル」の乳幼児身体発育曲線（国立保健医療科学院，2012）

c. 実践上の工夫，留意点

　母子健康手帳の身体発育曲線（乳幼児身体発育曲線）は，パーセンタイルという統計の表示方法を用いて，同年齢・同性の児の中で，わが子の成長がどのくらいの位置にあるかをわかるように示したものである．帯状のライン内に 94％の赤ちゃんが当てはまるため，一般に，児の身長や体重がライン上にあれば，標準的な成長を遂げていると考える．一方で，ラインより上もしくは下にある場合は，さまざまなリスクを考え，早めに乳幼児健診で相談したり，専門医を受診させる．月齢や年齢ごとの乳幼児の身長や体重をグラフ上に書き入れて線でつないだ時に，緩やかに増加していれば，一喜一憂する必要はないことをしっかり伝えることが必要である．

　さらに，育児不安を取り除くためのメンタルサポートも重要であり，健診時に相談したり，地域に出かけるなど，同じような悩みを持つ母親と交流したり，管理栄養士や助産師の話を聞く機会に積極的に参加するよう働きかける．

図6.3 授乳等の支援のポイント

混合栄養の場合は，母乳の場合と育児用ミルクの場合の両方を参考にする．

［授乳・離乳の支援ガイド（2019）］

	母乳の場合	育児用ミルクを用いる場合
妊娠期	・母子にとって母乳は基本であり，母乳で育てたいと思っている人が無理せず自然に実現できるよう，妊娠中から支援を行う． ・妊婦やその家族に対して，具体的な授乳方法や母乳（育児）の利点等について，両親学級や妊婦健康診査等の機会を通じて情報提供を行う． ・母親の疾患や感染症，薬の使用，子どもの状態，母親の分泌状況等の様々な理由から育児用ミルクを選択する母親に対しては，十分な情報提供の上，その決定を尊重するとともに，母親の心の状態に十分に配慮した支援を行う． ・妊婦及び授乳中の母親の食生活は，母子の健康状態や乳汁分泌に関連があるため，食事のバランスや禁煙等の生活全般に関する配慮事項を示した「妊産婦のための食生活指針」を踏まえた支援を行う．	
授乳の開始から授乳のリズムの確立まで	・特に出産後から退院までの間は母親と子どもが終日，一緒にいられるように支援する． ・子どもが欲しがるとき，母親が飲ませたいときには，いつでも授乳できるように支援する． ・母親と子どもの状態を把握するとともに，母親の気持ちや感情を受けとめ，あせらず授乳のリズムを確立できるよう支援する． ・子どもの発育は出生体重や出生週数，栄養方法，子どもの状態によって変わってくるため，乳幼児身体発育曲線を用い，これまでの発育経過を踏まえるとともに，授乳回数や授乳量，排尿排便の回数や機嫌等の子どもの状態に応じた支援を行う． ・できるだけ静かな環境で，適切な子どもの抱き方で，目と目を合わせて，優しく声をかえる等授乳時の関わりについて支援を行う． ・父親や家族等による授乳への支援が，母親に過度の負担を与えることのないよう，父親や家族等への情報提供を行う． ・体重増加不良等への専門的支援，子育て世代包括支援センター等をはじめとする困った時に相談できる場所の紹介や仲間づくり，産後ケア事業等の母子保健事業等を活用し，きめ細かな支援を行うことも考えられる．	
	・出産後はできるだけ早く，母子がふれあって母乳を飲めるように支援する． ・子どもが欲しがるサインや，授乳時の抱き方，乳房の含ませ方等について伝え，適切に授乳できるよう支援する． ・母乳が足りているか等の不安がある場合は，子どもの体重や授乳状況等を把握するとともに，母親の不安を受け止めながら，自信をもって母乳を与えることができるよう支援する．	・授乳を通して，母子・親子のスキンシップが図られるよう，しっかり抱いて，優しく声かけを行う等暖かいふれあいを重視した支援を行う． ・子どもの欲しがるサインや，授乳時の抱き方，哺乳瓶の乳首の含ませ方等について伝え，適切に授乳できるよう支援する． ・育児用ミルクの使用方法や飲み残しの取扱等について，安全に使用できるよう支援する．
授乳の進行	・母親等と子どもの状態を把握しながらあせらず授乳のリズムを確立できるよう支援する． ・授乳のリズムの確立以降も，母親等がこれまで実践してきた授乳・育児が継続できるように支援する．	
	・母乳育児を継続するために，母乳不足感や体重増加不良などへの専門的支援，困った時に相談できる母子保健事業の紹介や仲間づくり等，社会全体で支援できるようにする．	・授乳量は，子どもによって授乳量は異なるので，回数よりも1日に飲む量を中心に考えるようにする．そのため，育児用ミルクの授乳では，1日の目安量に達しなくても子どもが元気で，体重が増えているならば心配はない． ・授乳量や体重増加不良などへの専門的支援，困った時に相談できる母子保健事業の紹介や仲間づくり等，社会全体で支援できるようにする．
離乳への移行	・いつまで乳汁を継続することが適切かに関しては，母親等の考えを尊重して支援を進める． ・母親等が子どもの状態や自らの状態から，授乳を継続するのか，終了するのかを判断できるように情報提供を心がける．	

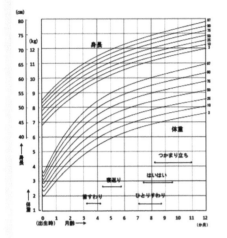
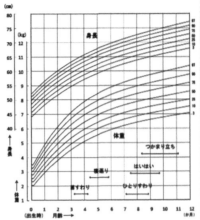
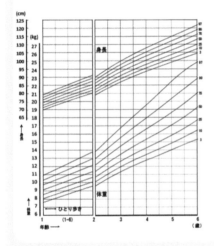
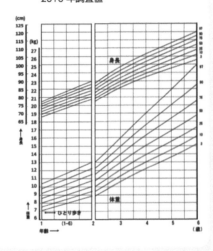

図 6.4　乳幼児身体発育曲線
［乳幼児身体発育評価マニュアル（2012）］

6.2 乳幼児期の栄養教育

　乳幼児期の栄養は，子どもとその保護者（養育者）が教育の対象となる．教育者（管理栄養士）は，子どもだけでなく親も一緒に育つというイメージを持って子どもを取り巻くすべての環境をアセスメントし，計画，評価する必要がある．また，この時期の子どもの成長は心身ともに著しいため，保護者が子の変化についていけない場合もある．たとえば，1歳過ぎからの子どもの自我の芽生えによる自己主張や食の好みの創出，好き嫌いなどがある．その際には，なぜそのような変化が起きたのか，子どもの成長を親が理解し，教育者と親がともに子どもの成長を喜び分かち合えるよう，親の子育ての負担感にも配慮した教育内容を構成する．また，離乳食を展開していくうえで伝える情報は多く，食事を準備する者の負担感を増長させないように気をつける．対象者ごとの家庭のライフスタイルをしっかりとアセスメントし，対象者ができるという自信をもてるよう，対象者の調理スキルなどをふまえ，スモールステップを心がけた教育が重要である．

　離乳食から幼児食への移行により，保護者への教育から子ども自身への教育の割合が多くなる．子ども自身へは，給食や友達のモデリングなど，おもに環境を整えることにより影響を与える．子どもが通う施設と家庭での方針が異なると，子どもが混乱してしまうため，就学までに目指したい姿を家庭と子どもが通う幼稚園や保育所，こども園が共通の認識をもち，子どもの食習慣を作っていく．

A. 離乳食における栄養教育：集団教育の例

a. 栄養管理プロセスにおける PES 報告例

栄養診断	NB-1.1　食物・栄養関連の知識不足
S	・普段，おもに食事を作っている人 10 人（100％） （申し込みの自由記述より） ・どう進めていいかわからない ・作り方がわからない ・始めてしまったら続けなければならないと思うと気が重い ・アレルギーが心配
O	子どもの月齢 4 か月〜5 か月（男児：6 人，女児：4 名），母親の平均年齢：32.5 歳 子どもの体格：普通 9 人（90％），やや太り気味 1（10％） 離乳食を始めている人 1 人（10％），哺乳状況：母乳のみ 5 人（50％），混合 3 人（30％），人工乳 2 人（20％） 第一子：9 人（90％） 子どものアレルギーあり：0 人 本地域の子育て世代は，家庭で子育てをしており，核家族の家庭が多いため，離乳食の進め方を日常的に相談しにくい

A	（申し込み時のアンケートより） ・離乳食を始めたいと思っている人 4 人（40%） ・離乳食を始める自信がある人（セルフエフィカシー）0 人（0%） **栄養診断の根拠（PES）** 離乳食を進める自信が低く，不安を感じている者が多い（S）ことから，子育ての経験不足（E）が原因となった，食物・栄養に関連した知識不足（P）と判断する
P	Mx）離乳食を進める自信，離乳食作り負担感 Rx）毎日負担感なく離乳食を進めていく Ex）＃1　子どもの食にかかわる成長の理解を深める 　　　＃2　離乳食の進め方を理解する 　　　＃3　離乳食を作る自信を高める 　　　＃4　同じ地域の子育て世代のネットワークができる

※本事例は，「NB-1.3　食事・ライフスタイル改善への心理的準備不足」も該当する.

S：主観的データ，O：客観的データ，A：アセスメント，P：計画，Mx：モニタリング計画，Rx：栄養治療計画，Ex：栄養教育計画

b. 具体的な教育内容・方法

テーマ	みんなで楽しい離乳食		
目標	＃1　子どもの食にかかわる成長の理解を深める ＃2　離乳食の進め方を理解する ＃3　離乳食を作る自信を高める ＃4　同じ地域の子育て世代のネットワークができる		
配分 （分）	管理栄養士の手だて 【活用する理論やモデル】	指導上の留意点，教材	目標，評価（指標）
2	挨拶【アイスブレイク】	・緊張感のない雰囲気づくりを心掛ける ・普段の子育てをねぎらう	経過評価（参加者が発言しやすい雰囲気，子どもとの分離を不安に思わない保育環境）
10	子どもの成長と栄養 離乳食の進め方と注意点（概要）【社会的認知理論（相互決定主義：認知）】	・子どものペースで進めていくことを伝える「授乳・離乳の支援ガイド」*1（図6.5） ・親も子も無理をしないで楽しんで進めるようにすることを伝える ・提供時期や量は"目安"であるため，必ずしも個人に当てはまらないことを強調する	影響評価（子どもの成長・発達について理解する，離乳食の進め方を理解する，離乳食を始めたいと思う）
30	離乳食づくりの方法（実演）	・簡単に負担なく少しずつ始めるための調理の工夫を伝える ・目安の固さや量，食べさせ方などを伝える	影響評価（毎日離乳食の準備をする自信があがる） 経過評価（実演が見やすい会場設営，わかりやすい説明）
20	離乳食の試食 先輩ママと参加者同士の意見交換（班ごと）【ソーシャルサポート，社会的認知理論（相互決定主義：モデリング）】 地域の子育てネットワークの紹介【ソーシャルキャピタル】	・一人での子育てではなく，周りに仲間がいる，サポートしてくれる地域があることを感じてもらえるよう，参加者同士の会話が弾むようにファシリテートする	影響評価（子育ての不安が軽減する） 経過評価（参加者が発言しやすい雰囲気づくり）

3	まとめ 幼児食講習会（1 歳）の案内 困ったときの離乳食相談の連絡先紹介 【ソーシャルサポート】	・無理をせずいつでも周りに助けを求められることを伝える	結果評価（1 歳半健診で完了期まで順調に成長しているか確認する）

＊1　「授乳・離乳の支援ガイド」https://www.mhlw.go.jp/content/11908000/000496257.pdf

c.　実践上の工夫，留意点

基本的に母子分離を行うため，その会場設営を行うなど，保護者と子どもが安心をして受講できる環境設定が欠かせない．また，長時間とならないよう，簡潔に説明をしながらも重要な事項を漏れなく伝え，また実践できるような教室内容にすることが重要である．そのためには，家庭に帰ってからも簡単に振り返りを行える教材も作成する．参加者はさまざまな家庭環境にあるため，集団とはいえ，それぞれの背景をしっかりと把握しながら教室後のアフターケアもできるような支援体制も必要である．一人（各家庭内）での子育てではなく，地域で子育てをしているということを感じてもらえるよう工夫をする．

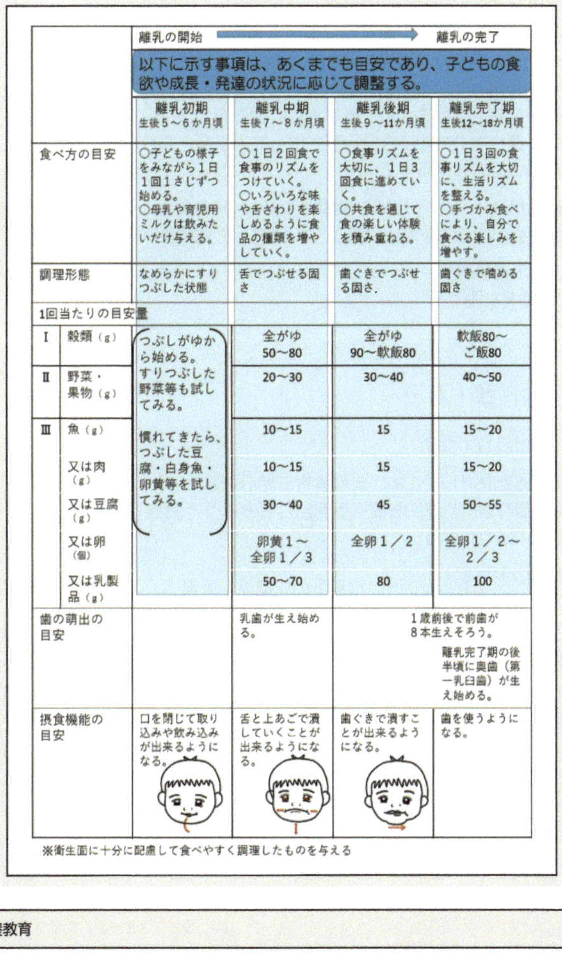

		離乳の開始 →			離乳の完了
		以下に示す事項は、あくまでも目安であり、子どもの食欲や成長・発達の状況に応じて調整する。			
		離乳初期 生後5～6か月頃	離乳中期 生後7～8か月頃	離乳後期 生後9～11か月頃	離乳完了期 生後12～18か月頃
食べ方の目安		○子どもの様子をみながら1日1回1さじずつ始める。 ○母乳や育児用ミルクは飲みたいだけ与える。	○1日2回食で食事のリズムをつけていく。 ○いろいろな味や舌ざわりを楽しめるように食品の種類を増やしていく。	○食事リズムを大切に、1日3回食に進めていく。 ○共食を通じて食の楽しい体験を積み重ねる。	○1日3回の食事リズムを大切に、生活リズムを整える。 ○手づかみ食べにより、自分で食べる楽しみを増やす。
調理形態		なめらかにすりつぶした状態	舌でつぶせる固さ	歯ぐきでつぶせる固さ.	歯ぐきで噛める固さ
1回当たりの目安量					
Ⅰ	穀類（g）	つぶしがゆから始める。 すりつぶした野菜等も試してみる。 慣れてきたら、つぶした豆腐・白身魚・卵黄等を試してみる。	全がゆ 50～80	全がゆ 90～軟飯80	軟飯80～ ご飯80
Ⅱ	野菜・果物（g）		20～30	30～40	40～50
Ⅲ	魚（g）		10～15	15	15～20
	又は肉（g）		10～15	15	15～20
	又は豆腐（g）		30～40	45	50～55
	又は卵（個）		卵黄1～ 全卵1／3	全卵1／2	全卵1／2～ 2／3
	又は乳製品（g）		50～70	80	100
歯の萌出の目安			乳歯が生え始める。	1歳前後で前歯が8本生えそろう。	離乳完了期の後半頃に奥歯（第一乳臼歯）が生え始める。
摂食機能の目安		口を閉じて取り込みや飲み込みが出来るようになる。	舌と上あごで潰していくことが出来るようになる。	歯ぐきで潰すことが出来るようになる。	歯を使うようになる。

※衛生面に十分に配慮して食べやすく調理したものを与える

図 6.5　離乳食の進め方の目安
［授乳・離乳の支援ガイド，p.34（2019）］

B. 幼児期における栄養教育：個別教育の例

a. 栄養管理プロセスにおける PES 報告例

栄養診断	NB-1.7　不適切な食物選択
S	保育士と栄養士による活動時間や食事時間中の観察から ・ごはん，肉類，汁物は食べる ・食事への意欲があまりない ・食べ慣れていない食材や（乾物類，魚料理），副菜にはなかなか手が出ない 保護者からの聞き取り ・夕食までの空腹で菓子を食べてしまい，夕食は好きなものだけ食べる（ごはん，肉類のおかず） ・手作りをしたいとは思っているが，週の半分はお惣菜を購入している ・母親は食卓に一緒に座って食べていない
O	5 歳 10 か月（6 月現在，4 月より引っ越しのため本保育所に入園），男児，身長 110.0 cm，体重 17.4 kg，身体活動 1.45，カウプ指数 14.4 きょうだい構成：姉（8 歳）1 人，兄（6 歳）1 人
O	母親の就業：フルタイム勤務，父親：仕事の帰り遅い 身体所見に問題なし
A	摂取エネルギー量・栄養素量：約 1,350 kcal，タンパク質 70.0 g，脂質 45 g，食塩 7.0 g 栄養診断の根拠（PES） 多様な種類の野菜や魚料理を食べないことから（S），食に関する関心が低いこと（E）による，不適切な食物選択（P）と判断する．
P	Mx）保育所での食事の残食量，保護者への聞き取り Rx）普段食べ慣れない食材も食べやすいような献立にする 　　食材とのかかわりを保育活動に取り入れる Ex）＃1　保育活動を通してさまざまな食材に関心をもつ 　　＃2　食べ慣れない料理にも自ら手を出してみようと思う 　　＃3　家族の協力を得る

※本事例は，対象児が「NB-1.5 不規則な食事パターン（摂食障害：過食・拒食）」，保護者が「NB-2.4 食物や食事を準備する能力の障害」と「NB-1.1 食物・栄養関連の知識不足」に該当する．

S：主観的データ，O：客観的データ，A：アセスメント，P：計画，Mx：モニタリング計画，Rx：栄養治療計画，Ex：栄養教育計画

b. 具体的な教育内容・方法

テーマ	だいこんをどうしよう？
目標	＃1　保育活動を通してさまざまな食材に関心をもつ ＃2　食べ慣れない料理にも自ら手を出してみようと思う ＃3　家族の協力を得る

配分 （分）	管理栄養士の手だて 【活用する理論やモデル】	指導上の留意点，資料	目標，評価（指標）
5	導入 地域の農家さんへの挨拶 これまでの振り返りと本日の活動内容説明	・収穫からこれまでの振り返りをし，切干だいこんと漬物を作ることになった流れをみんなで共有する「楽しく食べる子どもに」*（図 6.6，図 6.7） →①だいこんの変化の様子をたずねる 　②大量で食べきれないことを思い出す	経過評価（会場の設営はよかったか，子どもたちは活動の参加に義務的ではなく意欲的だったか）

10	保存食の話（切干だいこんや漬物ができた理由）【社会的認知理論（相互決定主義：認知）】	・紙芝居または説明のフリップなどを使用→食べ物の保存と食べ物の大切さがつながるように話す	経過評価（話はわかりやすかったか，見やすかったか）影響評価（食べ物への関心が高まる，食べ物を大切にしたいと思う）
90	地域の農家さんから作り方を教わる【社会的認知理論（モデリング）】	・大まかな作り方を伝えた後は，子どもたちが主体的に進められるようにする．・農家さんには子どもたちの学びの補助として動いてもらう（例：干す場所のポイント）	経過評価（子どもたちが主体的に活動できていたか，道具など準備物は足りていたか）影響評価（食べ物づくりに興味をもつ）
45	農家さんと一緒に切干だいこんを使った給食を食べる【社会的認知理論（相互決定主義：環境）】	・一緒においしさを分かち合う・対象児の食べる様子を観察し，どのような心情になっているかを判断する．	影響評価（普段食べ慣れない料理も食べてみようと思う，普段食べ慣れない料理を食べる）
5	まとめ挨拶次回へのお約束	・日々の切干だいこんや漬物用だいこんの変化を観察すること，これからやることの確認・子どもから家族の人にも今日の出来事を伝えるように話をする．・保護者が出来事を視覚的に見られるように展示をする．	影響評価（食べ物について知りたいと思う，農家さんと交流したいと思う）

＊「楽しく食べる子どもに〜保育所における食育に関する指針〜（概要）」http://www.mhlw.go.jp/shingi/2007/06/dl/s0604-2k.pdf

c. 実践上の工夫，留意点：だいこんをテーマとした食育の全体計画と展開

　本事例では，対象児を含め，子ども同士のかかわりによる相互作用を期待し，クラス全体での教育を展開し，その中で対象児への配慮を行う．まず，本計画を実施するにあたり，施設の周辺にある農家に協力を依頼し，だいこんの収穫体験とその収穫物をいただけるようにコーディネートする．普段の散歩などで農家の畑の周辺を歩き，子どもたちが植えられている植物に関心を持つことから始まるように計画を立てる．そのため，上記の教育を実施する前には，大量のだいこんを地域の畑で収穫させてもらうという活動がある．重い大きなだいこんを1人が1本ずつ抱えて持ち帰ることにより，自分のだいこん，という大切にしたいという気持ちが生まれると予想される．収穫した日から毎日どれだけ食べても減らないだいこんを前に，子どもたちからは，「次はどうやって食べようか」という発言が生まれることを想定し，管理栄養士や家族にだいこんの料理を聞くなどの展開を考える．さらに，だいこんが日に日にしなびていく様子を見られるように保管場所を整え（社会的認知理論（相互決定主義：環境）），子どもたちの反応を見る．だいこんの保存方法に関心が向くことを想定し，給食の献立に切干だいこんがあることに気づくよう，献立作成に配慮しておく＊．

　本計画は，だいこんを中心とした一連の計画のうち，子どもたちが切干だいこ

＊給食の展示に乾燥した切干だいこんを置くなど，子どもの気づきが生まれる工夫をする．加えて，漬物の本などを教室に置いておき，子どもたちの思考が広がる環境構成とする（社会的認知理論（相互決定主義：環境））．また，このように子どもたちが考え展開されただいこん料理は，3歳未満児のクラスや各家庭，地域の農家などへのおすそ分けなど，クラス外の人とのつながりとなることを期待する．

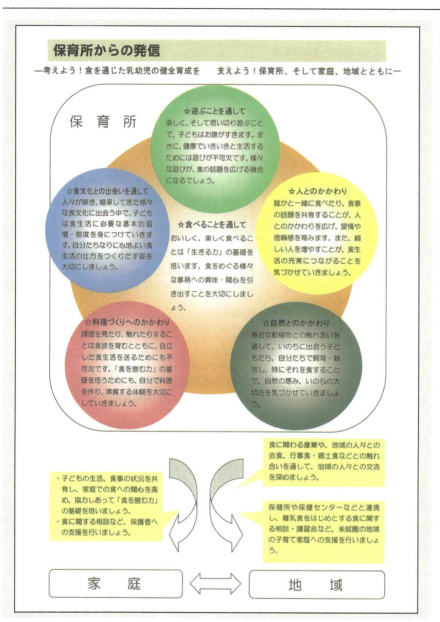

図 6.6 保育所からの発信
[楽しく食べる子どもに]

んや漬物に興味を持ち，管理栄養士に相談をし，それらを作ってみようという流れを受けたものである．

(1) 本実践におけるポイント　　管理栄養士が切干だいこんと漬物の作り方を教えるのではなく，農家の方から切干だいこんや漬物の作り方を教えていただくという形式にしたことである．しかし，この際，一方的に作り方を聞くのではなく，子どもたちが主体的に作業できるよう，担任保育士，管理栄養士，地域の方とで事前に十分な打ち合わせをしておくことが重要である．管理栄養士が進行を務め

図 6.7 保育所における具体的な実践例
［楽しく食べる子どもに］

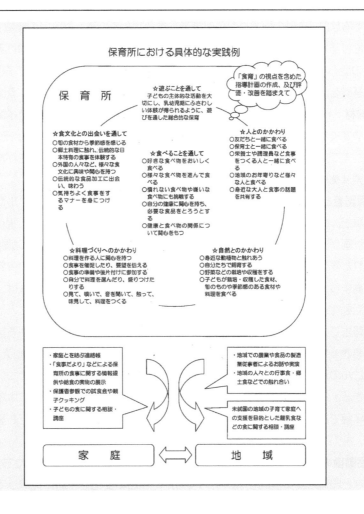

ながら，担任保育士などが子どもそれぞれの特性に合わせたフォローを行うなど，集団でありながら個への対応にも配慮する．

(2) 集団における対象児と家庭への対応　本事例の対象児は，家庭における食経験の乏しさから，食材，食事への興味が低いと考えられる．そのため，だいこんという一つの食材を通して，周囲にいる子どもたちと食材が料理になるまでのさまざまな過程を経験することにより，食べることに興味をもつと推察される．対象児の関心がどの場面でどのように変化していくか，しっかりと観察し，心情の変化をとらえられるように保育士と連携をする．また，給食の時間では，本人が食べてみようと思った量を尊重する．自ら食べてみようという気持ちが生まれた場合，保育者や農家の方と一緒においしさや楽しさを分かち合い，また次回も食べてみたいという気持ちが生まれることを期待する．

　家庭への配慮として，対象児の活動中の様子を保護者と共有し，保護者の意識の変容のつながりをねらう．今回想定した教育内容は，家族にだいこん料理を聞

6.2　乳幼児期の栄養教育　　129

いてくるなど，活動の始まりから保護者を巻き込んでいる．対象児の家庭では，家庭における食事を子どもと一緒に振り返る機会にもなり，保育所における食育活動への関心が高まると考えられる．このように保育所と家庭の両輪で子どもを育てる基礎をつくり，さらに対象児とその家庭両方の育ちを支えるように配慮する．

(3)教材　　紙芝居またはフリップを用いた．視覚的に見せることでイメージができやすくなり，より理解が深まる．このように，幼児期の教材には，そのほか，絵本，エプロンシアター，パネルシアター，ペープサートなど，動きがあり子どもの興味関心がわきやすくわかりやすい物を準備する．

(4)保護者との連携　　幼児期の食行動は，家庭における生活スタイルや食事の準備など，保護者の影響を受けやすい．そのため，保護者を支援する視点をふまえた計画が重要である．どのようなねらいで食育活動を行うのか，食育活動の結果，みられた変化など，評価を保護者へも還元する．その結果，保護者の保育への信頼も高まり，保護者と連携した子育てへとつなげやすくなる．活動後は，保護者への活動報告，子どもの様子について伝える．少しの変化も保護者にとっては嬉しい報告であり，子どもの変化が保護者が準備する家庭の食事に対する認知が変容するきっかけにもなる．報告は，口頭のほか写真などで視覚的に伝え，また，だいこんのしなびていく変化も保護者と共有し，家庭でもだいこんについて会話ができる．このように園の活動を家庭と共有できる場所を作る．特に本事例は就学前年齢であるため，就学に向けためざす姿との関係を説明することも重要である．

(5)活動後の流れ　　農家へのお礼をどのように伝えるか，子どもたちが考え，制作など臨機応変に展開する．その後もだいこんの変化を一緒に見守ってもらえる存在として，つながりを大切にしたいと思えるようにする．また，このような農家や商店などのつながりは，食物がどのような循環を経て食卓にのぼるのか，食物へのアクセスへの気づきとなる．このように，子どもを取り巻くさまざまな組織レベルで食の営みを考え（生態学モデル），子ども自身が主体的に食の経験を豊かに広げられるよう，管理栄養士は保育者の一員として，専門性を活かしたかかわりをもつ．

(6)活動以外のかかわり　　幼児期は，特に信頼する人や憧れの人のまねをするため（モデリング），食事の時間の保育者の態度は重要である．また，給食時間における個人への働きかけや一度の活動だけではなく，日々の保育（生活，遊び）の中で友達や保育者とかかわる中で認知が変容するきっかけをもたらす環境を作る（社会的認知理論（相互決定主義：環境））．

6.3 学童期の栄養教育

　学童期は小学校に通う成長期の 6 年間であるため，心身ともに発育・発達の著しい時期である．個人差や性差が顕著になる時期でもあり，個々人の発達段階に合わせた栄養教育が必要になる．学童期の健康および食生活上の課題として，大人の夜型生活の影響や通塾，習い事などによる生活リズムの乱れ，食べ方では偏食や欠食，健康面では肥満と痩せなどが憂慮されており，学校においてそれらに対応すべく栄養教諭制度が創設された（2005 年）．

　学校教育においては，規則正しく学校生活が展開されて児童の健康管理が行われる一方，学校以外の生活においては，社会環境や保護者の価値観の影響を大きく受ける．成人になってからの食生活のバランスや食意識，健康には，子どものころから望ましい生活習慣および食生活を身につけていくことが重要である．

　栄養教諭は栄養に関する専門性に加え，教育に関する資質を持つことで，学校給食を「生きた教材」として活用し，「食に関する指導」と学校給食の管理を一体的に行うことを職務としている．「食に関する指導」では，各教科や特別活動などにおける教育指導，さらに，偏食傾向，肥満傾向，痩身願望，食物アレルギーおよび運動部活動などにおいての児童，保護者に対する個別の指導のほか，担任や養護教諭，学校医や医療機関との連携を図り，食に関する教育指導の調整をすることも求められている．

A. 食物アレルギー児童における栄養教育：個別教育の例

a. 栄養管理プロセスにおける PES 報告例

栄養診断	NB-1.1　食物・栄養関連の知識不足
S	・幼児期からアトピー性皮膚炎で通院している．日常生活では元気にしている．蒸し暑い時期，夏などは汗をかいて痒いところを掻き壊すことがある． ・就学前の学校との相談で，念のため食物アレルギーの検査を行ったところ，卵と牛乳において抗体検査で陽性になった． ・それまでの食事で，卵や牛乳は普通に摂取していたが，学校給食において 1 年生時から念のため卵および牛乳を除去することにした． ・その後，アトピー性皮膚炎の塗り薬の処方で医院に行くが，主治医には食物アレルギーについては相談していない． ・体格は学年では小柄なほう． ・食は細く，主食は食べるが野菜嫌い，間食（スナック菓子，チョコレートなど）を食べる． ・朝食はごはん，ふりかけ，昼食は給食，卵の使われているものは食べない．牛乳も飲まない．学校から帰宅後お菓子．夕食はカレーライス，チャーハンなど味のついたものが好き． ・外食はよくする．
O	7 歳，男児，小学校 2 年生，身長 118 cm，体重 18.5 kg，肥満度－12.0% 既往歴：アトピー性皮膚炎

O	特異的 IgE 検査（RAST）　ハウスダスト 30.3 UA／mL（4＋），卵白 5.15 UA／mL（3＋），牛乳 14.7 UA／mL（3＋）（就学前検査）
	1 回目の相談で聞き取った食事内容から推定した摂取量：エネルギー 1,400 kcal，タンパク質 41 g，脂質 45 g，その他：カルシウム 383 mg，食物繊維 10 g
A	栄養診断の根拠（PES） 食物摂取量が少なく，偏った食事となり，痩せ気味の体格で（S），食物アレルギーや食生活について本人や家族が正しい情報を得ていないことに起因する（E），食物・栄養に関連した知識不足（P）と判断する．
P	Mx）食物アレルギーの抗体検査再確認，成長曲線 Rx）主食，主菜，副菜の揃ったバランスのとれた食事の実践 Ex）＃1　バランスのとれた食事を知る 　　　＃2　食品選択のため，食品表示について学ぶ

※本事例は，「NB-1.7　不適切な食物選択」「NI-5.8.5 食物繊維摂取量不足」「NI-5.10.1 ミネラル摂取量不足」も該当する．

S：主観的データ，O：客観的データ，A：アセスメント，P：計画，Mx：モニタリング計画，Rx：栄養治療計画，Ex：栄養教育計画

b.　具体的な教育内容・方法

テーマ	除去食品があっても，バランスのよい食事を！（食物アレルギー児童の保護者を対象とする）		
目標	＃1　食物アレルギーについての知識を深める ＃2　卵，牛乳を除去したバランスのとれた食事を知る ＃3　食品選択のため，食品表示について学ぶ		
配分（分）	管理栄養士の手だて 【活用する理論やモデル】	指導上の留意点，資料	目標，評価（指標）
2	挨拶【ラポールの形成，アイスブレイク】	・話しやすい環境づくり	プロセス評価（対象者に寄り添った指導ができる）
5	食物アレルギーについて説明する． 【社会的認知理論（相互決定主義：認知）】【エンパワメント】	・専門的な用語はわかりやすく説明する．	影響評価（食物アレルギーについて理解する）
20	卵アレルギーの食事，牛乳アレルギーの食事の実際【社会的認知理論（相互決定主義：スキル），モデリング】 ①代替食品の紹介 ②主食，主菜，副菜のバランス ③食事バランスガイドの目標量確認	「食物アレルギーの栄養指導の手引き 2017」[*1]（図 6.8） ・対象者の現在の食事のどこを改善すべきかを具体的に示す． 「食事バランスガイド」，「食事バランスガイドチェック表」[*2]	影響評価（除去食品に代わる食品について理解し，食事のバランスをとる方法がわかる） 影響評価（自分の子どもの目標摂取量がわかる）
10	食品表示について説明する． 【社会的認知理論（相互決定主義：環境）】	・加工食品へのアレルギー原因物質表示例を用いて具体的に説明する．	影響評価（加工食品利用時，外食利用時に活用できるようになる）
3	次回の予約 【社会的認知理論（セルフモニタリング）】 食事バランスガイドチェック表に記入してみることを促す．	・食事バランスガイドチェック表	結果評価（1 か月後，食事のバランスが改善したかを SV 数で確認する）

＊1　「食物アレルギーの栄養指導の手引 2017」http://www.foodallergy.jp/nutritionalmanual2017.pdf
＊2　食事バランスガイドチェック表（オリジナル用紙）

図6.8 食物アレルギーの食事のポイント
［食物アレルギーの栄養指導の手引2017］

鶏卵アレルギー 完全除去の場合の食事

①食べられないもの

鶏卵と鶏卵を含む加工食品、その他の鳥の卵（うずらの卵 など）
★基本的に除去する必要のないもの：鶏肉、魚卵

鶏卵を含む加工食品の例：
マヨネーズ、練り製品（かまぼこ、はんぺんなど）、肉類加工品（ハム、ウインナーなど）
調理パン、菓子パン、鶏卵を使用している天ぷらやフライ、
鶏卵をつなぎに利用しているハンバーグや肉団子、
洋菓子類（クッキー、ケーキ、アイスクリームなど） など

②鶏卵が利用できない場合の調理の工夫

- 肉料理のつなぎ
  片栗粉などのでんぷん、すりおろしたいもやれんこんをつなぎとして使う。
- 揚げものの衣
  水と小麦粉や片栗粉などのでんぷんをといて衣として使う。
- 洋菓子の材料
  ・プリンなどはゼラチンや寒天で固める。
  ・ケーキなどは重曹やベーキングパウダーで膨らませる。
- 料理の彩り
  カボチャやトウモロコシ、パプリカ、ターメリックなどの黄色の食材を使う。

③鶏卵の主な栄養素と代替栄養

鶏卵M玉1個（約50g）あたり
　たんぱく質　6.2g

　　　肉　　　　　薄切り2枚　(30-40g)
　　　魚　　　　　½切　　　　(30-40g)
　　　豆腐（絹ごし）½丁　　　 (130g)

☆主食（ごはん、パン、麺など）、主菜（肉、魚、大豆製品など）、副菜（野菜、芋類、果物など）のバランスに配慮する。

④鶏卵のアレルギー表示

1) 容器包装された加工食品
　鶏卵は<u>容器包装された加工食品</u>に微量でも含まれている場合、必ず表示する義務がある。したがって、原材料表示欄に鶏卵に関する表記がなければ摂取できる。

　　○鶏卵の代替表記：たまご、鶏卵、あひる卵、うずら卵、タマゴ、玉子、エッグ
　　○鶏卵の特定加工食品については、P30を参照
　　○「卵殻カルシウム」は摂取することが出来る

2) 容器包装されていない料理や加工食品（飲食店、惣菜など）
　容器包装されていない料理や加工食品には、どのような原材料であっても表示の義務はない。特に微量で発症したり、重篤な症状を起こしたりする可能性がある場合は販売者に直接確認して利用する。

c. 実践上の工夫，留意点

　この例では1回目の相談で，これまでの経過や検査結果，食事の状況など，栄養アセスメントをした結果，保護者の食物・栄養に関連した知識不足と判断し，栄養教育計画を立てた．
　問題点は，保護者が食物アレルギーの原因となる食品の判断を1回の特異的

IgE検査の結果で行い，その後のケアについては主治医の指示なく，当該食品の除去を行っていることである．改めて，食物アレルギーの特異的IgE抗体検査を実施し，適切な食物摂取をして，標準的な成長をしているかを成長曲線を用いて確認していく必要がある．

　そのうえで，食物アレルギーとはどのようなものか，バランスのとれた食事は何か，除去食品がある場合の留意点などを説明し，代替食品の紹介を行って，「必要最小限の食物除去」の意義を理解してもらうことが大切である．行動変容モデルの視点から，具体的な教育内容を社会的認知理論に対応させると，「食物アレルギーについての説明」は相互決定主義における「認知」にあたる．具体的な食事の実際に関する説明は，行動レベルのアプローチとなるので「スキル」に該当し，適切な食生活実践のための食品表示の知識や外食の栄養成分表示は「環境」にあたる．食物アレルギーを持つ児童にとって，食べられる範囲を定期的に確認しながら食生活の幅を広げ，楽しく豊かな食生活を送ることができるようになることが重要である．また，多くの児童は自分が食べられないものがあることを理解し，受け入れている．「自分は他の人と同じものがなぜ食べられないのか」よりは，「この食べ物は食べてよいのか，悪いのか」を知りたい場合が多い．したがって，児童，保護者，支援者(担任，栄養教諭，主治医など)の連携が大切であることは言うまでもない．栄養教育は食物アレルギーの児童や保護者の不安を解消することも目的となる．

B.　TTにおける栄養教育：集団教育の例

a.　栄養管理プロセスにおけるPES報告例

栄養診断	NB-1.7　不適切な食物選択
S	・SK小学校全校(6学年6クラス214人)の中でも4年生は元気の良いクラス．活発な児童が数人いて，明るく仲の良いクラスである(学級目標：元気，本気，勇気，根気)． ・「朝食を食べてこなかった」，「朝食に菓子パンだけを食べた」と話す児童がいる． ・野菜が苦手な児童が多く，給食時に「一口でも食べよう」と指導をしても，その意味を理解していない様子である． ・食べる量が少ない児童も数名おり，食に関心がないようにも受け取れる． ・これまでの給食指導で，給食がバランスがとれた食事であることは学習している． ・小児生活習慣病予防健診や食生活調査については事前に説明を受けている．
O	SK小学校4年生クラス35人(男子18人，女子17人) 平均身長　男子132.9cm，女子136.5cm，平均体重　男子28.8kg，女子33.8kg 肥満度20%以上　男子1人，女子2人 小児生活習慣病予防健診　平均HDL-C　男子64.7mg/dL，女子63.7mg/dL，平均LDL-C　男子94.2mg/dL，女子　96.4mg/dL，血清脂質異常者　男子2人，女子0人 簡易食物摂取頻度調査の結果，1日の平均野菜摂取量は170g 生活調査の結果，朝食欠食率は11%(4/35)．市内10校の6%に比較して高い．朝食欠食の理由は(複数回答)，食欲がない75%，食べる時間がない50%が上位である． 朝食の内容では主食95%摂取，主菜38%摂取，副菜10%摂取，汁物43%摂取，乳製品19%摂取であった．

A		当該小学校の肥満の出現率は 8.6％であった（市内小学校 10 校の出現率は 11.8％）． 野菜摂取量が少ない．その原因の 1 つに朝食を欠食する児童が多いこと，朝食を食べていてもその内容が不十分であることが考えられる．野菜をしっかり摂るためには，朝食で副菜として食べる必要がある． 学習したことを，実践に結びつけることができない．
		栄養診断の根拠（PES） 朝食に副菜をあまり食べず，食物摂取頻度調査から 1 日の野菜摂取量が少ないことから（S），朝食の内容の偏りや欠食を原因とする（E），不適切な食物選択（P）と判断した．
P		Mx）朝食における適切な食品の組み合わせ Rx）バランスのとれた朝食がとれるようになる Ex）＃ 1　朝食の役割を知る 　　　＃ 2　バランスのとれた朝食を学ぶ 　　　＃ 3　自分で朝食メニューを考えたり，作ってみようと思う

S：主観的データ，O：客観的データ，A：アセスメント，P：計画，Mx：モニタリング計画，Rx：栄養治療計画，Ex：栄養教育計画

b.　具体的な教育内容・方法

テーマ	元気が出る朝ごはんとは！（担任，栄養教諭の TT 方式）		
目標	＃ 1　朝食の役割を知る ＃ 2　バランスのとれた朝食を学ぶ ＃ 3　自分で朝食メニューを考えたり，作ってみようと思う		
配分 （分）	管理栄養士の手だて 【活用する理論やモデル】	指導上の留意点，資料	目標，評価（指標）
2	挨拶・本日の学習内容の説明（担任）． グループづくり（5 人程度のグループ） 【アイスブレイク】	・グループ名：食べ物の名前をつけてもらう【ブレインストーミング】	プロセス評価（担任と栄養教諭の分担は適切か）
8	紙芝居：SK 小学校の S ちゃん，K ちゃんの朝ごはんの比較 S ちゃん（バランスのよい朝ごはん） K ちゃん（偏った朝ごはん） 【社会的認知理論（モデリング）】 朝ごはんの役割について説明する． 【計画的行動理論（行動への態度）】	・紙芝居：S ちゃん，K ちゃんの朝ごはんについて良い点，悪い点を考えてもらう	
10	バランスのとれた朝ごはん（主食，主菜，副菜が揃っていること）について説明する	・主食，主菜，副菜の料理カード ・調査結果をふまえて副菜を揃えることを強調する	影響評価（バランスのとれた朝食について理解する）
15	バランスのとれた朝食メニューを考えてもらう【グループダイナミクス】 グループごとに発表させる． 【計画的行動理論（行動のコントロール感）】	・担任，栄養教諭で分担して，グループ作業の支援をする ・発表内容について，良い点を中心にコメントする【オペラント強化】	影響評価（バランスのとれた朝食を組み合わせることができる）

| 10 | 自分の本日の朝ごはんをチェックしてもらう．簡単にできる朝ごはんメニューを紹介する．【計画的行動理論（行動のコントロール感）（主観的規範）】 | 「朝ごはんチェックシート」*1（図6.9）「オススメ簡単朝ごはん」*2（リーフレット，図6.10） | 結果評価（後日，再度チェックシートに記入して，改善ができたか確認する） |

*1 学生作成
*2 学生作成

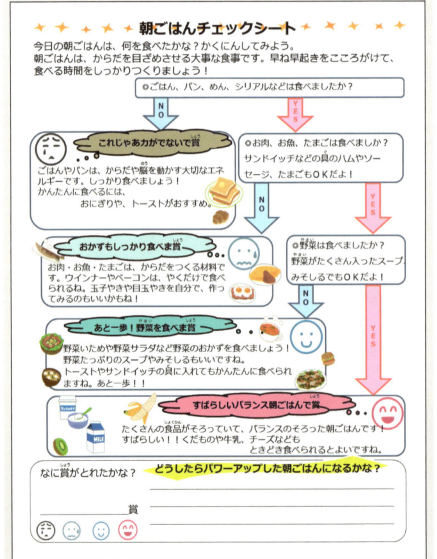

図6.9 朝ごはんチェックシート
［和洋女子大学 村木美紀作成］

図 6.10 リーフレットオススメ簡単朝ごはん
[和洋女子大学 村木美紀作成]

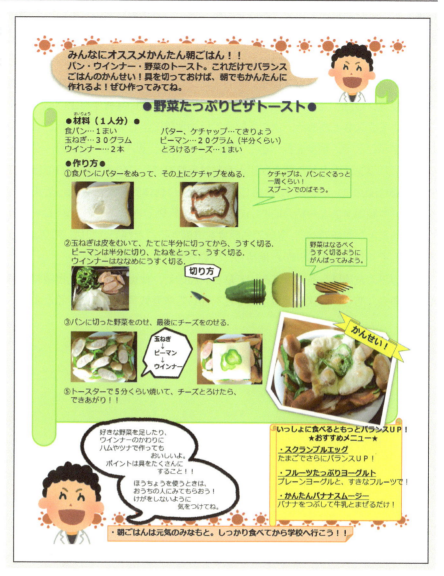

c. 実践上の工夫，留意点

　対象の小学校では，児童の健康管理，将来の生活習慣病予防のために健診事業や栄養教育を推進している．健診結果や調査結果を活かした根拠に基づいた栄養教育が重要であり，具体的な行動に結びつけられるような教材開発も大切である．
　この例は，学級活動の時間に担任と栄養教諭（TT方式）で「バランスのよい朝食がとれるようになる」ことを目標に展開する授業を計画したものである．小学校4年生の年齢では，まだ食事の自己管理を完全にするのは難しいことから，まずはどんな組み合わせが適切であるかを理解し，自分の朝食のどこが問題かを発見できるようにした．TT方式により複数で支援するので，参加型のグループワー

クとした．紙芝居を導入して，興味を引き，グループで意見を出し合い，知識や理解度の差を互いに補う学習の方法である．

　行動変容のモデルの活用については，最初にグループ名決定の際，自由な発想でアイデアを出してもらうブレインストーミング，紙芝居では対称的な登場人物でモデリングし，その後のグループ作業では，協力してよい案を作り上げるグループダイナミクスなどがある．また，計画的行動理論に当てはめると，朝ごはんの役割を学ぶことで，朝食を食べることは良いことだと思い（行動への態度），グループごとにバランスのとれた朝食が組み合わせられれば，このようにすれば自分にもできる（行動のコントロール感）と感じられる．より具体的な内容を示したチェックシートや簡単メニュー紹介においても，容易に行動できる（行動のコントロール感）と感じることが可能である．自分でも朝食を準備することができれば，家族はきっと評価してくれる（主観的規範）と期待し，行動を起こすことになる．

　給食以外の食事は，各家庭においてなされるので，保護者に対して授業参観時や保護者会，あるいは家庭教育学級などを通して栄養教育が実施できるとよい．

6.4 | 思春期の栄養教育

　思春期とは，第二次性徴の始まりから青年期に至るころまでをさす．思春期は精神的に保護者からの自立心が高まる時期で，親に依存していた食生活に変化が生じ，健康意識が低いと食生活が乱れやすい．思春期の健康および食生活上の課題は，学童期から引き継いでいるものが多く，生活リズムの乱れ，偏食や欠食，痩せ志向，貧血などが挙げられる．生活リズムの乱れは，特に就寝時刻が遅くなりがちで，就寝時刻が遅くなると，夜食が増加したり，睡眠不足で朝食欠食に結びついたり，体調を崩す原因となる．コンビニエンスストアやファストフード店を自由に利用する機会も増え，食事のバランスが悪くなりやすい．中学生，高校生においては，スポーツ活動を部活動として行うことも多く，運動量の増加に伴って，エネルギーや各栄養素の必要量が高まるので，より適切な食事摂取が重要であることを理解させる教育が必要となる．

　また，思春期は外見的な容姿を気にして痩身を望む傾向にある．社会においてもそのような風潮があり，特に女子においてはダイエット志向が高い．この時期は，自我意識が強くなり自己の意思が明確になる反面，不安や劣等感など感受性も高く，精神的に不安定な状況も生じるため，栄養教育の際には考慮が必要である．対象者にかかわる保護者，学校関係者，カウンセラーや医療機関との情報の共有は大切で，対象者自身が自己管理できるように，支援者が効果的で適切な一貫した対応をとるための連携が望まれる．

A. 摂食障害での多職種連携による栄養教育：個別教育の例

a. 栄養管理プロセスにおける PES 報告例

栄養診断	NB-1.5　不規則な食事パターン
S	・高校2年生でクラス替えがあり，仲の良い友人と同じクラスになって，一緒にダイエットを始めた． ・4月の健診時での体重は 48 kg で肥満度−6％，もともと肥満ではなかった．友人とお互いに太り過ぎと思っていて，食事量を減らすことを誓いあった． ・朝は野菜ジュースのみに変え，昼のお弁当は幼稚園時のお弁当箱に詰めることを母親に頼んだ．夕食は家族と一緒にとっているが半分ほどを残す． ・4か月たって体重6 kg減．中間試験の時も調子が悪かったが，期末試験中，気分が悪くなり保健室で急激な痩せが指摘された． ・担任，養護教諭が保護者に連絡し，体重減少について話し合った． ・それまで，母親は「痩せすぎは健康によくない」と諭していたが聞き入れず，毎日のように言い争いになっていたとのこと． ・体調に変化が出たことで，本人を説得し，病院を受診し，血液検査などを行った． ・本人は減食について，特に問題はないと考えている． ・食べない方が，勉強に集中できるとも考えている．

S	・期末試験中の気分の悪さはいつもの感じと違っていたので，本人としても不安になり，受診に同意した．
O	16歳，女性，高校2年生，身長156.8 cm，体重42.0 kg，肥満度−18.0%，BMI 17.1 kg/m² 既往歴：特になし 血清総タンパク質6.1 g/dL，アルブミン3.9 g/dL，Hb 11.3 g/dL
A	肥満度，BMIから痩せすぎ．貧血もあり，栄養状態不良． 普段の摂取エネルギー量は1,000 kcal未満と推定．食事量が少ないため，各栄養素も十分に摂取されていない． **栄養診断の根拠（PES）** 貧血で低栄養状態であり（S），肥満でないにもかかわらず，痩せたいという願望が強く，痩せるために減食しても問題ないという意識を原因とする（E），不規則な食事パターン（P）と判断する．
P	Mx）食物摂取状況，体重の増加 Rx）1日3回バランスのよい食事をとる Ex）#1　食事の大切さを知る 　　　#2　自分の食べ方を見直す 　　　#3　何をどれだけ食べたらよいかを知り，実践できるようにする

※本事例は，「NI-2.1　経口摂取量不足」も該当する．

S：主観的データ，O：客観的データ，A：アセスメント，P：計画，Mx：モニタリング計画，Rx：栄養治療計画，Ex：栄養教育計画
［事例については，元国立国際医療研究センター国府台病院の河野公子氏の助言をいただいた］

b. 具体的な教育内容・方法

テーマ	美しさは健康から！正しいダイエットとは？（本人と保護者を対象とする）		
目標	#1　食事の大切さを知る #2　自分の食べ方を見直す #3　何をどれだけ食べたらよいかを知り，実践できるようにする		
配分（分）	管理栄養士の手だて【活用する理論やモデル】	指導上の留意点，資料	目標，評価（指標）
2	挨拶【アイスブレイク】	・話しやすい環境づくり	
10	ダイエットをしようと思ったきっかけ，背景について尋ねる【開かれた質問】	・クライアントが話し出すまで待つ【沈黙の尊重】 ・クライアントが話したことを確認し，繰り返す【傾聴・受容・共感的理解】	経過評価（クライアントに対する対応が適切か） 経過評価（クライアントは支援者の対応に満足しているか）【ラポールの形成】
5	人はなぜ食べるのかを考えてもらう ①栄養補給 ②楽しみ	・食事の意味（栄養補給・楽しみ）を確認する	影響評価（食事の重要性に気づく）
10	自分の食べ方について見直してもらう ①食事時間 ②食事内容 ③間食	・食事バランスガイドチェック表 ・自己評価表 　①食事時間 　②食事内容 　③間食	影響評価（自分の食べ方のどこが問題か指摘できるようになる）

10	自分の食事の目標量を確認してもらう バランスのよい食べ方を知る 自分の実行可能な目標を設定してもらう 【目標の設定】	・クライアントの目標量について保護者にも知ってもらう ・フードモデル，料理サンプル ・減食していたため，食事量は段階的に増量する方針	影響評価（自分が何をどれだけ食べたらよいかを理解し，自分で実行可能な目標を設定する） 影響評価（自分の子どもの目標摂取量がわかる）
3	次回の予約 次回までに目標達成チェックと体重を毎日測定する【セルフモニタリング・オペラント強化】 食事の写真と内容を２日間簡単に記録する	「セルフチェック表」*1（図6.11） ・食事記録表 ・保護者の見守りについて確認する【ソーシャルサポート】	結果評価（次回相談時，食事面:食事のバランス，摂取量，体調面：低栄養・貧血改善，体重増加） （精神面：病識，体重増への不安払拭の程度）

*1 「セルフチェック表」

c. 実践上の工夫，留意点

思春期やせ症においては，多職種が連携して対象者に対応することで，効果を最大限に高めることが可能である．それぞれの専門職が情報を共有しながら，担当分野の役割を果たす．学校の担任，養護教諭は学校における対象者の支援を，保護者は家庭における支援を，医師は体調面を，カウンセラーは精神面を，管理栄養士は食事面を担当し，協働して問題を解決することが大切である．

管理栄養士は，思春期やせ症の発症の経過や血液検査結果をもとに，食事の摂取状況など，栄養アセスメントをして，適切な食事がとれるようにする（不規則な

図 6.11　セルフチェック表

〇〇 年 〇月		日付	1	2	3	4	5	6	7	8	9	10	11	12
		曜日	金	土	日	月	火	水	木	金	土	日	月	火
体重(kg)														
目標	1													
	2													
	3													
生活メモ														

目標は、実行できそうな改善目標にしましょう.
例）毎日朝食をとる.　毎朝牛乳を飲む.　など

目標…できた=〇、まあまあできた=△、できなかった=×
記入ができなかった日は空欄にしておいてください.
生活メモ…気づいたことや感想を自由に記入してください.

目標達成ボーナス	

目標が達成できた時のごほうびを考えておきましょう.
例）〇が50%以上なら、CDを買う。

食事パターンを改善する)ために，食物・栄養に関連した知識と具体的な食生活面での技術を提供する．思春期やせ症は精神面でのケアも重要であることから，その対応は栄養カウンセリングの技法を使って丁寧に行う．対象者の反応を慎重に観察しながら，焦らずに少しずつ，段階的に認知的アプローチで食に関する正しい認識を深めていく．

　栄養カウンセリングは，対象者が自分の問題を自覚し，自ら解決しようと向かって進んでいくことを支援する方法で，「傾聴」「受容」「共感」が重要である．面接時に，対象者の話をよく聞きながら，受容や肯定を表し，対象者の準備状況を評価して食生活改善のための情報を提供する．対象者が実行可能な目標を，自分で選択し，あるいは決定し，その目標を達成するために必要な知識と技術を習得することを支援していく．対象者が自分の食事面での良い点，悪い点に気づき，行動を変えようとする気持ちを大切にする．セルフチェック表，食事記録は，ソーシャルサポートを活用しながら，無理せず粘り強く続けていく．

B. 競技スポーツにおける栄養教育：集団教育の例

a. 栄養管理プロセスにおける PES 報告例

栄養診断	NB-1.1　食物・栄養関連の知識不足
S	・WK 高校バドミントン部，毎年全国高校総合体育大会に出場している． ・部員 31 人（1 年生 16 人，2 年生 9 人，3 年生 6 人）． ・部活動は火曜日〜金曜日：16：00 〜 18：30，土曜日・日曜日は 9：30 〜 17：00．夏合宿 7月下旬，春合宿 3 月上旬． ・サポート体制：顧問 3 人，コーチ 1 人，トレーナー 1 人． ・競技能力を高めるためには，技術の向上のみならず，体づくりも重要であると指導者は考えている． ・運動時の栄養についての正しい知識を部員に持ってもらって，日常の食生活で実践して欲しいと指導者は考えている． ・毎年 1 年生を対象にバドミントン部に入部した時点で，食生活改善のためのプログラムを導入している． ・部員のみならず，WK 高校生は毎日の食生活に特に気を配っているわけではない．
O	食生活調査結果　食事摂取状況：朝食欠食 2 人（男子 1 人，女子 1 人），夜食摂取　5 人（男子 4 人，女子 1 人），食品摂取状況（はい・ときどき・いいえの選択ではい・ときどきの計）：緑黄色野菜摂取毎日 1 皿　男子 60%，女子 66.7%，　その他の野菜毎日 1 皿　70%，女子 50%，牛乳　毎日コップ 1 杯　はい男子 60%，女子 50%，インスタント食品　男子 80%，女子 50%，清涼飲料水男子 90%，女子 83.3%． 食生活等の改善に取り組みたいか：改善したいと思う 81.3%，わからない 18.8%
A	入部して 1 年目，バドミントンのトレーニング方法や部の運営方法などには興味・関心が高いが，パフォーマンスを基本で支える生活習慣や食生活についての関心は低い．朝食欠食者がいたり，夜食をとる者も 30%いる．望ましい食習慣がどういうものかの理解をしたうえで，その実践をしていくことが必要である． 栄養診断の根拠（PES） 朝食欠食や夜食摂取の食事状況，野菜摂取頻度が少なく，インスタント食品や清涼飲料水の摂取頻度が多い食品摂取状況で（S），食行動の変容に関する意欲については，関心があるがやっていない，あるいはこれまで意識したことがない状態が関係した（E），食物・栄養に関連した知識不足（P）と判断した．

	Mx）望ましい食生活および運動時の適切な栄養補給の実践
P	Rx）バランスのとれた食生活，運動時の適切な栄養補給を理解し，自己管理ができるようになる．
	Ex）# 1　バランスのとれた食事を知る（1 日に摂取したい野菜の量，適正な主食の量）．
	# 2　運動部で活動する自分に必要な食事量について知る．
	# 3　自分の食事をデザインし，実践，評価できるようにする．
	# 4　市販食品やコンビニエンスストアの利用の方法について学ぶ．

S：主観的データ，O：客観的データ，A：アセスメント，P：計画，Mx：モニタリング計画，Rx：栄養治療計画，Ex：栄養教育計画

b. 具体的な教育内容・方法

テーマ	毎日食事の簡単チェックで，体作りに役立てよう！
目標	# 1　毎日の食事の役割，バランスのとれた食事を知る（1 日に摂取したい野菜の量，適正な主食の量）（第 1 回）
	# 2　運動部で活動する自分に必要な食事量について知る（第 2 回）
	# 3　自分の食事をデザインし，実践，評価できるようにする（第 3 回）
	# 4　市販食品やコンビニエンスストアの利用の方法について学ぶ（第 4 回）
第 1 回	毎日の食事の役割，バランスのとれた食事を知る．

配分（分）	管理栄養士の手だて【活用する理論やモデル】	指導上の留意点，資料	目標，評価（指標）
2	挨拶【アイスブレイク】	・これからの学習スケジュールについて周知する．	
5	食事バランスガイドを活用して，バランスのとれた食事を説明する．	・実物大料理カード（主食，副菜，主菜，牛乳・乳製品，果物の構成）	経過評価（カリキュラムの進行と教材の使用法は適切か）
10	前日の食事を食事バランスガイドで分類してもらう．【トランスセオレティカルモデル：無関心期（意識の高揚）】	・実物大料理カードで，量的な感覚を体験させる．	影響評価（食事バランスを自分で確認できることを理解する）
10	主食の役割，副菜の役割，主菜の役割と運動について説明する．バランスがとれないとどうなるかを考えさせる．【トランスセオレティカルモデル：無関心期（感情的体験）】	・事例をあげて，考えやすいように支援する．・運動と主食（エネルギー），副菜（ビタミン・ミネラル），主菜（タンパク質）との関係をわかりやすく説明する．	影響評価（バランスのとれた食事をとろうとする意欲を持つ）
13	自分の毎日の食事をモバイル端末でチェックする方法について説明し，登録してもらう．食事写真送付を試してもらう．次回までに何回かやりとりをすることを伝える．	「栄養支援システム（カロリースマイル）」[*1]（図 6.12）・食事バランスガイドでの前日の食事評価と同じことを，即時的にモバイル端末でできる有効性を伝える．	影響評価（食事のモニタリングを実行しようと思う）

*1　「栄養支援システム（カロリースマイル）」

c. 実践上の工夫，留意点

　「毎日食事の簡単チェックで，体づくりに役立てよう！」のテーマで 1 か月に 1 回の 4 回シリーズの参加型集団栄養教育とする．トランスセオレティカルモデルを応用して企画した．すなわち，対象者は，教育前は「無関心期」，教育介入により気づき関心を高める「関心期」，教育で学習を進め行動の実行へと準備を整え

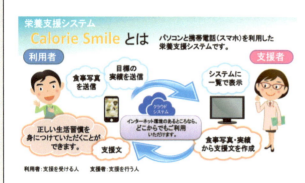

図 6.12 栄養支援システム
[株式会社クエスト・コンピュータ]

る「準備期」，学習した食行動を実践する「実行期」，その後毎日の食生活で実践を続け習慣化させる「維持期」へと行動変容することを目標としている．

　1回目の教育では，食事のバランスの基本を学習し，スポーツを行うには日常的に適切な食事管理が必要であることを自覚してもらい，自分の食事のモニタリングにつなげていく．2回目以降でスポーツ活動をしている自分の目標を設定できるようにして，実行の準備，続いて実行に役立つスキルとして，栄養成分表示や商品情報の入手方法について学ぶ計画とした．したがって，2回目以降でトランスセオレティカルモデルの関心期から準備期，実行期へと進行していく過程となり，目標を宣言するなどの「自己の解放」，行動を定着させるための「ソーシャルサポート」や「強化のマネジメント」などが適用される．

　最近では，食事の管理にスマートフォンや携帯電話などのモバイル端末を利用した方法が普及してきている．これは，特定健診・保健指導での利用やスポーツクラブ，健康産業などで導入されている．常時身近に栄養管理者が配置されていなくても，インターネットに接続できればシステムの利用が可能になる．資料としてシステムの一例を示した（図6.12）．ICTを利用したシステムの利点は，利用者の情報が容易に入手でき，頻繁に双方向のコミュニケーションがとれること，対面方式に比べて支援に対する労力が削減できること，分析ツールを活用して効果的に教育が可能であることなどが挙げられる．若い世代においてはモバイル端

末の活用に抵抗がなく，日常的に利用頻度も高いことから，さらに有効に作用すると考えられる．事前の問診や，途中経過での再評価を繰り返して，トランスセオレティカルモデルのステージを確認することもできる．食生活等，毎日の生活習慣の改善は，その場ですぐに対応し，具体的に確認できること，それを繰り返し行うことが大切で，対象者の自覚やモチベーションを保つうえでも効果的である．

　スポーツ活動における水分の補給やタンパク質，ビタミン，ミネラルの補給に関しての適切な対応（場合によってはサプリメントの利用など）は，合宿などに管理栄養士が帯同して，メニュー提供や食事管理を行うことで，サポートチームとして体制が整うと同時に，対象者への教育の一環と考えられる．

6.5 成人期の栄養教育

　成人期は20歳前後から64歳頃までの40年以上にわたる長い期間である．30歳頃までの青年期は身体機能の安定，生殖機能も成熟を迎える中，社会的には自立した生活を営み始めることから，生活環境の大きな変化の影響による食習慣の偏りも生じやすい．30～60歳頃までの壮年期は，身体的成熟とともに精神的にも最も充実した時期を迎える一方，社会的にも家庭内においても責任が重くなる時期である．そのため，精神的ストレスの増大とともに生活習慣の偏りから，慢性疲労の蓄積や睡眠不足が生じるなど，自己の健康管理が難しくなる状況に加え，加齢に伴う身体機能の低下から生活習慣病を誘発しやすくなる．また，男性は40歳頃から，女性は40歳代後半から性ホルモンのアンバランスによる更年期を迎え，自律神経の失調など多様な症状が出現することがある．特に女性は不定愁訴が現れやすいなど症状が著しく，さらに閉経以降はエストロゲンの消失により，動脈硬化をきたしやすくなる．

　30～60歳代男性の3人に1人，40～60歳代女性の5人に1人が肥満者である近年の状況と（図6.13），壮年期以降の内臓脂肪型肥満に高血糖，脂質異常，高血圧を併せもつ，いわゆるメタボリックシンドロームの状態に着目し，2008年度から「高齢者の医療の確保に関する法律」に基づく特定健診・特定保健指導制度（2018年度～2023年度は第3期実施計画期間）が始まった．対象者をリスクに応じて情報提供，動機づけ支援，積極的支援と階層化し，望ましい行動変容に向けて支援する．一方，20～30歳代の若年世代は男女ともに朝食欠食率が高く，主食・主菜・副菜を組み合わせた食事をとっている割合も低い．さらに，20歳代女性の約2割がやせの者であり，貧血や早期の骨粗鬆症などの健康問題とともに，健康的な妊娠・出産に向けた適正体重の管理が課題となる．

図6.13　肥満者（BMI ≧ 25 kg / m²）とやせ（BMI < 18.5 kg / m²）の割合

［平成28年国民健康・栄養調査］

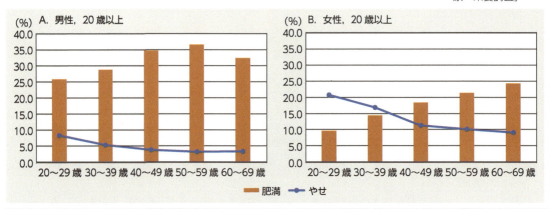

成人期の栄養教育は，その後の高齢期をより健やかに迎えるために，それぞれの年代や個々の健康・栄養課題に応じた，生活全体の中での食の自己管理能力向上が目標となる．

A.　肥満者における栄養教育：個別教育（特定保健指導における積極的支援）の例

a.　栄養管理プロセスにおける PES 報告例

栄養診断	NI-1.3　エネルギー摂取量過剰
S	・朝食は，ごはん 1 杯に簡単なおかず，昼食はカレーライスや丼もの，めん類，パスタなど簡単に済ませられるものが多い． ・夕食代わりに部下と週 1 ～ 2 回，居酒屋へ寄る（1 回あたり飲酒量はビール中ジョッキ 2 杯＋焼酎濃い目の水割り 2 ～ 3 杯程度）．つまみは自分では選ばず部下任せなので，結構揚げ物が多いかも．自宅ではほぼ毎日（焼酎水割り 2 杯）で，おかずをつまみにする（主食はとらない）． ・朝出勤後に缶コーヒー（低糖）1 本．飲酒するので何となく体に良いかなと，スポーツ飲料（低糖）500 mL ボトル 1 本/日．間食はほとんどしない． ・20 歳代体重は 60 kg 台前半だったが，30 歳過ぎに子どもが生まれ，禁煙したのが体重増え始めのきっかけと思う．この 5 年くらい，確かに体の重さや腰への負担を感じるようになった． ・昔から体はあまり動かさないほう．40 代半ば頃までは休日に長男（部活動サッカー）に付き合って軽く動かすこともあったが，今はほとんどない．通勤時の歩行は，片道 10 分程度． ・妻には以前から体重のことなど言われるが，最近は半分呆れられている．ただ，妻自身も 50 歳過ぎたので，健康とか体のことはいろいろ気になっているようだ．
O	53 歳，男性，会社員（事務系管理職），家族 4 人暮らし（妻 50 歳，長男大学 3 年，長女高校 2 年） 喫煙習慣なし，飲酒ほぼ毎日（外：1 ～ 2 回/週） 身長 169 cm，体重 78 kg，BMI 27.3，腹囲 96 cm，血圧 146/88 mmHg，TG 233 mg/dL，HDL-C 38 mg/dL，LDL-C 152 mg/dL，FBG 97 mg/dL，HbA1c 5.4%，γ-GT 62 U/L
A	食事調査結果より，摂取エネルギー 2600 kcal/日（うち外での飲酒量が 600 kcal）． BMI 27.3，腹囲 96 cm，血圧 146/88 mmHg，TG 233mg/dL，HDL-C 38 mg/dL，LDL-C 152 mg/dL と，内臓脂肪型肥満に伴うメタボリックシンドローム状態である．また，γ-GT 62U/L と飲酒習慣による軽度肝機能異常である． ※腹囲 85 cm 以上＋血圧高値，脂質異常の追加リスク 2 つ以上　→　特定保健指導における積極的支援 **栄養診断の根拠（PES）** BMI，腹囲，血圧ともに高値であり，脂質異常症であることから（S），アルコールのエネルギーに関する知識不足および食物選択に対する無意識・無関心による（E）エネルギー摂取量過剰（P）と判断する．
P	Mx）体重（BMI），腹囲，飲酒習慣，飲料および昼食内容の選択，身体活動量 Rx）体重約 4 kg（＝現体重の 5%）/3 か月の減量（約 260 kcal/日の摂取エネルギーの減量と，約 60 kcal/日の消費エネルギーの増量） Ex）# 1　飲酒時の摂取エネルギーが健診結果に及ぼす影響を理解する 　　 # 2　実行可能な行動目標（飲酒習慣，飲料・昼食内容の選択，身体活動量増加）を設定できる 　　 # 3　行動目標達成のための周囲の協力を得ることができる

※本事例は，「NI-4.3　アルコール摂取量過剰」「NB-2.1 身体活動不足」「NC-3.3 過体重・肥満」も該当する．

S：主観的データ，O：客観的データ，A：アセスメント，P：計画，Mx：モニタリング計画，Rx：栄養治療計画，Ex：栄養教育計画

b. 具体的な教育内容・方法（初回面接）

テーマ	"脱！メタボ" で人生力 UP！		
目標	#1　飲酒時の摂取エネルギーが健診結果に及ぼす影響を理解する #2　実行可能な行動目標（飲酒習慣，飲料・昼食内容の選択，身体活動量増加）を設定できる #3　行動目標達成のための周囲の協力を得ることができる		
配分 （分）	管理栄養士の手だて 【活用する理論やモデル，行動変容技法】	指導上の留意点，教材	目標，評価（指標）
3	挨拶，自己紹介，保健指導への来訪・時間確保に対するねぎらいと感謝 初回面接目的の説明と同意（理解）の確認 所要時間の情報提供 【信頼関係の構築】【傾聴】【承認】	・「環境設定」，「かかわり行動」，「非言語的表現」，話しやすい雰囲気づくり	経過評価（教育者は対象者の気持ちを大切にした温かい表情や視線，身体的表現で接することができたか）
10	健診結果と健康リスクの理解 対象者自身の体重および健康状態の受け止め方・考え方の確認 内臓脂肪蓄積の原因となる日常生活上の問題点を確認 現在の努力を確認 【開かれた質問】【トランスセオレティカルモデル（行動変容プロセス：意識の高揚，感情的体験，自己の再評価）】【ヘルスビリーフモデル（脅威）（有益性）（障害）】【行動分析】【問題の明確化】	・わかりやすい資料の活用 ・対象者の理解度に応じた説明（難しい専門用語は使用しない） ・「受容」と「共感的理解（繰り返し，要約，明確化）」の心がけ ・現状の問題点への気づき，現状継続のデメリットと生活習慣改善のメリットの理解や，具体的なゴールのイメージを促す 「標準的な質問票」*1（図6.14），「メタボリックシンドロームはなぜ重要か」*2，「アルコールのエネルギー量（kcal）」*3，「市販カロリーブック」*4	影響評価（意欲・行動変容の準備性の確認） 経過評価（健診結果と健康リスクに関する知識を正しく理解できたか）影響評価（アルコールや料理・食品のエネルギーに関する知識を獲得できたか） 経過評価（教育者は対象者の生活上の問題点に適切な優先順位をつけることができたか）
15	目標体重の設定（減量の効果を理解） 目標体重達成に向けた行動目標の調整・提案と選択・設定（対象者の自己決定） ①飲酒習慣（外は必ず週1回まで，ビール中2杯→1杯．自宅は焼酎2杯→1杯．肝機能異常ありから週1回の休肝日を） ②飲料の選択（栄養成分表示の確認，0 kcal のものを） ③片道のみ一駅手前からの歩行（時々速歩の心がけ） ④昼食（外食）の上手な選択方法 セルフモニタリングの必要性と効用の理解	・目標体重は実現可能な範囲とする ・行動目標は対象者の自発的発言内容から調整・提案する（対象者の言動を「支持」しつつも，実際的な効果を期待できそうな内容かを確認） ・行動目標は具体的で実行可能な内容とする ・行動目標は簡単に記録（○×評価）できる内容とする（モニタリングシート，記録方法などの確認） 「無理なく内臓脂肪を減らすために」*5（図6.15），「身体活動で消費する量の計算」*6	経過評価（目標体重達成に向けたエネルギー調整の具体的な方法を理解できたか）

15	【目標設定】【自己決定】【ソーシャルサポート（情報的）】【社会的認知理論（セルフモニタリング）】【オペラント強化】		
5	目標達成の意思の確認 行動目標達成のための周囲の協力を得る ①外の飲酒時のつまみは焼物，煮物，酢の物，野菜のおかずなどを自分用に確保 ②休日は妻と一緒に散歩 【ヘルスビリーフモデル（障害）】【計画的行動理論（行動の制御感）】【社会的認知理論（自己効力感）】【ソーシャルサポート（道具的・情動的）】【社会技術訓練】【行動契約】	・実行する際の妨げになるような気持ち，考え，事柄，環境について確認し，対処方法を一緒に考え，明らかにしておく ・周囲（家族，職場）の協力を無理なく得られそうか，確認する ・行動開始の日時を具体的に明確化する	影響評価（初回面接における最終的な行動変容ステージはどこにあるか，自信，自己効力感の度合いはどのくらいか）
2	継続支援の説明，次回約束（当面2週間後の電話と1か月後の面接，3か月後もしくは6か月後の実績評価）【社会的認知理論（自己効力感の高揚：言語的説得）】【ソーシャルサポート（評価的）】	・実行することで効果は必ず現れること，いつでも支援していることなどの励まし	経過評価（対象者は教育者の面接内容に満足できたか） 影響評価（飲酒習慣，身体活動，食物選択状況は改善しているか） 結果評価（1か月後の体重，BMI，腹囲は改善しているか）

＊1　「標準的な健診・保健指導プログラム」http://www.mhlw.go.jp/file/06-Seisakujouhou-10900000-Kenkoukyoku/13_44.pdf，第2編別紙3「標準的な質問票」

＊2　「保健指導における学習教材集（確定版）」https://www.niph.go.jp/soshiki/jinzai/koroshoshiryo/kyozai/「A-5 メタボリックシンドロームはなぜ重要か」

＊3　「保健指導における学習教材集（確定版）」https://www.niph.go.jp/soshiki/jinzai/koroshoshiryo/kyozai/「C-13　アルコールのエネルギー量（kcal）」

＊4　市販カロリーブック：女子栄養大学出版部「毎日の食事のカロリーガイド」など

＊5　「保健指導における学習教材集（確定版）」https://www.niph.go.jp/soshiki/jinzai/koroshoshiryo/kyozai/「C-7（改変）：無理なく内臓脂肪を減らすために」

＊6　「保健指導における学習教材集（確定版）」https://www.niph.go.jp/soshiki/jinzai/koroshoshiryo/kyozai/「C-17　身体活動で消費する量の計算」

c.　実践上の工夫，留意点

　特定保健指導の対象となるものは，基本的に医療機関を受診していない，通常の社会生活を営む生活者である．それまでに何かきっかけがなければ健康に対する意識も芽生えにくく，また食生活をはじめとした生活習慣の改善に対し，行動変容ステージにおける無関心期，関心期にあることが少なくない．さらに，日常生活上で仕事，子育て，介護など，本人にとっての優先事項があれば，そうすることが良いとわかっていても望ましい行動変容の実現は容易ではない．また，対象者は年齢的にも40歳以上（74歳以下）と，これまで長年培われてきた価値観や人生観，健康・栄養・食生活に対する信念，態度に基づいた意思決定がなされるため，それらを尊重し共感的理解をもった，丁寧な聴き取り，支援が必要である．特に初回面接では，その後の継続支援を維持するうえでも信頼関係の構築は不可欠である．

　また，行動目標の設定は対象者の現在の生活を基に少数の項目とし，毎日の中

	質問項目	回答
1-3	現在, aからcの薬の使用の有無*	
1	a. 血圧を下げる薬	①はい ②いいえ
2	b. 血糖を下げる薬又はインスリン注射	①はい ②いいえ
3	c. コレステロールや中性脂肪を下げる薬	①はい ②いいえ
4	医師から, 脳卒中(脳出血, 脳梗塞等)にかかっているといわれたり, 治療を受けたことがありますか.	①はい ②いいえ
5	医師から, 心臓病(狭心症, 心筋梗塞等)にかかっているといわれたり, 治療を受けたことがありますか.	①はい ②いいえ
6	医師から, 慢性腎臓病や腎不全にかかっているといわれたり, 治療(人工透析など)を受けていますか.	①はい ②いいえ
7	医師から, 貧血といわれたことがある.	①はい ②いいえ
8	現在, たばこを習慣的に吸っている. (※「現在, 習慣的に喫煙している者」とは,「合計100本以上, 又は6ヶ月以上吸っている者」であり, 最近1ヶ月間も吸っている者)	①はい ②いいえ
9	20歳の時の体重から10kg以上増加している.	①はい ②いいえ
10	1回30分以上の軽く汗をかく運動を週2日以上, 1年以上実施	①はい ②いいえ
11	日常生活において歩行又は同等の身体活動を1日1時間以上実施	①はい ②いいえ
12	ほぼ同じ年齢の同性と比較して歩く速度が速い.	①はい ②いいえ
13	食事をかんで食べる時の状態はどれにあてはまりますか.	①何でもかんで食べることができる ②歯や歯ぐき, かみあわせなど気になる部分があり, かみにくいことがある ③ほとんどかめない
14	人と比較して食べる速度が速い.	①速い ②ふつう ③遅い
15	就寝前の2時間以内に夕食をとることが週に3回以上ある.	①はい ②いいえ
16	朝昼夕の3食以外に間食や甘い飲み物を摂取していますか.	①毎日 ②時々 ③ほとんど摂取しない
17	朝食を抜くことが週に3回以上ある.	①はい ②いいえ
18	お酒(日本酒, 焼酎, ビール, 洋酒など)を飲む頻度	①毎日 ②時々 ③ほとんど飲まない(飲めない)
19	飲酒日の1日当たりの飲酒量 日本酒1合(180ml)の目安: ビール500ml, 焼酎(25度(110ml), ウイスキーダブル1杯(60ml), ワイン2杯(240ml)	①1合未満 ②1〜2合未満 ③2〜3合未満 ④3合以上
20	睡眠で休養が十分とれている.	①はい ②いいえ
21	運動や食生活等の生活習慣を改善してみようと思いますか.	①改善するつもりはない ②改善するつもりである(概ね6か月以内) ③近いうちに(概ね1か月以内)改善するつもりであり, 少しずつ始めている ④既に改善に取り組んでいる(6か月未満) ⑤既に改善に取り組んでいる(6か月以上)
22	生活習慣の改善について保健指導を受ける機会があれば, 利用しますか.	①はい ②いいえ

*医師の判断・治療のもとで服薬中のものを指す.

図 6.14 標準的な質問票

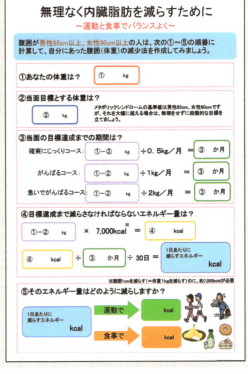

図 6.15 「無理なく内臓脂肪を減らすために」
[保健指導における学習教材集(確定版)]

で少しずつ続けられ, 習慣化しやすい内容(スモールステップ法)を共有することで, 自己効力感も高められる. さらに継続支援中は改善行動がうまく習慣化できているかを確認しつつ, 問題となる行動がみられる場合は刺激統制法や行動置換を活用した支援を行う. また, 対象者が家庭, 職場, 地域の中のさまざまな役割においても行動継続が可能となるよう, 周囲のソーシャルサポートが得られているかを確認し, かつ次のステージへとスムーズに移行できるよう, 再発防止訓練を活用した支援も必要である.

最後に, 本制度は個人を対象とした栄養教育活動であると同時に, 集団として, あるいは事業全体としての栄養教育の評価を行う必要がある. 集団・事業を対象とした栄養教育マネジメント全体を念頭に入れつつ, 個々の事例に対応すること

も大事な留意点となる.

B. やせにおける栄養教育：個別教育の例

a. 栄養管理プロセスにおける PES 報告例

栄養診断	NI-1.2　エネルギー摂取量不足
S	・平日の朝食は果物に無糖ヨーグルトをかけたもの，コーヒーとチョコ 2 ～ 3 粒（朝から血糖値を上げて脳を活動させるため）．昼食は 12 ～ 14 時の間に（午前中の仕事の進み具合によって），会社近くのカフェなどでパスタ類にサラダ（野菜が不足しないように）のパターンが多く，ラテ系を持ち帰る．18 時過ぎ頃にシリアルバーや豆乳飲料の間食（デスクでだと人目も気になる）．夕食は 21 時過ぎに自宅で，コンビニや惣菜屋の野菜中心のおかず（炒め物など）程度で済ませる（寝る前に"カロリー"摂り過ぎないように）．週 1 回程度は同僚などと外食．普段，お腹が空くという感覚はあまりない． ・休日は朝昼兼用になり，夕食は 6 時頃と早めに済ませる．1 日は家事中心だが，もう 1 日は外出してスイーツを楽しんだりする． ・便秘がちで肌荒れが気になる．冷え性もあり，最近疲れやすさを感じる．将来の健康や体力には，あまり自信はない． ・通勤時歩行は往復で 30 分程度．何か体を動かすことを始めたいとは思うが，きっかけがつかめていない． ・ネットや SNS で話題の健康情報には割と敏感なほうで，何となく体に良さそうな食品など自分の食生活にも取り入れたりする． ・肌の状態や見た目は正直，結構気にするほう（自分なりに良い状態の方が，いろいろな面で前向きになれる）． ・今年から何社かクライアントをメインで担当するようになり，頑張りたいと思う一方，後輩指導も任されているので，自分の仕事は後回しになってしまう（夕方以降になることも）．
O	27 歳，女性，会社員（広告業），入社 5 年目の企画職，デスクワークとクライアント訪問などが 7：3 程度の業務，1 人暮らし 喫煙習慣なし，飲酒習慣 1 ～ 2 回/週（ワインかカクテル系 1 ～ 2 杯），PAL 1.70（ふつう：Ⅱ） 身長 164 cm，体重 49 kg，BMI 18.2（やせ），体脂肪率 28.0% RBC 390 万/μL，Hb 11.7 g/dL，Ht 35 %，HDL-C 62 mg/dL，LDL-C 85 mg/dL，TG 54 mg/dL，空腹時血糖 82 mg/dL，血圧 101/56 mmHg
A	食事調査結果より，エネルギー 1,370 kcal，タンパク質 54 g，脂質 55 g，炭水化物 157 g（PFC比　P：16，F：37，C：47） カルシウム 424 mg，鉄 6.9 mg，レチノール当量 175 μg，ビタミン D 0.8 μg，ビタミン B_1 0.66 mg，ビタミン B_2 0.82 mg，ビタミン B_6 0.89 mg，ビタミン B_{12} 14.5 μg，葉酸 194 μg，ビタミン C 80 mg，食物繊維 9.2 g，食塩 5.2 g **栄養診断の根拠（PES）** BMI 18.2（やせ），貧血傾向あり（RBC・Ht：基準値内低値，Hb：低値），炭水化物エネルギー比が低いことから（S），偏った食物・栄養関連の情報や知識による（E）エネルギー摂取量不足（P）と判断する．
P	Mx）体重，BMI，体脂肪率，Hb 値，主食の摂取頻度，食物選択内容 Rx）エネルギー 2,000 kcal/日（1 年間で段階的に増量），炭水化物エネルギー比 50%以上，鉄 10.5 mg/日，食物繊維 18 g/日 Ex）＃1　エネルギー摂取量不足，やせによる将来の健康リスク（若年性更年期障害，サルコペニア，骨粗しょう症，低出生体重児の出産など）を知る 　　＃2　適切な主食量と食物選択の方法（主食・主菜・副菜の組み合わせ）を理解する 　　＃3　＃2 と活動量の増加により，疲れにくい，健康的な体づくり（貧血傾向の改善を含む）を行う

※本事例は，「NI-5.8.1 炭水化物摂取量不足」「NB-1.2 食物・栄養関連の話題に対する誤った信念（主義）や態度（使用上の注意）」「NI-5.10.1 ミネラル摂取量不足」「NI-5.9.1 ビタミン摂取量不足」も該当する．

S：主観的データ，O：客観的データ，A：アセスメント，P：計画，Mx：モニタリング計画，Rx：栄養治療計画，Ex：栄養教育計画

b. 具体的な教育内容・方法

テーマ	"なりたい自分"で，仕事もプライベートも充実を		
目標	#1　エネルギー摂取量不足（やせ）による将来の健康リスクを知る #2　適切な主食量と食物選択の方法（主食・主菜・副菜の組み合わせ）を理解する #3　#2と活動量の増加により，疲れにくい，健康的な体づくりを行う		

配分 （分）	管理栄養士の手だて 【活用する理論やモデル】	指導上の留意点，資料	目標，評価（指標）
2	挨拶 【信頼関係の構築】【アイスブレイク】	・信頼感，親近感を抱けるような雰囲気づくり	経過評価（教育者は対象者の緊張感をほぐすことができたか）
10	やせ（エネルギー摂取量不足）が続くことの将来の健康へのリスク 【社会的認知理論（相互決定主義：認知，セルフエフィカシー）】【ヘルスビリーフモデル（有益性）】	・最近の体調（主訴）と検査値，BMIの確認 ・現状を少しずつ変えることでリスクを十分防げることを理解させ，不安感を抱かせない ・将来の健康への自信を高めさせる	影響評価（やせが健康へ及ぼす影響の重大性が理解できる）
10	適切なエネルギー摂取量と食物選択（主食・主菜・副菜の3つの組み合わせ） 【社会的認知理論（相互決定主義：認知）】【認知再構成法】【セルフエスティーム】 主食の適量と増やし方（朝食への主食の追加，夕方の間食にできるだけ主食を取り入れる） 【刺激統制】【スモールステップ】【社会的認知理論（セルフエフィカシー）】	・対象者の体重や見た目への思い，態度を受容，共感的理解を示す ・現在の知識や健康情報を否定しない 「食事バランスガイド」教材（ココロとカラダのザ★スマート術）[*1] 「食事バランスガイド」教材（フードダイアリー1400～2000 kcal向け）[*2]	影響評価（3つの組み合わせの必要性を理解できる） 影響評価（自分の食生活に3つの組み合わせを取り入れる具体的方法を考えることができる） 影響評価（朝食に主食を追加する）影響評価（夕方の間食に主食を取り入れる）
5	身体活動量の増加（平日の生活活動の増やし方と休日の運動の取り入れ方） 健康的な体づくりによる仕事やプライベートの充実 【トランスセオレティカルモデル（行動変容プロセス：自己の再評価）】【計画的行動理論：主観的規範】【セルフエスティーム】	・健康的な体づくりにおいては筋肉量の増加も重要と理解してもらう ・仕事を大切に思う気持ちに共感的理解を示す ・イキイキと仕事で活躍できている自分をイメージしてもらう	影響評価（平日・休日ともに，具体的で実現可能な身体活動量の増加方法を考えることができる）
3	次回予約 【セルフモニタリング】	・体重増加を長期的に取り組むことへの不安を解消できるよう，支援を約束する	影響評価（主食量を増やすことができたか） 影響評価（主食・主菜・副菜がそろった食事の回数が増えたか） 結果評価（1年後の体重51 kg，BMI 19，体脂肪率25%） 結果評価（Hb値の改善）

*1　農林水産省，「食事バランスガイド」教材（若者向け解説書）ココロとカラダのザ★スマート術，
　　http://www.maff.go.jp/j/balance_guide/b_sizai/attach/pdf/index-7.pdf
*2　農林水産省，「食事バランスガイド」教材（若者向け解説書）フードダイアリー1400～2000 kcal
　　向け，http://www.maff.go.jp/j/balance_guide/b_sizai/attach/pdf/index-18.pdf

c. 実践上の工夫，留意点

20 歳代の若年女性は，やせているほうが美しいという社会的風潮や，やせているのに「自分は太っている」と思う思春期以降の歪んだボディイメージ，強い「やせ願望」の影響を受けやすく，極端なダイエットによる摂取量不足や身体活動の低下などが，貧血，月経異常，低栄養，ひいては若年性更年期障害，早期のサルコペニア，骨粗鬆症など，将来にわたる重大な健康問題へとつながる．とりわけ近い将来と考えられる，妊娠時の「やせ」や低出生体重児の出産などが次世代の健康障害にも影響を及ぼすという点は，妊娠・出産を望む対象者にとって重要といえる．

「やせ願望」の助長にも関連するメディアの影響は，炭水化物の極端な摂取制限や「健康に良い」と謳った食品の積極的な摂取など，対象者の偏った食物選択にも及ぶことから，不規則な生活リズムの是正とともに，食事・食生活全体のバランスに着目したかかわりが必要である．

現在，海外ではやせの危険性を理解し，これを抑制するための社会的な取り組みや法規制などが始まっており，「女性の美はまず健康であること」という考え方に大きく変化しつつある．このような社会環境の変化もふまえ，対象者の認知への働きかけ（相互決定主義）を行うことも必要である．また，若年女性は将来のライフイベント（就業，結婚，就業継続もしくは退職，出産，子育て，就業の再開等々）時に，どのようなライフコース（個人が一生の間にたどる道筋）を選択するのが望ましいのかなどに対し，漠然とした不安を抱えることが少なくない．多様な価値観を尊重するとともに，そのような気持ちに寄り添う態度でかかわることも大切である．対象者が身体のケアと心のケアのつながりを意識し，セルフエスティームを高めることで，より良い解決方法が選択できるように（意思決定スキル）支援することが重要といえる．

C. 外国人に対する栄養教育

外国人の栄養教育では，言語が異なることによるコミュニケーションの問題に加え，文化の違いによる慣習や価値観，食情報の相違を考慮して対応することが必要となる．家族や周囲の人とのコミュニティの形成やその依存度も日本と異なることがあり，食生活や健康に影響を与えている．また，国を越えて宗教が生活習慣に大きく影響し，食べられる食材が制限されているものも多いので，注意が必要である．

宗教による食べ物の制限の例として，アジア，中東に多いイスラム教を挙げる．イスラム教ではハラルフードのみを食することができるとされ，食材料に注意が必要である．また，宗教行事のラマダンは日中の飲食ができない断食の期間となり，血糖値のコントロールが難しい人には注意が必要である．

日本の食文化を理解していると思われる日系人においても，労働時間が長時間にわたることや食環境が異なり入手できる食物が限られること，単身での生活が増えることから，既製の総菜利用が増え，一部の食材に偏った食事になることがある．このため，来日前の食知識，食習慣や食環境，また食生活を支援できる人や環境などを把握しておくことが必要である．

a．栄養管理プロセスにおける PES 報告例

栄養診断	NI-1.3　エネルギー摂取量過剰
S	・5年前にブラジルから日本での仕事を求めて来日した．食品工場で9時から19時まで働いている． ・初めての妊娠である．現在，妊娠後期となり，身体が重くなり動くこともつらくなってきた．夫の帰りも遅く，仕事の疲れもあり，スーパーで総菜を買ってくることが多くなった． ・妊娠時に体重が増えすぎるのはよくないと聞いているが，今はお腹の子どもと2人分をとらなくてはいけないと思い，しっかり食事はとるようにしている． ・日本語があまり上手ではないので，妊婦健診に行っても細かいことが相談できない．頼れるのは夫だけで，あまり相談できる人がいない．ブラジルでは家族で助け合うができないのでとても不安である．妊娠高血圧症と言われたが，何をどうしたらよいかわからない．
O	ブラジル日系3世　来日3年，女性35歳（夫37歳）　身長161 cm　体重妊娠前65 kg　現在74 kg，エネルギー摂取量2,450 kcal 妊娠7か月，身長161 cm，体重74 kg　1か月で1.5 kg増加 血圧：160/90 mmHg，尿タンパク（＋），尿糖（−），喫煙・飲酒習慣はない ・ブラジルで日本食を食べていたという自信をもっているが，日本で利用できる食材や栄養素についての知識は乏しいようにみえる．また，手軽に食べられ，値段も安いことから菓子やジュースの頻度が高く，食事は肉料理や揚げ物が中心となっていて，高エネルギーの食事をとっている．
A	栄養診断の根拠（PES） 体重増加量が多く，高血圧も認められることから（S），既製総菜などの加工食品のエネルギー量に対する知識不足に起因する（E），エネルギー摂取量過剰（P）と判断する．
P	Mx）体重増加，血圧，食物選択 Rx）エネルギー摂取量　2,200 kcal, 　　　食塩摂取量　6 g/日以下 　　　野菜　350 g以上/日 Ex）＃1　妊娠期の体重管理について重要性を理解する 　　　＃2　食物選択の方法（既製の総菜，加工食品のエネルギー量や塩分量を理解する） 　　　＃3　外国人向けの食情報や生活情報を得る（支援窓口の紹介など）

※本事例は，NC-3.4 意図しない体重増加，NB-1.1 食物・栄養関連の知識不足，NB-1.7 不適切な食物選択も該当する．

S：主観的データ，O：客観的データ，A：アセスメント，P：計画，Mx：モニタリング計画，Rx：栄養治療計画，Ex：栄養教育計画

b．具体的な教育内容・方法

テーマ	妊娠期を元気に過ごす		
目標	＃1　妊娠期の体重管理について重要性を理解する ＃2　食物選択の方法を理解する ＃3　外国人向けの食情報や生活情報を得る		
配分（分）	管理栄養士の手だて 【活用する理論やモデル】	指導上の留意点，資料	目標，評価（指標）
3	挨拶・自己紹介 【ラポールの形成】	話やすい場と関係をつくる 女性の通訳者がいると安心感が得られる．	経過評価 （教育者のかかわりにどのように学習者が反応したか）

154　　　　　　6．ライフステージ，ライフスタイル別栄養教育の展開

10	妊娠期の体重管理 【自己効力感】【セルフエスティーム】【計画的行動理論：行動への態度】	元気な子どもを出産するという気持ちを高める	経過評価（対象者の反応） 影響評価（胎児の発育には母体の体重管理が重要であることが理解できたか）（体重管理ができるという自信）
15	食物選択の方法 【相互決定主義：認知, スキル, 環境】【自己効力感】【計画的行動理論：行動のコントロール感】 ①市販の総菜と加工食品のエネルギー量, 塩分量 ②簡単な野菜料理の紹介	・スーパーやコンビニで売られている, よくみかける料理を例に挙げる. ・栄養成分表示を確認する ・購入しやすい食材での料理を紹介する 資料[*1,2]	経過評価（対象者の反応） 影響評価（栄養成分表示を活用できるか）（野菜料理をつくることができるか）
5	外国人向けの生活情報を紹介 【相互決定主義：環境】	困っていることが解決できる身近な窓口を紹介	経過評価（対象者の反応）
3	次回の日程と課題 【社会的認知理論（セルフモニタリング）】	体重管理の記録をする	結果評価（体重, 血圧）

*1　植村直子ほか, 在日ブラジル人妊産婦の日常生活と保健医療ニーズ, 日本公衆衛生誌, 59, p.762-770（2012）

*2　芝崎亜希子ほか, 長野県上伊那地域に暮らすブラジル人の食事を中心とした生活習慣, 長野県看護大学紀要, 9, p.75-85（2007）

c.　実施上の工夫, 留意点

　複雑な日本語が理解できないため, 可能な限り女性の通訳者を準備する. 身体にかかわる話が多いため, 同性の通訳者や教育者が望ましい. 教材は, 平易な表現にするとともに, 母国語であるポルトガル語を用いた資料を用意する.

6.6 | 高齢期の栄養教育

　高齢者は，心身機能低下や疾病・障害の合併に関して個人差が大きい．その個別性に応じて栄養状態の改善をめざし，QOL の向上につなぐことにある．なかでも脳卒中においては，障害部位により運動障害，感覚障害，失語症，同名半盲，失調，めまい，摂食嚥下障害，構音障害などが出現する．脳卒中後の神経症状として嚥下障害は頻度が高く，栄養障害をきたす原因の 1 つとして重要である．また，誤嚥による肺炎は予後を悪くする危険性が高い．したがって，早期より適切な嚥下機能評価と栄養管理を開始することが必要である．安全かつ効果的に経口摂取を行うためには，摂食・嚥下障害の症状に応じた食事，食品の選択，調理法，献立の計画と工夫，食べ方などを具体的に指導する．さらに，嚥下障害のほかに食物の認識や食事の行動にかかわる高次脳機能障害，片麻痺，同名半盲などの症状を理解して適切に対処しなければならない．同時に脳卒中の危険因子となる高血圧，糖尿病，脂質異常症，心疾患，肥満などに応じた食事療法を合わせて行う．

A. 自立高齢者における栄養教育：個別教育の例

a. 栄養管理プロセスにおける PES 報告例

栄養診断	NI-1.3　エネルギー摂取量過剰
S	・脳梗塞を発症し，2 か月の入院ののち退院した． ・右片麻痺があるが，日常生活は自立している．利き手に麻痺があるので，食具がうまく使えず食べこぼしがある． ・味の濃いものを好む食習慣である． ・20 歳より喫煙（1 日 20 本） ・リハビリをして，少しでもスムーズに動けるようになりたいと思っている．また，糖尿病があるので，これ以上悪くならないようにしたい． ・朝食：ご飯，温泉卵，つくだ煮，牛乳，昼食：麺類，てんぷらなど，夕食：ビール 500 mL，日本酒 3 合，ご飯，揚げ物（惣菜），つくだ煮，間食：ビスケット，果物，大福
O	・70 歳，男性，身長 174 cm ・既往歴：糖尿病，高血圧 ・身体計測：体重 83.0 kg ・身体状況：食事，排泄は見守りで自立，移動は杖歩行，入浴はデイケアにて週 2 回，視力聴力は問題なし．要介護度 3，日常生活自立度　A2 ・検査データ：Alb 4.1 g/dL，FBS 151 mg/dL，HbA1c 7.8%，AST 27 U/L，ALT 35 U/L，γGT 90 U/L，BUN 10.6 mg/dL，Cre 0.76 mg/dL，Na 139 mEq/L，K 4.0 mEq/L，Hb 15.8 g/dL，血圧 138/90 mmHg，尿タンパク（−），尿糖（＋），浮腫（−） ・生活状況：妻と二人暮らし，子どもなし．近隣に親戚はなく頼るものがいない．住宅は一戸建ての賃貸 ・在宅サービス：通所リハビリテーション週 3 回，レンタルベット

A	推定摂取エネルギー約 2,500 kcal，タンパク質 75 g，脂質 80 g，食塩 15 g BMI　27.4 kg／m²，理想体重 66.6 kg，基礎代謝量 1,611 kcal HbA1c，肝機能基準値以上 右片麻痺（右上肢）のため，食具が使いにくい. アルコールと間食からのエネルギー摂取過剰
	栄養診断の根拠（PES） BMI 27.4 kg／m²，HbA1c 7.8％であることから（S），アルコールと間食が多いことによる（E）エネルギー摂取過剰（P）と判断する.
P	Mx）体重，血糖値，肝機能，食事の質の評価，アルコールと間食の量と頻度 Rx）エネルギー摂取量 1,700 kcal（理想体重×25 kcal），食塩の目標摂取量 6.0 g 未満/日，禁酒 Ex）　#1　アルコールと間食の過剰摂取と疾病および脳梗塞後遺症に及ぼす影響を理解する. 　　　#2　食物選択の方法（惣菜の選択の仕方，食品の組み合わせ，食べ方など）を知る. 　　　#3　通所リハビリテーションにて適正な食事量を学び，活動量を増やして消費エネルギー量を増大させる. 　　　#4　自助具を使用して食べこぼしなく，自力摂取できる.

※本事例は，「NC-2.2 栄養関連の検査値異常」「NB-2.6 自発的摂食困難」も該当する.

S：主観的データ，O：客観的データ，A：アセスメント，P：計画，Mx：モニタリング計画，Rx：栄養治療計画，Ex：栄養教育計画

b. 具体的な教育内容・方法

テーマ	アルコールと間食を減らそう		
目標	#1　アルコールと間食の過剰摂取と疾病および脳梗塞後遺症に及ぼす影響を理解する. #2　食物選択の方法（惣菜の選択の仕方，食品の組み合わせ，食べ方など）を知る. #3　デイサービスにて適正な食事量を学び，活動量を増やして消費エネルギー量を増大させる. #4　自助具を使用して食べこぼしなく，自力摂取できる.		
配分 （分）	管理栄養士の手だて 【活用する理論やモデル】	指導上の留意点，資料	目標，評価（指標）
2	挨拶【ラポールの形成，アイスブレイク，傾聴】	・話しやすい環境づくり	経過評価（クライアントに寄り添った指導ができる）
10〜15	肥満，糖尿病を悪化させる要因および，食べこぼす摂食動作の確認【社会的認知理論（相互決定主義：認知）】【セルフエスティーム】	・イラストや写真を用いて，エネルギーや糖質の多い食品を理解する. ・自助具のカタログを用いて，食事摂取が円滑にできるものを選ぶ.	エネルギー，糖質を控えた間食を選ぶことができる. 自分の障害にあった食具を選択することができる. 試用してみる.
10〜20	適切な間食とアルコール量を調整できる. 摂食しやすい食形態に調整する【社会的認知理論（相互決定主義：スキル），モデリング】【エンパワメント】 ①自力摂取しやすい食形態の調整 ②自助具を使用した食事摂取の方法	1 日の献立例を提示（間食含む） ・食具ですくいやすい形状に切るなどの工夫を考える. 噛みにくい，飲み込みにくい食品*¹（図 6.16）	影響評価 （間食，アルコールの摂取量が適正か） （食べこぼしの状態） （食事摂取時間）
5	妻の協力，通所リハビリテーションの利用【社会的認知理論（相互決定主義：環境）】【ソーシャルサポート】	・妻の理解を深める ・通所リハビリテーションでの摂食状況と自宅との違いから，よりよい摂取方法を考える.	通所リハビリテーションを通じて，適量の食事を理解できたか.

		・がんばりすぎず，できないことは援助してもらうように伝える．	
3	次回の予約 【社会的認知理論（セルフモニタリング）】	・目標にした行動（ゴール）がどのくらい達成したか記録する． ・同時に食事のバランス，間食，アルコールの摂取について考える． 食品の組み合わせ*2（図6.17）	結果評価 （1か月後，食事摂取時間30分以内） （食べこぼし量の減少） （HbA1c 7.0%未満に近づける）

*1 「噛みにくい，飲み込みにくい食品」(江頭文江，在宅生活を支える！これからの新しい嚥下食レシピ，三輪書店（2008）などを参考に教材を作成する)
*2 「食品の組み合わせ」（オリジナル教材）

c. 実践上の工夫，留意点

・食材の用意（買い物），調理，介助など，誰がいつ，どのように行うのか把握し，アドバイスする．
・療養者の嗜好を勘案する．
・療養者，介護者が理解，実践できる内容にする．（調理技術に見合ったアドバイス）
・便利な調理器具の利用（キッチンはさみ，マッシャーなど）
・調理工程がシンプルなものにする．
・加工食品，冷凍食品，レトルト品，コンビニ食品，配食サービスの利用
・家族（介護者）と同じ食事内容から展開する方法

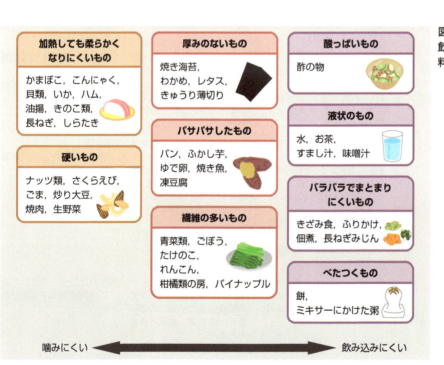

図6.16 噛みにくい・飲み込みにくい食品・料理

図6.17 わかりやすい食品の組み合わせ

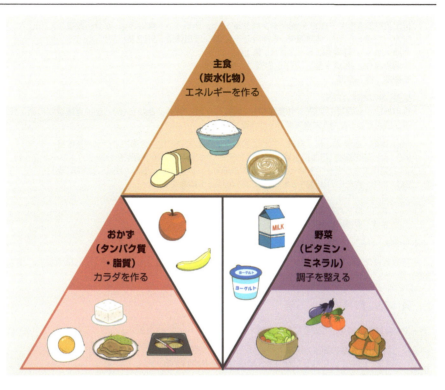

・経済的な問題を考慮する．

B. 要介護高齢者における栄養教育：個別教育の例

a. 栄養管理プロセスにおける PES 報告例

栄養診断	NI-5.2 栄養失調
S	・60歳で脳梗塞を発症し，左片麻痺が軽度あったが自立していた．65歳で再度脳梗塞を発症し，寝たきりの状態となった． ・日中はベッド上で過ごしていて，楽しみがない． ・食事は義歯があるがあまりよく噛めず，食べるとむせることが多くなってきた．特にお茶を飲むとむせこみがひどく，食べたり飲んだりすることが嫌になっている． ・ヘルパーが魚や野菜を軟らかく煮てくれるが，数口しか食べない． ・右手はゆっくりだが，動かせるので自分で食べられるようになりたい． ・夫と二人暮らしなので，日中は1人になってしまうが，施設生活はしたくない． ・朝食：欠食，昼食：おじや（ご飯，煮魚，野菜類），夕食：昼の残り（最近1週間位）
O	・66歳　女性，身長157 cm ・既往歴：45歳　高血圧，60歳　脳梗塞，65歳　脳梗塞 ・身体計測：体重44.0 kg（6か月前　50 kg　10％以上の減少） 　上腕三頭筋皮下脂肪厚16 mm，上腕周囲長21 cm（％　80） ・身体状況：食事，排泄は全介助，車いす乗車可能，視力聴力は問題なし．要介護度5，日常生活自立度　B2 ・検査データ：Alb 2.8 g/dL，TP 5.8 g/dL，Na 148 mEq/L，K 3.5 mEq/L，血圧134/80 mmHg ・生活状況：夫と二人暮らし，子どもなし． ・在宅サービス：ヘルパー（11時～1時間，16時～2時間），ショートステイ（入浴）月2回，レンタルベッド

A	推定摂取エネルギー 300 kcal, タンパク質 10 g, 脂質 5 g, 食塩 3 g, 水分摂取量 300 mL BMI 17.9 kg/m², 体重減少 6 か月で−12%, 理想体重 54.2 kg 血清 Alb, TP 基準値以下, 血清 Na 値上昇 咀嚼障害(食塊形成不全), 嚥下反射遅延, 咽頭残留 脳梗塞, 嚥下障害
	栄養診断の根拠(PES) 食事摂取が必要量の 23%, 体重減少−12%/6 か月であることから(S), 脳梗塞後遺症の嚥下障害が要因となった(E)栄養失調(P)と判断する.
P	Mx)体重, 血清 Alb 値, 発熱, むせの頻度, 適正な食物形態, 食事および水分摂取量 Rx)食形態の調整(日本摂食嚥下リハビリテーション学会 嚥下調整食分類 2013 コード 2−1), 　　目標エネルギー 1,300 kcal, 水分 1,300 mL, 目標体重 50 kg(6 か月前の体重) Ex)#1 食形態の調整方法を夫およびヘルパーへ指導する 　　#2 日中1人になった時の水分補給の方法を検討する 　　#3 食べ方指導 　　#4 濃厚流動食の利用

※本事例は,「NC−1.1 嚥下障害」「NC−1.2 噛み砕き・咀嚼障害」も該当する.

S:主観的データ, O:客観的データ, A:アセスメント, P:計画, Mx:モニタリング計画, Rx:栄養治療計画, Ex:栄養教育計画

b. 具体的な教育内容・方法

テーマ	食形態を調整して安全に食べよう!		
目標	#1 食形態の調整方法を夫およびヘルパーへ指導する #2 日中1人になった時の水分補給の方法を検討する #3 食べ方指導 #4 濃厚流動食の利用		
配分 (分)	管理栄養士の手だて 【活用する理論やモデル】	指導上の留意点, 資料	目標, 評価(指標)
2	挨拶【ラポールの形成, アイスブレイク, 傾聴】	・話しやすい環境づくり	経過評価(クライアントに寄り添った指導ができる)
10～15	嚥下障害および栄養失調について理解する. 【社会的認知理論(相互決定主義:認知)】【セルフエスティーム】	・障害に合わせた食形態に調整し, 食べ方を工夫することで, 食種が確保できる. 「嚥下の仕組み」(図 6.18)	影響評価 (栄養失調を改善するために食形態を調整することの必要性がわかる) (むせてしまう理由がわかる) (誤嚥の危険性がわかる)
10～15	食形態の調整【社会的認知理論(相互決定主義:スキル), モデリング】【エンパワメント】 ①食形態の調整方法 ②姿勢の安定 ③食べ方 ④栄養補助食品の選び方	・とろみ調整食品の使い方 ・日常の食事から, 形態調整をする. 「お食事形態のご案内」*1(図 6.19) ・市販品で食べやすい食品を取り入れる. 「スマイルケア食」*2(図 6.20) ・とろみ調整を加えた濃厚流動食栄養補給法	影響評価 (適正な食形態の調整方法がわかる) (少量高エネルギーで形態調整した食品で, 必要栄養量を満たすことができたか)
5	夫, ヘルパーの協力 訪問看護師【社会的認知理論(相互決定主義:環境)】【ソーシャルサポート】	・夫, ヘルパーが食形態の調整方法を習得する. ・介護者だけの負担にならないように介護サービスが利用できることを伝える.	

160　　6. ライフステージ, ライフスタイル別栄養教育の展開

| 3 | 次回の予約 | ・目標にした食事の何割食べられたかを記録する．（食事と水分量の記録）
・介護疲れがないかどうか | 結果評価（1か月後，食事摂取状況の確認，食事摂取量の増加，体重の増加） |

*1 「お食事形態のご案内」ヘルシーフード株式会社 http://healthy-food-navi.jp/?post_type=use&p=3568
*2 スマイルケア食：農林水産省：http://www.maff.go.jp/j/shokusan/seizo/attach/pdf/kaigo-44.pdf

図 6.18 嚥下のしくみ

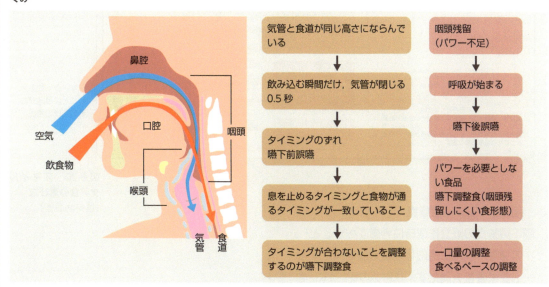

図 6.19 食事形態の案内（例）
[ヘルシーフード株式会社]

6.6 高齢期の栄養教育

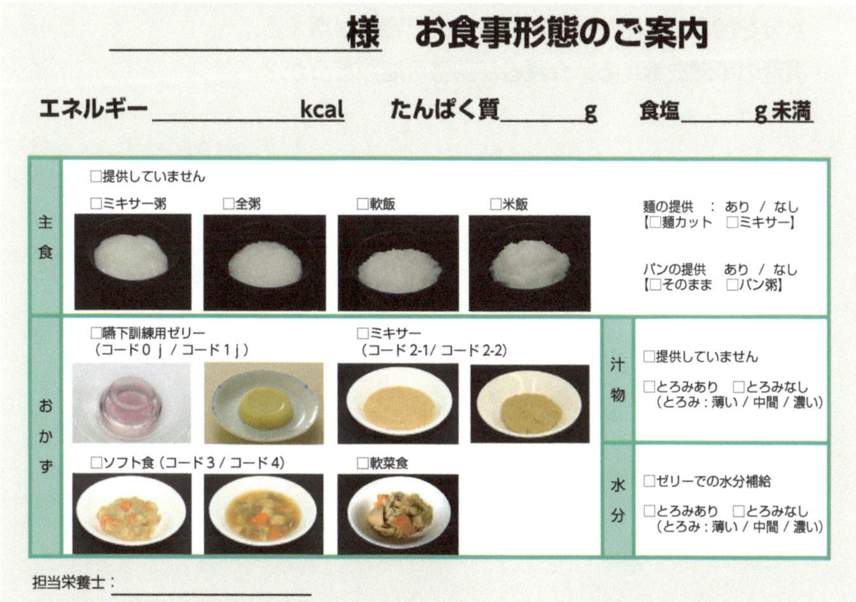

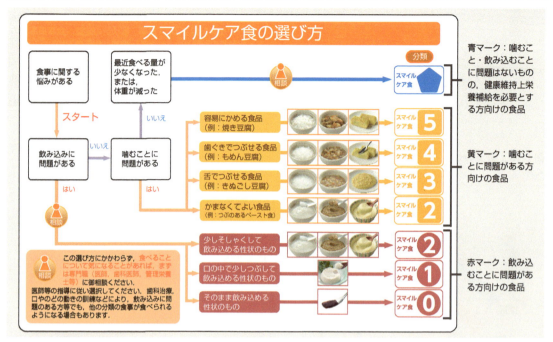

図 6.20 スマイルケア食の選び方
[農林水産省]

c. 実践上の工夫，留意点

嚥下調整食の献立作成時に考慮すべきこと
- 咀嚼嚥下機能に適応した食形態を決定する．
- 必要栄養量を満たす．（日本人の食事摂取基準に基づく）
- 容量の設定（少量高栄養にする）
  水分を加えてミキサーにかけることで容量が増える．
- 調理の手間を考える．介護者が調整可能かどうか？

6.7 傷病者および障害者の栄養教育

　傷病者や障害者の栄養状態は，傷病や障害の種類および程度，療養の状況，生活背景などにより左右されるため，個人差が大きく，また，多様に変化する．一方，傷病者や障害者にとって，栄養状態や栄養・食事療法は，直接的・間接的に健康状態や疾病の治療，症状の変化などに関与し，本人はもとより，家族など，周囲の人の QOL にも大きく影響を及ぼす．

　したがって，栄養教育を実施するにあたっては，身体状況や栄養状態に加えて，QOL や心理面，自立，支援の状況，予想される予後など，背景因子を総合的に評価し，栄養教育の目的を明確にして開始することが大切となる．栄養教育の期間は一生涯にわたる場合もある．信頼関係を構築し，保健・医療・福祉・介護・教育などの関係者の連携により，総合的にマネジメントすることが大切である．

A. 傷病者の栄養教育：集団教育の例

a. 栄養管理プロセスにおける PES 報告例

栄養診断	NI-5.8.2　炭水化物摂取量過剰
S	・あまり病気をしたことがないので，病気だと言われても実感がない．2年前の健康診断で，血糖が高いと言われたが，何ともなかったのでそのままにしていた．今年の健康診断で，病院で精密検査を受けるように言われたので，受診した． ・学生時代は野球をしていたので，食事は3食しっかりと食べるようにしている．間食はしないし，お酒もあまり飲まない． ・一人暮らしで，料理はほとんどしない．難しいことはできない． ・仕事中は座っていることはほとんどなく，重労働なので，特別に運動はしていない． ・本人は食事にあまり問題があるとは思っていない．
O	43歳，男性，介護福祉士 #1　糖尿病 #2　高血圧 血糖コントロールおよび糖尿病合併症精査，糖尿病教育目的で入院 入院後，薬物療法の開始（DPP-4阻害薬） 身長170 cm，体重63 kg [最高66 kg（40歳），最低60 kg（20歳頃）] BMI 21.8 kg/m² Alb 3.8 g/dL，FBG 192 mg/dL，HbA1c 9.2%，LDL-C 136 mg/dL，TG 180 mg/dL，HDL-C 38 mg/dL，BUN 18 mg/dL，Cr 0.83 mg/dL，UA 5.6 mg/dL，AST 18 U/L，ALT 23 U/L，γGT 48 U/L，尿タンパク（−），血圧142/91 mmHg [生活背景] 一人暮らし 交代勤務（早番7時〜15時30分，日勤9時30分〜18時30分，1週間交代．夜勤　週1回程度） [食物・栄養素等摂取状況] 市販の弁当と惣菜が中心． 欠食なし，飲酒は機会飲酒（1〜2回/月，ビール700〜1,000 mL） 菓子類はあまり食べないが，仕事の間で缶コーヒー（砂糖・ミルク入り）2〜3本（早番，夜勤の時には5本くらい飲むこともある），夏場はスポーツ飲料1,000 mL/日程度． 夜勤の時には，深夜に缶コーヒー，菓子パンなどを食べる． 好き嫌いはないが，野菜はあまり食べない．

O	朝食（7時30分頃）：ご飯（丼1杯）（卵かけご飯，納豆ご飯など）とインスタントみそ汁 早番の時は，朝起きて缶コーヒー1本，朝の休憩時におにぎり（コンビニ）3個程度と缶コーヒー 昼食（13時頃）：コンビニ弁当，カップラーメンとおにぎり，調理パン，菓子パンなど 夕食（20時頃）：ご飯とウインナー，肉などの炒め物，市販の惣菜など． 夜勤の時には，昼食と同じような内容 栄養素等摂取量：エネルギー2,500 kcal，タンパク質70 g，脂質55 g，炭水化物431 g，食塩 　　　　　　　12 g，（夏季：＋250 kcal） 指示栄養量：エネルギー2,200 kcal（35 kcal/kgIBW），タンパク質83 g，脂質61 g，炭水化 　　　　　　物330 g，食塩6 g
A	栄養素摂取量は指示栄養量に対して，エネルギー114％，炭水化物131％（炭水化物エネルギー比 率70％），食塩摂取量200％，栄養素等摂取量の過剰は，缶コーヒーと主食の過剰，食塩摂取量 の過剰は，市販の弁当や惣菜などが中心の食生活であるため． **栄養診断の根拠（PES）** FBG，HbA1c，TGが高いことから（S），食物・栄養関連の知識不足による（E），炭水化物摂取量 過剰（P）と判断する．
P	Mx）FBG，HbA1c，TG，栄養素等摂取量（エネルギー産生栄養素バランス），缶コーヒーの摂取 　　　量 Rx）目標栄養量：エネルギー2,200 kcal（35 kcal/kgIBW），タンパク質83 g，脂質61 g，炭 　　　水化物330 g，食塩はできるだけ減塩 Ex）#1　糖尿病食について理解する（糖尿病教室に参加）． 　　　#2　食物選択の方法を知る（糖尿病教室に参加）．

※本事例は，「NI-5.5 栄養素摂取のインバランス」も該当する．

S：主観的データ，O：客観的データ，A：アセスメント，P：計画，Mx：モニタリング計画，Rx：栄養治療計画，Ex：栄養教育計画

b. 具体的な教育内容・方法

(1)入院中の栄養教育計画　　入院中は集団教育と個別教育を各1回ずつ行う．また，入院中の糖尿病食に献立表を添えて提供することにより，食品および食事の量感，味つけを体得してもらう．集団教育では，糖尿病食の基本を理解してもらうとともに，食事療法を開始するための動機づけを行う．個別教育では，食生活状況を考慮して，食物選択の方法（外食と惣菜）と簡単な野菜料理の方法を修得してもらう．集団・個別栄養教育の後，試験外泊を行い，食事記録により評価を行う．

(2)服薬指導　　糖尿病治療薬を用いて血糖コントロールを行う場合においては，薬と食事のバランスが重要となる．管理栄養士が直接，服薬指導を行うことはないが，薬剤の機序を十分理解したうえで，食事と薬物の関係について説明することが必要となる．

(3)集団教育の教育内容・方法　　入院糖尿病教室

クリニカルパスの教育プログラムの一環として，教育入院の2日目に実施

開催場所：病棟食堂，対象：糖尿病教育入院中の患者15人

時間：60分/回，スタッフ：管理栄養士1人，病棟看護師1人

テーマ	簡単・おいしい・体に良い食事（入院糖尿病教室）
目標	#1　糖尿病食について理解する． #2　食物選択の方法を知る．

配分（分）	管理栄養士の手だて【活用する理論やモデル】	指導上の留意点，教材	目標，評価（指標）
3	挨拶【信頼関係の構築】この教室について説明	・話しやすい環境づくり ・患者の不安感を軽減する．	経過評価（目標は適切であったか．計画通りに進めることができたか）
12	糖尿病（血糖値）と食べ物の関係 糖尿病食とは【保健行動のシーソーモデル】指示エネルギー量の確認【社会的認知理論（相互決定主義：認知）】【行動分析】	・糖尿病，糖尿病食事療法について，正しい理解を促す． ・患者の負担感を軽減し，食事療法にとりかかれるようにする． ・現状継続のデメリットと食事療法を実践することのメリットを認識してもらい，ゴールのイメージを促す． 「糖尿病食事療法のための食品交換表」*1 「1日の適正なエネルギー摂取量は？」*2（図6.21）	影響評価（糖尿病食事療法について正しく理解できたか） 影響評価（対象者は食事療法を受け入れることができたか）
40	糖尿病食事療法のための食品交換表の上手な使い方（フードモデルを使ったグループワーク） 食物選択の方法 主食（表1），主菜（表3），嗜好品【グループダイナミクス】【社会的認知理論（相互決定主義：モデリング，スキル，セルフエフィカシー）】 これまでの食事の振り返りと問題点の確認【問題点の明確化】	・食事療法の実践のためのスキルの習得を促す． ・参加者全員がグループワークに参加できるよう支援する． ・自分の食事をイメージすることができるよう支援する． ・自らが問題点を抽出できるよう支援する． 「糖尿病食事療法のための食品交換表」*1 「フードモデル」*3 リーフレット2（食べる量の目安）*4（図6.22）	影響評価（食品交換表の理論がわかる） 影響評価（自分の問題点がわかる） 影響評価（自分の食事をイメージすることができる）
5	目標の記録 まとめ【社会的認知理論（セルフモニタリング）】【目標設定】	・自らが目標を決定することができるよう支援する．押し付けない． 「目標宣言」（記録用紙）*5（図6.23）	影響評価（自分の目標が言える） 結果評価（試験外泊において，食事療法が実践できる．退院後，HbA1cが改善する）

＊1 「糖尿病食事療法のための食品交換表第7版」日本糖尿病学会，文光堂（2013）
＊2 オリジナルリーフレット「1日の適正なエネルギー量は？」
＊3 フードモデル
＊4 オリジナルリーフレット「食べる量の目安」
＊5 目標宣言（記録用紙）

c. 実践上の工夫，留意点

　傷病者においては，病気に対する思いや知識がさまざまで，強い不安やストレスを感じている者が少なくない．患者の気持ちや考えを丁寧に傾聴，受容し，信頼関係を構築すること，個々の状態に合わせて栄養教育を開始し，変化する病状や生活背景に応じて継続的な支援を行っていくことが大切である．

　多職種が連携して，専門的立場で支援し，患者が正しい情報を認知し，客観的に食行動を分析し，栄養・食事療法が実践できるよう促す．慢性疾患，特に，生活習慣病においては，保健行動のシーソーモデルに基づいて，栄養・食事療法を

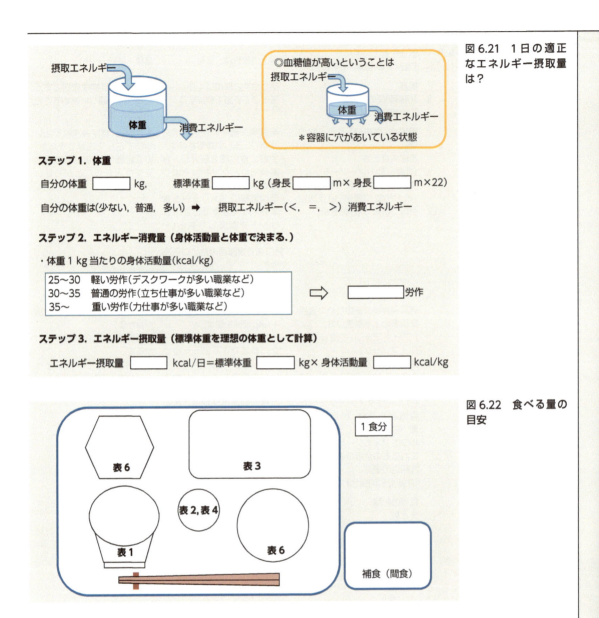

図 6.21 1日の適正なエネルギー摂取量は？

図 6.22 食べる量の目安

始める動機を強化し，負担感を軽減していくことも必要である．

また，傷病者の栄養教育では，個別栄養教育に集団栄養教育をうまく組み合わせることにより，同じ病気や悩みをかかえる患者や家族どうしが相互に励まし合い，グループダイナミクスの効果が期待できる．グループワークを活用し，実践のためのスキルの習得を促し，セルフエフィカシーを高める．

目標は，これまでの問題点を明確化し，自らが設定できるよう支援する．さらに，主体的に目標達成に取り組めるよう，目標宣言を行い，セルフモニタリングにより，客観的に自己評価を継続することも大切である．

図 6.23 目標宣言（記録用紙）

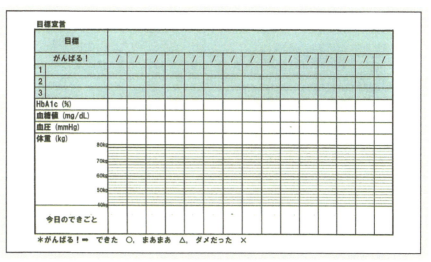

B. 障害者への栄養教育

a. 栄養管理プロセスにおける PES 報告例

栄養診断	NI-2.2　経口摂取量過剰
S	・目が見えないので，料理はしたことがない．部屋の片づけはできる． ・日中は 1 人なのでラジオを聞いたりして過ごしている．外出はほとんどしない． ・食事は母親が作ってくれる．叱られるので，食事もおやつもそんなに食べない． ・骨のある魚はこわいので食べたくない．野菜も食べにくいのであまり好きではない．
O	20 歳，女性，無職 #1 肥満症 #2 脂質異常症 視力，両眼で 0.05（障害者等級 3 級），0 歳で網膜色素変性症を発症 盲学校卒業後，自宅で過ごすことが多くなり，体重増加が加速した． 身長 150 cm, 体重 61 kg（最高 61 kg（現在），BMI 27.1 kg/m^2 FBG 95 mg/dL, HbA1c 5.1%, LDL-C 142 mg/dL, TG 218 mg/dL　HDL-C 48 mg/dL, BUN 15 mg/dL, Cr 0.66 mg/dL, AST 13 U/L, ALT 20 U/L, γGT 21 U/L, 尿タンパク（−） 血圧 128/73 mmHg [生活背景・生活状況] 4 人暮らし（両親，妹） 料理，洗濯などは母親が行っている．日中は家に 1 人で，ラジオを聞いたり，本（点字）を読んだりして過ごしている．週に 1〜2 回程度，職業訓練に出かけるが，外出はほとんどしない．身体活動レベルは低い． [食物・栄養素摂取状況] 食事担当：母親，外食はあまりしない． 朝食（7 時 30 分頃）：パン（6 枚切り 1 枚，ジャム），目玉焼き，キャベツ（マヨネーズ），ヨーグルト，牛乳 昼食（12 時 30 分頃）：弁当［ご飯（茶碗 1 杯），卵焼き 1 切れ，ウィンナーソーセージ 1 本，冷凍食品（揚げ物）1〜2 個，唐揚げ 1 個など，ブロッコリー，ミニトマト］ 夕食（20 時頃）：ご飯（茶碗 1 杯），肉料理（100 g 程度），野菜，汁物，果物 間食：午前中（不定期にチョコレートや飴），午後（クッキーと飲物などを妹と一緒に食べる） 栄養素等摂取量：エネルギー 1,850 kcal，タンパク質 80 g，脂質 70 g，炭水化物 225 g，食塩 9 g

O	指示栄養量：エネルギー 1,250 kcal（25 kcal/kgIBW），タンパク質 56 g，脂質 35 g，炭水化物 178 g，食塩 8 g
A	栄養素摂取量は指示エネルギー量に対して，エネルギー 148%，タンパク質 138%，脂質 200%（脂質エネルギー比率 34%），炭水化物 126%. エネルギー摂取量の過剰の原因は，肉類，乳製品，間食などによる脂質の過剰. 野菜摂取量は目標量 350 g に対して，50% 視覚障害があるため，食事の自己管理はできないと思っている. 日中は 1 人のため，無意識にチョコレートや飴などを食べている. 身体活動レベルが非常に低い.
	栄養診断の根拠（PES） BMI が 27.1 kg/m^2，LDL-C，TG 高値，エネルギー摂取量が指示栄養量の 148%で，脂質エネルギー比率が高く，野菜摂取量不足であることから（S），視覚障害を原因とした食事・栄養への無関心による（E），経口摂取量過剰と判断する.
P	Mx）BMI，脂質代謝指標，栄養素摂取量，野菜摂取量，食生活などの自己管理状況，身体活動レベル Rx）目標栄養量：エネルギー 1250 kcal（25 kcal/kgIBW），タンパク質 56 g，脂質 35 g，炭水化物 178 g，食塩 8 g（最初は 1500 kcal 程度を目標とし，徐々に減らす.） Ex）適正な摂取量について理解する（本人および母親，家族）. 料理技術を身に付ける（本人）. 間食の自己管理ができるようになる（本人）. 家族と一緒に買い物に行く（本人，家族）.

※本事例は，「NI-1.3 エネルギー摂取量過剰」「NI-5.6.2 脂質摂取量過剰」「NI-5.8.5 食物繊維摂取量不足」「NB-2.3 セルフケアの管理能力や熱意の不足」「NB-2.4 食物や食事を準備する能力の障害」も該当する.

S：主観的データ，O：客観的データ，A：アセスメント，P：計画，Mx：モニタリング計画，Rx：栄養治療計画，Ex：栄養教育計画

b. 具体的な教育内容・方法

(1)栄養教育計画　個別教育を 6 か月間，7 回の予定で実施する．6 か月後の目標は「食べる量，体重の自己管理ができる」「食生活を楽しむことができる」

1 回目：動機付けのための支援（できそうなことを行動目標として設定する）

2 回目：調理実習（お役立ちグッズを使って，調理をしてみる）

3 回目：適正な摂取量を理解する（ご飯を自分で盛り付ける）

4 回目：調理実習（おやつ作り），間食の適量を知る

5 回目：調理実習（野菜を食べよう！），野菜の適量を知る

6 回目：調理実習（希望のメニュー）

7 回目：目標およびセルフモニタリングの方法の確認

以降，施設などで開催されている集団教室に参加してもらう

1 回目

対象：本人および母親，時間 45 分，場所：病院外来の栄養相談室

テーマ	料理を覚えて，食事を楽しもう！
目標	不安を解消し，自己効力感を高める. 課題発見 目標を設定する.

配分（分）	管理栄養士の手だて【活用する理論やモデル】	指導上の留意点，教材	目標，評価（指標）
2	挨拶【信頼関係の構築】	・話しやすい環境づくり	経過評価（対象者に興味のあるテーマであるか，計画通りに進めることができたか）
13	不安・内潜行動への対応【傾聴，受容】（障害による不自由さ，不安，苛立ち，現在の身体状況に対する考えなど）	・対象者の不安を軽減する．・本人の思いを傾聴する．・母親の思いを傾聴する．	
10	適正な摂取量についてこれまでの食事の振り返りと問題点の確認【社会的認知理論（認知）】【自己評価】【問題点の明確化】	・現在の食事を否定しない．・本人・母親，自らが問題点を抽出できるよう支援する．フードモデル（実物大）*1菓子類（実物）*2リーフレット（食事の目安）*3	影響評価（本人と母親：問題点がわかる．食事の適正な量がわかる）
10	食物選択の方法　主食　おやつ【社会的認知理論（スキル，結果期待）】	・対象者の負担感を軽減し，食事療法にとりかかれるようにする．音声キッチン秤*4フードモデル（実物大）*1菓子類（実物）*2	
5	家族の協力を得る．活用できる社会資源を紹介する．【社会的認知理論（相互決定主義：環境）】【ソーシャルサポート】	・家族の理解を深める．・母親の負担を軽減する．・生活の中で活動量を増やせるよう協力を求める．	影響評価（家族：食事療法の目的がわかる）
5	目標の決定セルフモニタリングの方法の提案次回の予約（学習計画の提案）【社会的認知理論（セルフモニタリング，セルフコントロール）】	・自らが目標を決定することができるよう支援する．押し付けない．セルフモニタリングのための記録用紙*5（図6.24）	影響評価（自分の目標が言える）結果評価（6か月後，3 kgの減量）

＊1　フードモデル（実物大）
＊2　菓子類（実物）
＊3　食事の目安：食事の内容や量感が一目でわかるよう，図形やイラストを用いてカラーで作成
＊4　音声キッチン秤
＊5　セルフモニタリングのための記録用紙（本人用）：負担感軽減のため，カラーシールを貼るだけのシンプルな内容．色感で実践状況がわかり，家族との情報共有も容易にできる

c.　実践上の工夫，留意点

　障害者においては，障害の種類や程度，生活背景が多様で個人差が大きいため，課題の重大性と解決のための実行容易性の両面から優先性を決定し，計画を作成することが大切である．そのためにはまず，生活の状況，障害による不自由さや不安，苛立ち，栄養教育に対する考え等について丁寧に傾聴し，受容すること，対象者本人のみならず，療養にかかわる介護者や養育者との信頼関係を構築することが大切となる．また，栄養教育自体がストレスとならないよう，障害に応じ

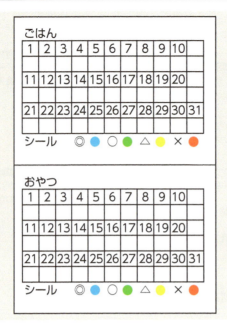

図 6.24 セルフモニタリングのための記録用紙

た栄養教育媒体を取り入れるなど，十分配慮する．

　正しい情報を認知し，客観的に自己評価を行い，自らが問題点を明確化し，食事療法にとりかかれるよう支援する．知識の修得に留まらず，演習や実習，在宅訪問栄養食事指導などを取り入れ，実践のためのスキル修得を促し，成功体験を通じて自己効力感を高める．また，行動目標は現在の生活背景を基本として，実現可能な内容とし，結果期待感を高めることも大切である．さらに，主体的に目標達成に取り組めるよう，セルフモニタリング法などを活用して，セルフコントロール能力の強化を図ることも大切となる．

　最後に，障害を有する人が，望ましい食行動を継続していくためには，できる限り社会的に自立できるよう支援すること，本人はもとより，関係する周囲の人々に過度な負担がかからないよう環境を整えておくことが不可欠である．そのためには，多職種が連携・協働して，専門的な立場で継続的に支援すること，効果的にソーシャルサポートを活用していくことが重要である．

C. ノーマリゼーションと栄養教育

　ノーマリゼーションとは，障害がある人もない人も，互いに支え合い，地域で生き生きと明るく豊かに暮らしていける社会を当たり前とする福祉の考え方である．ノーマリゼーションを推進するためには，地域で共に生活するための環境整備と，障害者が社会的に自立できるよう，社会生活力の向上を図ることが必要である．わが国では，2006年，障害者の地域生活と就労を進め，自立を支援する

観点から障害者自立支援法が施行され，これを改正・改称し，障害者総合支援法が2014年に交付されている．また，2006年12月には国連総会において，障害のある人の基本的人権を促進・保護することを目的として，「国連障害者の権利条約」が採択されている．

栄養教育においては，食環境の改善に積極的に取り組むとともに，障害者自身が自分自身の食生活や食習慣を考え，自ら規則正しい食生活が実践できるよう支援していくことが求められる．

6.8 災害時の栄養教育活動

災害時，水と食料が不足すると生命に直接影響する．そのため，迅速な栄養対策が不可欠である．被災者の栄養状態を改善させるためには，①多数対応：被災地全体の栄養状態を底上げするポピュレーションアプローチ，②個別対応：災害時要配慮者（災害弱者）へ個別ケアを行うハイリスク・アプローチの2つを同時に行う必要がある．

栄養教育においても両方の視点でのアプローチが必要となるが，特に普通の食事が食べられない災害時要配慮者（災害弱者）への栄養教育の重要度は高い．どちらのアプローチにおいても，被災地における栄養支援活動で最も重要なことは，被災者のサポートを第一に考えることである（表6.3）．

表6.3 支援者としての心構え
［国立健康・栄養研究所，日本栄養士会，災害時の栄養・食生活支援マニュアル，p.1（2011）］

○支援者自身の健康管理に注意しましょう．
・現在，身体的・精神的状態で活動に影響を与える問題はありませんか．
・支援者は二次受傷者となる可能性もあります．
（被災地で救援活動を行うことで，自らも傷つくことがあります．）

○被災地の様々な情報を知っておきましょう．
・被災地ですでに活動している支援者から，事前に現場の指揮命令系統，組織，方針と手順，安全性，利用できるサービスなどについて説明や情報を得ましょう．

○いきなり活動をはじめるのではなく，まずは様子を見守りましょう．
・現場の状況や対象となる人の様子をよく見て，思いやりのある態度で対応しましょう．
（被災者が拒否することにも準備をしておきましょう．）

○被災者と話すときは，簡潔でわかりやすい言葉を使い，ゆっくり話しましょう．
・忍耐強く，共感的で，穏やかに話してください．
・略語や専門用語の使用は好ましくありません．（例えば，「食事制限」ではなく「食べ方を工夫するように心がけましょう」などと表現しましょう．）

○他の支援者及び援助機関と連携し，協調性をもって活動しましょう．
・現場を管理しているスタッフや組織と連携し，柔軟に対応しましょう．

＊経験する可能性のある次のような状況でも落ち着いて対応しましょう．

・極度の苦痛を経験し，悲鳴をあげる，ヒステリックに泣きわめく，怒る，ひきこもるなどの極端な反応を示している人たちに働きかけること（被災者にみられる精神的な動揺の多くは，災害時に誰にでも起こりうる正常な反応です．）

・混乱した，予測不可能な状況で活動すること

・被災者が拒否すること（すべての被災者が話しをしたがっている，あるいは話をする必要があると考えないでください．）

・食事や栄養補給の支援とは思えないような仕事を引き受けること（物資の運搬，掃除をするなど．）

・指揮や管理の体制が最低限，もしくはほとんど整っていないような状況で活動すること

・援助の考え方や手法が異なる様々な分野の専門職と活動を共にすること

A. 災害時の栄養管理

災害時には生命維持のため，①水分をとる，②食事をしっかりとる（まずはエネルギー，次にたんぱく質，水溶性ビタミン類），③安全（衛生的）に摂取する，これが栄養管理の基本である．しかし，災害時の食・栄養管理は，発災からの時期によって内容が異なり，時期によっては対応が逆になる場合もある．たとえば，食料が不足している時期ではエネルギー確保が優先される．しかし，避難生活が長期化すると慢性疾患予防のためエネルギー過多に注意する必要が出てくる．災害の規模や種類によって状況は大きく異なることから，一律に栄養管理の内容や基準を示すことは困難であるが，図6.25に食・栄養支援の流れを示した．

災害直後から避難所に支援物資が配給されるまでの間（概ね72時間以内）は，最低限の水とエネルギーの確保が優先される．水の摂取量は，災害時に減少することが懸念されており，原因として断水などによる水の供給量の制限，食事由来の水の摂取量の減少，トイレ環境（汚い，屋外設置のため遠い）などがある．水の不足は，脱水症，便秘，心臓血管疾患，深部静脈血栓症/肺塞栓症（エコノミークラス症候群）などのリスクとなるため，積極的な水の摂取を促す必要がある．

その後，栄養面を考慮し，たんぱく質不足，ビタミン・ミネラル不足への対応が必要となる．食事は，災害直後は「量」が不足し，その後は「質」の偏りが続く．災害時の支援物資は，おにぎり，パン，カップ麺などの炭水化物が多く，野菜，肉，魚，乳製品などの生鮮食品が少ないため，たんぱく質やビタミン，ミネラル，食物繊維の摂取が難しい．栄養管理の目安となるのが，厚生労働省が東日本大震災において算定した避難所における栄養の参照量である（表6.4）．2種類の栄養の参

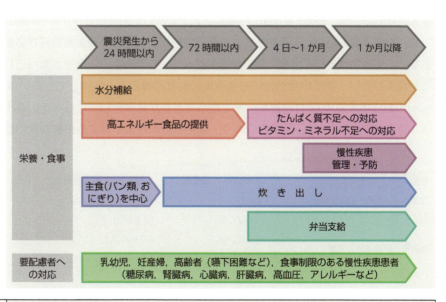

図6.25 災害時の食事・栄養支援の流れ
［国立健康・栄養研究所，日本栄養士会，災害時の栄養・食生活支援マニュアル（2011）より改変］

6.8 災害時の栄養教育活動

栄養素等 1歳以上，1人 1日あたり	避難所における食事提供の**計画**・評価のために当面の目標とする栄養の参照量 （震災後1～3か月） （2011年4月21日発出）	避難所における食事提供の**評価**・計画のための栄養の参照量 （震災後3か月～） （2011年6月14日発出）
エネルギー	2,000 kcal	1,800～2,200 kcal
たんぱく質	55 g	55 g以上
ビタミンB$_1$	1.1 mg	0.9 mg以上
ビタミンB$_2$	1.2 mg	1.0 mg以上
ビタミンC	100 mg	80 mg以上

表6.4 避難所における栄養の参照量［東日本大震災］
日本人の食事摂取基準（2010年版）で示されているエネルギーおよび各栄養素の摂取基準値をもとに，平成17年国勢調査結果で得られた性・年齢階級別の人口構成を用いた加重平均である．また，エネルギーおよび各栄養素は，身体活動レベルⅠとⅡの中間値を用いた．
［厚生労働省健康局総務課生活習慣病対策室/事務連絡］

照量は，それぞれ使用目的が異なり，震災後1～3か月を対象とした「**計画**・評価のために当面の目標とする栄養の参照量」は避難所での食事提供の目安として計画する際に活用する．一方，震災3か月～を対象とした「**評価**・計画のための栄養の参照量」は食事提供が足りているか否か評価する際に活用するものである．これらは災害時に優先すべき栄養素であり，体内貯蔵量が少なく，初期の段階で不足しやすいエネルギー，たんぱく質，ビタミンB$_1$，B$_2$，Cについて示している．特にビタミンB群は，炭水化物に偏った食生活では，代謝上補給が必要となる．さらに対応特性別にカルシウム，ビタミンA，鉄，ナトリウムの配慮も必要である（表6.5）

B. 災害時のポピュレーションアプローチ

避難所では風邪，便秘，口中が荒れるなどの症状が多く見られる．災害時に緑黄色野菜が少ないことで生じる生理的変化として，ストレスや咳などもある．このように生活が急変し，精神的・身体的に不安定な被災者にとって，栄養を摂ることは大変であること，栄養不良が生じやすいことを理解した栄養教育が求められる．

食料物資が増え始めたころからは，過剰摂取や偏りを改善する栄養教育が必要となる．支援物資として大量に菓子が提供され，いつでも自由に菓子が食べられる避難所が多い．菓子の食べ方に対する集団栄養指導のニーズはとても高い（図6.26）．東日本大震災では「避難所へ来てから子どもが食事をしなくなった．菓子ばかり食べている」とする保護者の声や，虫歯や肥満問題に対する栄養教育の依

目的	エネルギー・栄養素	1歳以上，1人1日あたり
エネルギー摂取の過不足の回避	エネルギー	1,800～2,200 kcal
栄養素の摂取不足の回避	たんぱく質	55 g以上
	ビタミンB$_1$	0.9 mg以上
	ビタミンB$_2$	1.0 mg以上
	ビタミンC	80 mg以上

表6.5 避難所における食事提供の評価・計画のための栄養の参照量―エネルギーおよびおもな栄養素について―［熊本地震］
日本人の食事摂取基準（2015年版）で示されているエネルギーおよび各栄養素の値をもとに，平成22年国勢調査結果（熊本県）で得られた性・年齢階級別の人口構成を用いて加重平均により算出．
［厚生労働省健康局健康課栄養指導室/事務連絡］

図 6.26　避難所での菓子問題

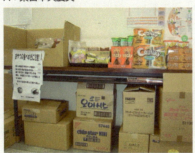
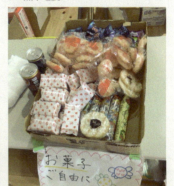

A：東日本大震災　　B：熊本地震

頼が多かった.

　衛生面での栄養教育も不可欠である.被災地は衛生状態が悪いこと,洗浄・殺菌の資材が不足すること,普段は大量調理をしていないスタッフが炊き出しをすること,食べる人自身の抵抗力が低下気味なことから,食中毒などが発生しやすい状況にある.喫食者,食事担当スタッフ,調理者のそれぞれが,水や殺菌のための資材の調達状況などにあわせて,注意を払い,食中毒の発生およびノロウイルスなどの感染性胃腸炎の流行を未然に防ぐ対策が必要であり,各人に対する栄養教育が求められる.

C.　災害時のハイリスクアプローチ

　災害時には,配られる食事が食べられない要配慮者への個別対応も求められる.乳幼児,妊婦・授乳婦,嚥下困難な高齢者,食物アレルギー患者,疾病による食事制限が必要な病者(腎臓病,糖尿病,高血圧など)などは,不適切な食事の影響がより強く生じる場合があり,優先して支援する.

　要配慮者は避難所だけでなく,自宅で被災生活をしている場合も多く在宅被災者の存在も見逃してはならない.特殊栄養食品などの食料調達支援を行うとともに,医師,保健師,他のスタッフなどと連携して,栄養教育を行う必要がある.

　東日本大震災の避難所で栄養ケアニーズが高かったのは「乳幼児」および「普通の食事が食べられない高齢者」であった.高齢者は,口渇感の低下による水分摂取量の減少や,失禁を回避するために水分摂取を自ら制限する場合もある.高齢者の栄養問題としては「飲み込めない」,「噛めない」,「口腔状況の悪化」などが多くみられる.高齢者の摂取量が減少する要因として,高齢者にあった食事の提供が困難(冷たく固く飲み込みにくい,食べ慣れないなど),若い世代に遠慮し自分の食事

東日本大震災での管理栄養士・栄養士の災害派遣を経て，72時間以内に被災地に派遣され栄養・食生活支援を行う日本栄養士会災害支援チーム（JDA-DAT, The Japan Dietetic Association-Disaster Assistance Team）が発足し，エビデンスに基づくトレーニングを受けた2,100人超が待機している．2015年台風18号水害，2016年熊本地震においてもJDA-DATが出動し，被災地の栄養行政支援，野菜ジュース配布などの被災者全体の栄養改善を行うとともに，要配慮者を速やかに把握し，被災者の栄養ケアを行った．また，特殊栄養食品ステーションを設置し，食物アレルギーや嚥下困難者用の食品など特殊な食品を一般物資とは分離してストックし，ピンポイントで被災者へ届ける仕組みなどを構築し"食"で命を救っている．

を控える，不安で食欲がない，楽しく食べる食環境の不備，義歯の流出・不具合などがある．食べやすさや食事による安らぎを求めて，温かい食事や汁物のニーズも高まる．

　また，食物アレルギー患児がアレルギー対応食品を1か月近くも入手できなかった事例が東日本大震災で報告されている．被災地に派遣された管理栄養士・栄養士の活動報告書には，避難所での献立作成の際に咀嚼嚥下困難の対応食などと同様に，食物アレルギーにも対応していたことが報告されているが，すべての避難所や施設で対応できていたわけではない．実際に，食物アレルギー患児の保護者のなかには，「誤食が怖かったので米だけ食べさせていた」，「食べられるものがなかったので，除去を勧められているものを仕方なく食べていた」との報告もあった．

　災害時には血圧，血糖などの慢性疾患の悪化が頻繁に見られる．しかし，避難所の食事は揚げ物中心の弁当も多く，支援物資には食塩含有量が多い缶詰，レトルト食品，カップラーメンが多い．慢性疾患の悪化を防ぐためには，食べ方の工夫を指導する必要がある．また，下水道が壊れているため，カップ麺の汁を全部飲み干すように指示した避難所もあり，避難所の食事担当者への栄養教育が必要となる場合もある．避難所での食事を自らコントロールができた被災者は，血糖コントロールの悪化を抑えることができたことも報告されている．慢性疾患を悪化させないためにも，日常の栄養教育と，災害時でも実行できるスキルを平常時から身につけることが重要である．

　これらの要配慮者が必要とする特殊食品は自治体の備蓄が少ない．地域防災計画等で特殊食品の備蓄に触れている自治体であっても，実際に備蓄している自治体の割合は，おかゆ51.4%（全体の17%），咀嚼・嚥下困難対応食4.5%（全体の2%），濃厚流動食2.9%（全体の1%），アレルギー対応食品36%（全体の12%）と非常に少ない．要配慮者自身が普段から食べ慣れている特殊栄養食品を備蓄する必要性について平常時の栄養教育の中で取り組む必要がある．

資料編

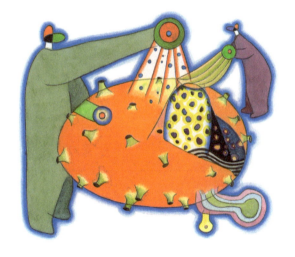

1. 栄養成分表示

田中恵子（京都文教短期大学）

A. カリキュラムの編成

(1) テーマ 栄養成分表示を活用して健康的な食生活を送る

(2) テーマ設定の理由 食の外部化が進展するなか，栄養成分表示の活用は，個人の栄養管理にとって欠かせない習慣と位置づけられる．2015年に食品表示法が施行され，食品表示基準に基づき，容器包装に入れられた一般加工食品の栄養成分表示が義務化された．食品に含まれるエネルギーや栄養成分の情報を，食品の選択や食べ方に活用して，栄養バランスをとることに役立てるための環境整備が進んだといえる．基準では，義務表示の「ナトリウム」は「食塩相当量」で表示するなど，消費者が活用しやすい表示をめざしている．一方で，栄養成分表示の情報を活用することは，いまだ消費者の健康行動として定着していない現状が報告されている．本項では，青少年を対象に，学校教育の中で栄養成分表示活用のスキルを習得させることを目的として立案した．

(3) ねらい（目標） ①栄養成分表示の内容を理解し，食と健康上の関心や問題に応じて栄養成分表示を具体的に活用できるようになる ②栄養成分表示は食生活改善に役だつことを認識させ，食と健康への関心を高める

(4) カリキュラムの立案（本時）

いつ・どこで	誰が	誰に	何を	どのように	なぜ
授業・教室	管理栄養士，栄養士，栄養教諭など	中学生，高校生，大学生（一般教養）など	栄養成分表示の活用方法	講義，ワークシート，自宅課題	栄養成分表示の認識を深める

B. 指導案の作成

(1) 対象者の準備状況 事前に基本的な栄養教育を受けていることが望ましい

(2) 準備するもの ①ワークシートと質問シート（学習者に合わせて作成する） ②現行の栄養表示基準制度のパンフレット ③食品包装

(3) 関連する指導 食品表示のほかの情報に関する内容と必要性を考えさせる指導

(4) 本時の展開（次ページ）

C. 評価と今後の課題

受講後の調査では，全体の70〜85%の対象者が「以前より食品購入時あるいは摂取時に栄養成分表示を参考にするようになった」「注意を払う栄養成分が増えた」と答えたことから，栄養成分表示の活用に対して態度形成がなされたと評価できる．いまだ栄養成分表示を活用していない人は，すでに活用している人に比べて，健康への意識が低く，好ましくない食習慣を有している人が多いことが知られている．このような現状をふまえて，今後，栄養成分表示の活用を広く普及していくためには，それぞれの栄養教育の場で繰り返しその活用方法を示し，栄養成分表示の活用により自

分の食生活がどのように改善できるかを具体的に経験させていくことが必要であろう.

配分	管理栄養士，栄養士の手だて	対象者の反応予想
事前指導	(1)本時までに，対象者に3日間程度の間食記録(内容と量)の課題を出す (2)比較的よく摂取する菓子食品の包装を本時に持参させる	
導入 関心 10分	**1 表示項目の調査** 指示1　各自持参の菓子食品包装から表示部分をワークシートに切り貼りして表示項目を確認してください	
	(3)栄養成分の表示項目を確認し適切な食品選択のための重要な情報源であることを強調【栄養情報の活用を習得させる】	・いろいろな種類があるんだなあ ・どうして表示があるのかなあ
	指示2　質問シートを使って，ふだんの食生活や栄養成分表示の見方，活用状況を振り返りましょう【一部の質問項目は授業評価に用いる】	
知識 理解 15分	**2 栄養成分表示の理解** (4)現行の食品表示制度についてパンフレットを使って説明する(ワークシートの形式で習得する項目 ①栄養表示基準制度の理解 ②実際の摂取量あたりのエネルギー，炭水化物，脂質の概算【概算でよいということを理解させる】 ③その菓子類の栄養成分上の特徴を考える【1回の菓子食品からの脂質や炭水化物摂取量が1日の各目標量の10%相当量にも達することを具体的な例を使って理解させる】 ④強調表示について	②について　計算機を使おうとする学生がいるだろう ④について　「栄養成分上の特徴」とはどんな意味かわからないという声が出るだろう
判断 思考 15～ 20分	**3 健康的な食品選択と食べ方への栄養成分表示の活用** (5)対象者(若い世代)の食生活の平均的な問題点を簡単に説明する	・私も同じだなとうなずく学生がいる
	発問1　どのように栄養成分表示を活用できるか，ワークシートにまとめてみましょう．例①類似食品の比較　②間食からの適正なエネルギー摂取　③清涼飲料水に含まれる糖類の量の比較　④間食やドレッシング類の選択方法の違いによる脂質摂取量の相違　⑤若い世代で欠乏しがちなカルシウムの意図的摂取【栄養成分表示の普及には，表示の活用ができるだけ簡単であることが必要である．ワークシートでは，栄養成分表示の活用がめんどうではない，という意識をもたせるように配慮する】	
	(6)エネルギーなどの限られた栄養情報だけでなく，食品の総合的な栄養情報を理解することが大切であることを説明する【栄養表示基準制度により強調表示が信頼できることを理解させる】	・同じ食品でも種類によってエネルギーや脂質摂取量が違うなんて ・さまざまな表示があっておもしろい
スキル 10～ 15分	**4 自分の食生活での栄養成分表示の活用方法** (7)食と健康上の明確な動機をもつ人が栄養成分表示をよく活用していることを紹介する【栄養と健康が密接に関係していることを強調し，栄養成分表示が食生活の改善に役だつという意識をもたせるように配慮する】	・栄養成分表示は，ほんとに健康に役だつのかなあ ・上手に使えばいいんだなあ
	指示3　自分の食や健康上の関心や問題点を列挙してください【最初に行った質問シートを参考にさせる】	
	指示4　栄養成分表示の活用計画を立てるとともに，その際に必要な知識を書き出してください	
	(8)栄養成分表示を有効に活用するために，対応する基本知識が不可欠であることを説明する【対象者に合わせて，参考となる活用方法と必要知識の具体例を表にしておくとよい】	どのように活用計画を立てればよいのか戸惑う学生，めんどうと思う学生が出るだろう
事後指導	課題　本時で立てた個人の活用計画に基づいて，食品選択や喫食時にどのように栄養成分表示を活用したか記録をとってみましょう(3日間程度)．実際に栄養成分表示を活用して，食品選択や喫食内容がどのように変わったか，食品表示について気がついた点などを考察しましょう(レポート提出)【このとき授業評価を行う質問表をあわせて提出させるとよい】	

2. 職場における健診・事後指導とあわせた特定健診・特定保健指導の実施

小野真実（東北生活文化大学）

A. カリキュラムの編成

(1) テーマ Stop! "メタボ" ～生活習慣病を予防しよう！～

(2) テーマ設定の理由 当該事業所の定期健康診断結果における生活習慣病関連項目の有所見率は，他事業所や全国レベルを上回っている．労働者の健康保持・増進のため，職場（事業者）と健康保険組合が協力・調整のうえ，労働安全衛生法による健診・事後指導と高齢者の医療の確保に関する法律による「特定健診．特定保健指導」を併せて実施することとなった．

(3) ねらい（目標） 生活習慣病予備群である学習者が，自らの健康状態を自覚し，生活習慣改善の自主的な取り組みを継続的に行えるようになることで，それらの発症や進展を予防する．

(4) カリキュラムの立案

共通項目	いつ	健康保険組合（健保）が策定した保健事業計画に基づき，職場側と調整のうえ，日時を設定		
	どこで	事業所構内の健康管理室・会議室など（学習者のプライバシー確保と利便性を考慮）		
	誰が	管理栄養士・医師（産業医）・保健師（産業看護職）		
	誰に	健診結果と質問項目からの選定・階層化により，「積極的支援」「動機づけ支援」の対象となった従業員		
	何を		どのように	なぜ
初回指導（120分）本時	メタボリックシンドロームの概念を理解し，自らの生活習慣を改善するための行動計画を立てる		講義形式，体験型・参加型学習，集団決定法	職場全体の健康増進は，従業員全員の課題である
2回目以降	「積極的支援」の対象者には，3か月以上の継続的な支援（A：積極的関与タイプ，B：励ましタイプ）を実施し，6か月後に保健指導の効果を評価する．「動機づけ支援」の対象者は，原則1回（初回）の支援とし，6か月後に「積極的支援」と同様に評価する			

B. 指導案の作成

(1) 準備するもの ①腹囲測定用メジャー ②過去5年分の健診データ ③ワークシート各種 ④既存の各種資料 ⑤名札 ⑥プレゼンテーションソフトおよび関連機材一式

(2) 関連する指導（支援） 従業員の健康的な食生活への行動変容を支えるため，社員食堂における健康に配慮したメニューの提供や栄養成分の表示などの食環境整備を，施設事業者や所属管理栄養士と連携して行うための指導・支援を行う．

(3) 本時の展開（次ページ）

(4) 実践上の工夫 スタッフは対象者との信頼関係の構築に努め，発言しやすく，参加しやすい雰囲気をつくる．また，対象者間の円滑なコミュニケーションを通じて職場単位での一体感が生じるようにし，その後も互いに励まし合いながら行動変容を維持できる人的環境づくりに努める．

C. 評価

(1) 本時を含めた保健指導（個人）**の評価** 実現可能な行動目標や計画が適切に立てられたか．当初の行動目標や体重や翌年の健診データなどに改善が見られたか．

配分	管理栄養士（産業医・保健師）の手だて	対象者の反応予想
5分	自己紹介（スタッフに続き，受講者に講習会参加に対する気持ちなど話してもらう）【準備性の確認】 ・プログラムの案内	・この前の産業医の職場巡視時に来いと言われたので来た．あまり気は進まなかった
15分	**1 メタボリックシンドロームとは？** (1)全国の健診結果有所見率の比較を通し，開催経緯を説明 (2)なぜ内臓脂肪が問題なのか【職場の健康課題と内臓脂肪の理解】	・いままで気にしていなかったが，うちの職場は太っている人が多いな・内臓脂肪はいろんな病気につながるんだ
	指示1　用意してあるメジャーで隣の方の腹囲（立位，おへその周り）を測ってみましょう	
	(3)現在の健康状況の把握と認識	・リスクが高いなあ
15分	**2 これまでの生活習慣の振り返り** 　指示2　入社したころから現在までを振り返り，「ライフスタイル check！」シートに記入してください	
	(4)長期間かけて少しずつゆがんだ生活習慣が健康へおよぼす影響を理解【過去5年分の健診データも活用】	・夕食はほとんど寝る前だし，風呂上がりのビールも欠かしたことないなあ
	発問1　生活状況を振り返ってみて，何か気づいたことはありますか？　隣どうしで感想を話し合ってみましょう【問題の明確化】	
40分	**3 食生活を改善する工夫について** (5)内臓脂肪と食事の関係【自分に合ったエネルギー必要量の理解】 (6)栄養のバランスのよい食事とは？【主食・主菜・副菜の概念の理解】 (7)食事バランスガイドの説明【摂取の目安の確認】	・過剰にエネルギーをとることが内臓脂肪のもとなんだ　・いままで主菜を一番多くとればいいんだと思ってたんだけど，違うの？
	指示3　たとえば昨日1日にとった食事の内容を，イラストを参考にして確認してみましょう	
	(8)食事バランスガイドを活用した日常の食生活の振り返り (9)5つの料理区分およびコマのひも（嗜好品）のとり方のポイントと工夫	・朝は定番の納豆だから，主菜が1つ…　・揚げ物が昼と夜に重ならないように．ひもの部分を減らせば，コマも倒れないけど…
20分	**4 健康づくりのための身体活動（生活活動・運動）について** (10)健康づくりのための身体活動基準2013の概要説明	・運動による消費だけじゃなくて，日常生活で活動を増やせばいいのか
	指示4　1週間の身体活動量（○メッツ・時）を「身体活動チェックシート」で確認してみましょう	
	(11)現在の身体活動量の評価と，日常生活で増やす工夫	・4階職場まで階段を使ってみようか
25分	**5 行動目標の設定と行動計画の作成**	
	指示5　今後みなさんが内臓脂肪を減らすために，具体的に実践することを考えます．何か月で何cm腹囲（または何kg体脂肪）を減らせそうか，「内臓脂肪減少のためのエネルギー調整シート」に記入してください	
	指示6　その目標を達成するには，1日あたりに運動，食事それぞれでどのくらいエネルギーを減らせるか，そのためには今後どのようなことならできそうかを考え，「健康（行動）目標設定シート」に記入しましょう	
	(12)行動目標・行動計画に関する決意表明	・○○さんもがんばるんだから，自分もやらなくちゃ
	個別に目標達成状況など評価の時期を相談し，今後も継続的に支援していくことを伝え，解散とする	

（2）職場単位（集団）の評価　職場全体としての生活習慣の改善（行動変容）や，有病率，健診結果の有所見率，休業日数，長期休業率，生活習慣病関連医療費などの改善が，中・長期的に見られたか．

（3）健保による保健事業全体の評価　対象者の選定，支援方法，事業委託を含めた社会的資源の有効活用や費用効果，費用便益は適切か．アウトカム，アウトプットやプロセス（経過）評価を実施する．

3. プリシード・プロシードモデル（PP モデル）の実践：児童の減量対策

柳田美子（NPO 法人日本健康教育士養成機構）

A. カリキュラムの編成

(1) テーマ　PP モデルを用いた肥満児童の減量対策

(2) テーマ設定の理由　この地域における小学校児童の肥満度は，全国平均に比較して高く，肥満度 20％以上の児童が 21％と高率である．いままでも親子での料理教室やゲーム大会などを年 3 回程度開催してきたが，肥満児の減少は見られなかった．そこで，新たに PP モデルを用いて実践する．

(3) ねらい　好き嫌いをなくし，肥満度の高い児童を 10％以下にする．

B. 指導案の作成

(1) 対象者　小学校 5，6 年生

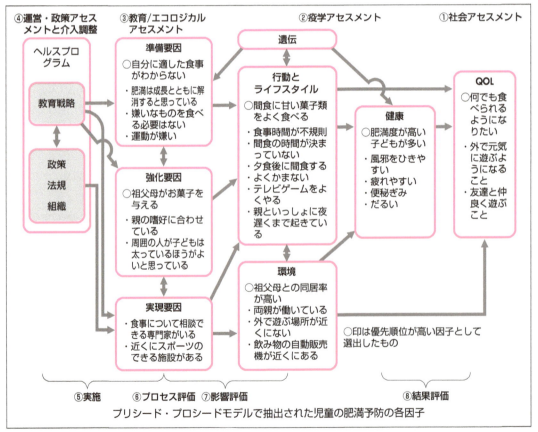

プリシード・プロシードモデルで抽出された児童の肥満予防の各因子

注：健康問題の対策にはさまざまな要因を知っておくことは大切である．しかし，遺伝的要因は，ヘルスプロモーションによって変えることができないので，ここでは除いた．

(2) PP モデルによる計画，実施，評価の展開

経過	配分	手 順	内 容
4月		準備委員会の結成	教育委員会主催
5月	3時間	健康対策委員会の設立 対象者の選択 インフォームドコンセント	委員（教育委員会指導主事，事務局員，学校医，校長，養護教諭，栄養教諭，保健主事，保健体育教師，保健福祉事務所保健師，保健福祉事務所管理栄養士，保護者，大学教員） 健康診断の結果（肥満度，血清脂質など）より委員会で対象者を決定 保護者に対して行う
6月	3時間	第1回健康対策委員会	児童を交えたフォーカスグループインタビュー PPモデルに基づき，司会者・記録者を決定後，学習者の「望み」や「困りごと」を聞くことからスタートして各因子を抽出（前ページ図参照）
7月	10日間	基礎データの収集 （調査・測定，まとめ）	セルフエフィカシー（自己効力感）の調査 やりたいことは何か児童に目標を立てさせる 脈拍，栄養知識・栄養に関する態度調査，食事摂取調査，健康調査，運動記録（万歩計などを用いる）調査，保護者（祖父母を含む）の肥満に関する関心度調査
7月	5時間	第2回健康対策委員会 ①社会アセスメント ②疫学アセスメント ③教育/エコロジカルアセスメント ＊準備要因 ＊強化要因 ＊実現要因 ④運営・政策アセスメントと介入調整	図および基礎資料を参考に専門家，保護者代表により各因子の優先順位を決定する ・どんな食品でも食べられる子どもを80％以上にする ・肥満度の高い子どもを10％以下にする ・適切なおやつを選択する ・毎日運動する ・自動販売機が多い ・おやつは菓子類がよいと思っている ・祖父母が太っているほうが健康的だと思っている ・気軽に相談できる機関（機会）を設ける 既存のヘルシー教室活用の可能性を検討する 自動販売機の飲料などにわかりやすく，エネルギー量を表示するように調整する
7月 8月	3時間	第3回健康対策委員会 ⑤学校における健康教育の実施（介入）：2か月間 政策・法規・組織の実施	実施手順の検討 児童に夏休み中のおやつの摂取記録をつけさせる 児童に万歩計をつけ毎日記録させる 親（祖父母を含む）子への体験的栄養教育を実施する 既存機関の活用の可能性について検討する 自動販売機設置者に対し，エネルギー表示を試験的に実施を要請する 学校での減量対策に対する教職員の協力体制を整える
9月 10月 11月	3時間	第4回健康対策委員会 ⑥プロセス評価 ⑦影響評価	経過・影響評価について検討する 夏休み中のおやつの摂取記録状態を登校日にチェックする 万歩計を用いているか記録状態を登校日にチェックする 身長，体重，ウエスト，肥満度を月に1回チェックする 保護者（祖父母を含む）の栄養教室への参加状況を把握する 諸経費の検討（問題がある場合には早期に軌道修正する） 保護者（祖父母を含む）や子どもに対し，子どもに適した食事の理解度や肥満に関する意識の変化，間食の種類や摂取時間を調査し，把握する 気軽に相談できる機会がつくられ，広報されたかを把握する 自動販売機にエネルギー表示がなされたか，進捗状況を把握する
12月	2日間	⑧結果評価	何でも食べられる子どもが80％以上になったか 肥満度の高い子どもが10％以下になったか
1月	3時間	第5回健康対策委員会	プログラムの成果および今後の計画について検討する

4. ライフスキル教育の実践

柳田美子（NPO法人日本健康教育士養成機構）

A. カリキュラムの編成

(1) テーマ　自分自身のセルフエスティームを高めよう

(2) テーマ設定の理由　ライフスキル教育の中心は対象者が主体であり，対象者の参加型学習，体験学習，問題解決型学習などを駆使して行動変容を促すことが栄養教育の成果に影響する．ところで，セルフエスティームとは，自尊感情，自己肯定感，自己尊重などを意味する心理的用語であり，各種ライフスキルの根底にあるといわれている．幸福，健康，能力，尊敬，友情，愛情，達成感，成功感などを精神的に味わう力で，この能力が高まると，よりよい健康状態を維持し，自分の考えをきちんと表明できたり（自己認知スキル），最もよい結果となる解決方法を選択することができ（意志決定スキル），ストレッサーにうまく対処できることにつながる．したがって，栄養教育の成果を高めるためには学習者のセルフエスティームを把握し，高める必要がある．

セルフエスティームの測定：ローゼンバーグ（1965年）の測定尺度

①自分自身に満足している	⑥私は役にたたない人間だと思う
②私はそれほどよい人間ではないと思う	⑦私は少なくともほかの人と同じくらい値打ちのある人間だと思う
③私はよいところをたくさんもっていると思う	⑧私は自分自身にもっと自信をもてたらいいなと思う
④私はほかの人と同じくらい物事をうまくできると思う	⑨私は何をしてもうまくできない人間だと思う
⑤私はほかの人に自慢できるようなところがあまりない	⑩私は自分自身を望ましい人間だと思う

【判定】そう思う：1点，ややそう思う：2点，ややそう思わない：3点，そう思わない：4点
質問項目①③④⑦⑩は配点が反対になるので注意する．17～33点を中程度と判定するが，集団の場合，相対的に点数の高いほうより26～75%にある者を中程度とみる．得点の高いほうがよいと判断される

B. 指導案の作成

(1) 本時のテーマ　自分自身を肯定的に評価するセルフエスティームを高める教育の実践－－うまくいったときのことを思い出してみよう

(2) テーマ設定の理由　児童のセルフエスティームを高めるためには，児童が自分自身に対してプラスのイメージをもてるように支援することが大切である．

(3) 本時の目標　①日常生活の中で，成功してとても気分がよかったことを思い出す（関心・意欲）②成功した理由を考えることができる（思考・判断）　③肯定的な考え方と否定的な考え方を説明することができる（知識・理解）　④話し合いで，プラスのイメージをとり入れることによりセルフエスティームのスキルを高めることができる（ライフスキル）

(4) 下位行動目標　①いままでに自分がやったことでうまくいったときのことや，成功して，とても気分がよかったことを自ら進んで考えることができる　②なぜ，うまくいったのか説明することができる　③ほかの児童が成功した話を聞いて，応援することができる　④うまくいかなかったことについても，プラスの方向で考えることによって肯定的な考えを高めることができる

(5) 対象者　小学生(中・高学年)

(6) 準備するもの　プリント，セルフエスティームの測定シート

(7) 本時の展開(概略)

配分	栄養教諭の支援	対象者の反応予想
事前指導	セルフエスティームの測定(前述)	・これは何？
導入 5分	(1)グループに分ける (2)静かに目を閉じて心を落ち着かせる	
気づく 見つける 10分	(3)プラス場面を考えるイメージトレーニングとして，いままでに自分がやったことでうまくいったときのことや，成功して，とても気分がよかったことを児童に想起させる【ささいなことでもよいことを伝える】 (4)それらのことをプリントに書く	・どんなことがあったかなあ
考える 15分	(5)グループ内で1人ずつ成功したときの話をして，なぜ成功したのか，そのときどんな気持ちだったかを話す．聞き手の児童は，肯定的な態度で聞いたり質問をする【プラスのコメントで支援する】	・わあ，すごいなあ ・皆，違っているんだなあ ・私も同じことがあったなあ
教示 定着化 5分	(6)セルフエスティームについて説明する (7)1日1回，寝る前に自分のよいところをほめよう．そうすると自分を好きになれてセルフエスティームが高まることを伝える	・やってみよう
評価・まとめ10分	セルフエスティームを測定する	・私もよいところがたくさんあるんだなあ

C. 評価(授業中における観察)

[関心・意欲]　日常生活の中でうまくいって気分がよかったことを自ら進んで考えようとすることができたか(A. 自ら進んで考えることができた　B. まあ，考えることができた　C. 自ら進んで考えようとしなかった)．

[思考・判断]　上記の日常生活の中で，なぜうまくいったのか説明することができたか(A. 整理して説明することができた　B. 説明することができた　C. 説明することができなかった)．

[知識・理解]　うまくいった場合がもたらすよい点とうまくいかなかった場合の悪い点を整理できたか(A. よい点，悪い点を整理できた　B. よい点，悪い点のいずれかが整理できた　C. よい点も悪い点も整理できなかった)．

[ライフスキル]　肯定的な意見が多く出されていたか(A. 肯定的な意見が多かった　B. おおむね肯定的な意見だった　C. 否定的な意見が多かった)．

補：ライフスキルの学習方法

　ライフスキルの学習方法には，ディスカッション，ディベート，ブレインストーミング，ロールプレイ，体験学習，問題解決学習などの方法がある．ライフスキル教育の目的は，これらを駆使し，学習者主体の学習援助型授業を進めて行動変容を促すことにある．児童生徒はこのような学習方法には慣れていないので，ウォーミングアップの時間が必要である．どの方法を用いるかは学習内容によって吟味する必要がある．食に関することをテーマにした場合には，栄養教諭が担当したり，担任とのチームティーチング(T・T)で実践することが望まれる．

5. 調理実習を主体とした栄養教育

髙橋律子（昭和学院短期大学）

A. カリキュラムの編成

（1）テーマ　食卓から始める健康づくり

（2）テーマ設定の理由　近年，朝食の欠食や食事マナーの低下，「コ食」などの問題が見られる．生涯にわたり健全な心身を培い，豊かな人間性をはぐくんでいくためには，家庭の食卓を通して，子どもたちに家族団らんによる食の楽しさを実感させ，幼児期から望ましい食習慣を習得させることが必須の課題である．

（3）ねらい（目標）　家庭の食卓が子どもの食育推進の大切な場であることを認識させる．

（4）カリキュラムの立案

共通項目	いつ	PTA 研修会，PTA 家庭教育学級	誰が	管理栄養士・栄養士	
	どこで	幼稚園，小学校，中学校	誰に	PTA 会員（保護者および教職員）	
	何を	どのように（献立）		なぜ	
1 回目（2 時間）本時	朝食でウオーミングアップ	シンデレラのしあわせのスープ，ジャックのすくすくライス，白雪姫のサラダ		簡単に栄養バランスが取れ，子どもの食べる意欲を引き出す料理と工夫方法を知らせる	
2 回目（2 時間）	簡単にできる野菜のおやつ	小松菜の蒸しケーキ，かぼちゃと豆腐のババロア，みたらし里芋		地産地消・旬の野菜（小松菜）を使ったおやつの良さと作り方を知らせる	
3 回目（2 時間）	心と体を育む日本の味	はまぐり寿司，巻き寿司，白和え，牛乳きなこもち		次世代に継承したい料理を知らせ，行事食の意味を認識させる	

B. 指導案の作成

（1）本時のテーマ　朝食を食べよう

（2）テーマ設定の理由　朝食を欠食する人は夕食時刻も不規則で，その内容も偏りがちである．朝食は 1 日の始まりという点からも，その食べ方が規則的な食生活習慣に与える影響は大きい．保護者の考え方とその実践が子どもたちの将来にわたる生活習慣と食習慣形成の基盤になることに気づき，実践させる必要がある．第二次食育推進基本計画では，朝食を欠食する国民の割合を子ども 1.6% → 0%，20 代および 30 代男性 28.7% → 15% へ減少させることを目標数値としている．

（3）本時のねらい　朝食は，子どもの健やかな心と体の成長に欠かせないものであること，子どもの時の食習慣や豊かな食体験が生涯にわたる健康に関係することを気づかせ，食育推進の一助とする．

（4）準備するもの　資料（レシピ・教育教材）　事前に調理室・調理器具をチェック

（5）関連する指導　衛生管理（食品衛生），環境衛生（公衆衛生）

（6）本時の展開（次ページ）

（7）実践上の工夫　①参加者に興味や好奇心をもってもらえるように，タイトルや献立のネーミングを工夫した　②短時間で手間のかからない料理を紹介するために電子レンジやフードプロセッサー

配分	管理栄養士・栄養士の手だて	対象者の反応予想
20分	**1 栄養の話・講義** (1)最近の話題　(2)食をとりまく問題　(3)テーマの説明 ①食卓は団らんの場，コミュニケーションの場でもあることを説明し，家族といっしょに食べると心まで満腹になる ②「食卓から始める健康づくり」を強調・印象づける ③生体リズムについて説明し，朝食の役割を話す．朝食摂取は体内時計に作用して生体リズムを整えることや，体温上昇・肥満予防・脳のエネルギー補給・便秘予防・水分補給などのメリットがあることを話す (4)食生活指針を印象づけるために「まごはやさしい」を紹介する(ま＝豆，ご＝ゴマ，は＝ワカメなどの海藻類，や＝野菜，さ＝魚，し＝シイタケなどのキノコ類，い＝いも類) (5)「よくかんで食べる」ことの大切さをわかってもらうために「ヒミコノハガイーゼ」を使用する(ヒ＝肥満予防，ミ＝味覚の発達，コ＝言葉の発達，ノ＝脳の発達，ハ＝歯の健康，ガ＝がん予防，イ＝胃腸の調子を整える，ゼ＝全力投球)【ゆっくり，メモが取れる速さで話す】	・食事を食べる意味には，そういうこともあったのか ・いつも食べてないなあ ・食べるって大切なんだ ・よくかむのはたいへんだなあ ・一言も聞き逃すまいとメモを取る ・もっといろいろな食材を使って料理をつくろう ・明日から「早寝早起き朝ごはん」を実行しよう！ ・食事のときにおなかが空いていることが大切なのだ
3分	**2 衛生教育(HACCPほか)** 服装，手洗い，まな板の取り扱いなどの諸注意	・手をきれいに洗おう ・簡単そうだなあ ・電子レンジの活用は朝の時間を短縮できるな ・野菜嫌いな子でもコレだったら食べられそう ・子どもといっしょに買い物に行こう ・子どもと食事の準備や後片付けをしよう ・食を通して子どもに伝えることは，いっぱいあるのだなぁ ・おいしかった ・とても楽しかった ・マンネリ化しがちな朝食だけど，見た目からもおいしい料理を考えよう
7分	**3 つくり方の説明** ①シンデレラのしあわせのスープ(牛乳入りかぼちゃの味噌汁) ②ジャックのすくすくライス(電子レンジでできるチャーハン) ③白雪姫のサラダ(リンゴとキャベツとポテトチップスのサラダ) 【大まかな流れとポイントだけを説明し，参加者のアイデアや工夫が生かせるようにする】	
75分	**4 調理実習・試食・片付け** (6)各テーブルをまわりながら参加者全員と会話 (7)ほかの素材を使った料理や調理法を紹介する (8)残った食材を使い切るための料理を紹介する (9)環境問題に配慮し，洗剤の使用量に注意し，ごみの分別・確認を行う	
15分	**5 感想および質疑応答**　【朝食を食べられないときは，まず，食べること，次に，内容であることを認識させる】	

などの調理器具を使用した　③事前にアンケートを実施することで，a)参加者の特性の把握，b)参加者から講師への質問事項の事前把握，c)参加者の質問に対する正確な回答ができた，d)質問内容を子どもだけでなく家族にまで広げたことで参加者が増えた

C. 評価

(1) 評価指標　　①食生活の問題点を認識(気づき)したか　②食生活を見直し，改善する意欲が高まったか　③「自分の健康は自分で守る」意欲をもったか　④指導の方法，技術を発揮できたか

(2) 教育の効果　　①実際に調理することにより，講義で得た知識や情報を即実践し，具体化することができる　②食の問題を自分の問題として認識する健康学習ができる　③調理・試食中に対話を進めることで，交流が深まるだけでなく，子どもの教育問題から食料問題・環境問題まで話し合うことができる　④調理の楽しさ，食べることの楽しさ，大切さを再認識することができる　⑤食育を身近なこととしてとらえ，実践に移す具体的方法を取得できる

6.　居酒屋の模擬体験による生活習慣病予防教室

阪上皖庸((財)近畿健康管理センター)

山　香織(パナソニック健康保険組合)

A. カリキュラムの編成

(1) テーマ　「居酒屋健康管理室」～お酒を飲みながら健康になろう～

(2) テーマ設定の理由　健康診断の事後措置として，講義形式で実施した集団保健指導では，眠ってしまう参加者がおり，所期の効果をあげることができなかった．この反省をふまえ一方的な話しかけだけではない教育方法を開発する必要があった．

(3) ねらい(目標)　飲酒行動の変容を促すため，アルコールを否定するのではなく，参加者が楽しみながら適正飲酒とつまみの選び方を具体的に学べる教室を企画した．

(4) カリキュラムの立案

共通項目	いつ	健康診断の事後指導として：就業時間内または終了後	
	どこで	事業所内	
	誰が	管理栄養士・栄養士，保健師，看護師	
	誰に	生活習慣病をもつ社員(1回あたり参加者数は30人程度まで)	
	何を	どのように	なぜ
1回目 (30～45分)	適正飲酒とつまみの選び方	スタッフは元気に明るく居酒屋の雰囲気を出し，参加者には実際に居酒屋に行ったつもりでメニューから注文してもらい，日頃どのくらいのエネルギーを飲食しているかを実感してもらう	健康診断の事後指導の効果を高める

B. 指導案の作成

(1) 準備するもの　①居酒屋にあるようなお品書き(エネルギー表示なし)学習者分　②担当者が用いるお品書き(エネルギー表示あり)　③できれば担当者用ハッピ1枚(可能ならスタッフ人数分)　④プレゼンテーションソフトおよび関連機材一式　⑤電卓(または携帯電話.対象者持参)

(2) 関連する指導　つまみの選び方を指導する際，菓子，パン，ドレッシングの話を追加し，飲み物では清涼飲料，栄養ドリンクなどのエネルギーにも触れて，日常的な食事のとり方の参考とする．

(3) 本時の展開(次ページ)

C. 評価

　対象者は全員が興味を示し，居眠りをする人はまったくなく，教室はつねに和気あいあいと活気がみなぎっていた．日常的で，身近なテーマである適正飲酒は，エネルギー摂取を控える方法を具体的にわかりやすく簡潔にまとめたことにより，対象者の好評を得て教室開催の依頼が多い．事後の調査では，対象者の飲酒量とエネルギー摂取量はおおむね減少し，休肝日を自発的に設けるなどの行動変容が観察された．

配分	管理栄養士・栄養士の手だて	対象者の反応予想
7分 5分	1 教室開催の意義，定期健康診断での生化学検査データの見方，異常所見の意味 (1)異常な検査データは生活習慣病の前触れで，そのおもな原因は肥満であること，当社部課長さんたちの「太ってしまった原因ワースト5」をパワーポイントで示す(1位：油っぽいものを多くとる，2位：寝る間際に夕飯，3位：毎日たくさんのお酒，4位：腹いっぱい食べる，5位：早食い)【淡々と説明する】	・部課長のデータを知り，そういえば自分も，と関心が高まる
3分	発問1 1つ，2つ思いあたることがあるのでは？と問いかけ，「そこで今日は皆さんおなじみの居酒屋に場面を変えて，そこで何気なく食べたり飲んだりしている量と内容を見直し，どんなことに注意すればよいかをいっしょに考えてみたいと思います……とはいっても，このままでは居酒屋の雰囲気が出ませんので，ちょっと準備させていただきます」と話しながらスタッフがハッピを羽織る【対象者の反応を見ながらスタッフに注目させる，スタッフのエンターテインメント能力も必要】	
10分	2 居酒屋の模擬体験 (2)お品書きを対象者に配る(事前には配付しない)【場の雰囲気をこわさないように】	・突然のハッピ姿を見てびっくりし，笑いも出て場が盛り上がる ・何が始まるのかと期待が膨らむ
	発問2 いらっしゃいませ！ 本日は居酒屋健康管理室にご来店いただきまして，ありがとうございます！ 早速ですが，ご注文をうかがいます．お手元のお品書きをご覧ください．お好きなものをどんどんご注文ください！ 二次会，三次会で飲食した分，帰宅後に食べたお茶漬け，ラーメンなども記入してください【進行役が景気づけ，スタッフは参加者の間をまわって記入の様子をチェックする】	
	(3)注文が終わったら，進行役が配付したお品書きのメニュー項目のエネルギー量を読み上げる	・お品書きを見てそれぞれの注文を品書きの「貴殿のご注文」欄に記入し始める．注文欄が足りなくて用紙を2枚，3枚求める人もいる
	指示1 各自注文した合計エネルギーを計算してください	
	(4)計算終了後，成人男性が1日に必要なエネルギーは約2,000kcalであることを説明する【この居酒屋で注文したエネルギーは，1日に必要なエネルギーの半分以上であることを多くの人に気づいてもらう】	・熱心に電卓で計算し，わいわい楽しそう ・うなずきながら耳を傾ける ・中には1日分を上回るエネルギーを飲み食いした人もいて，感嘆の声がもれる
10〜 20分	3 あっさり派のAさんと，こってり派のBさんのメニューを比較 (5)同じ素材を選んでも油の有無で，ほぼ1食分にあたる600kcalもの差が生じることを説明する．パワーポイントによりエネルギーを控えるポイントを示す(①揚げ物より煮物・焼き物・蒸し物を選ぶ ②野菜料理は必ず加える ③店を出たらもう食べない・もう飲まない)	・えー，そんなに違うのか ・上手に選べばよいのだな
	指示3 自分が注文したメニューの中で，アルコールの占めている割合を確認してください	
	(6)ほとんどの対象者でアルコールが総エネルギーの半分近く，あるいはそれ以上を占めているのを確かめ，適正飲酒の話に入る (7)肝臓が1日に分解・処理できるアルコールの量は，1日に必要なエネルギーの約10%，ほぼ200kcalであり，これに基づいて適正飲酒のポイントをパワーポイントで説明する(①1日の酒量 ②休肝日の設定 ③よい飲み方)	・お酒が総エネルギーの3〜7割にもなると知り，驚く ・適正飲酒の量が少ないので「えーっ？ 少ない！」と驚く声が上がるが，皆納得する
	4 まとめ 「本日はお忙しいなか，ご来店いただきまして誠にありがとうございました」と締めくくり，教室を終える	・一斉に拍手．はじめとは打って変わって和やかに解散する

7. 事業所給食施設指導

入山八江（新潟県栄養士会会長）

A. カリキュラムの編成

(1) テーマ 生活習慣病を視野に入れた特定給食施設指導（健康増進法第20条に規定）

(2) テーマ設定の理由 特定給食施設の中で事業所給食は，ほかの給食施設に比べて栄養士の配置率が低く，栄養管理状況が悪い傾向にある．また，肥満などの健康上の問題が表れはじめる20～50歳代の男性が多く利用しており，生活習慣病対策が望まれる施設である．「健康日本21」最終評価結果や平成22年国民健康・栄養調査結果から，メタボリックシンドローム対策が緊急課題となった．

(3) ねらい（目標） 給食は「おなかを満たすだけ」ではなく，生活習慣病から身を守り，働く意欲がわいてくる大切な場としての認識を高めていくために，新たな試みとして，生活習慣病予防や利用者の満足度を評価の視点に加えた評価表を用いることにより，産業保健と連携した健康づくり活動を展開することとした．

(4) カリキュラムの立案

共通項目	いつ	栄養管理報告書の点検・指導，巡回指導，指導会時	
	どこで	給食施設または保健所	
	誰が	保健所の管理栄養士	
	誰に	給食施設栄養士，調理担当者，管理者，衛生担当者，厚生担当者など	
	何を	どのように	なぜ
1回目（15分）	栄養報告の提出	目標値との対比	実態把握
2回目（60分）　本時	個別指導	新しい評価表を使用して評価	生活習慣病予防対策の推進
3回目（2時間）	集団教育会の実施	情報提供，参加者による自己評価	施設側の気づきを促す

B. 指導案の作成

(1) 本時のテーマ 利用者の生活習慣病を予防する

(2) テーマ設定の理由 新しい評価表を使用し，給食の意識を高める

(3) 学習者の実態 施設側が給食のおいしさに対する誤った認識をもっており，従業員の健康に無関心である（例：肉を出しておけば喜んで食べるなどの「残さず食べればよい」という考え）．

(4) 本時のねらい（目標） 管理者や給食関係者が，給食を通した生活習慣病予防対策に目を向けて，利用者を啓発する．

(5) 準備するもの 保健所・保健センター側での準備（事前通知の発送，白衣，帽子，清潔なサンダル，新しい評価表，実施状況報告書），施設側での準備（給食運営計画，献立作成基準，給食日誌，献立表，検食簿，検収簿，衛生管理自主点検表，会議記録など関係帳簿類）

(6) 関連する指導 食品衛生監視員による衛生指導

(7) 本時の展開

配分	管理栄養士の手だて	対象者の反応予想
30分	**＜給食施設の管理者に挨拶＞** **1 給食施設内の実態を把握**（健康増進法第22, 23, 24条） （1）厨房内の, 調理器機や温湿度記録, 調理作業記録などを確認 （2）栄養管理状況書類を確認 （3）施設の立ち入りや指導に対して法的根拠を携帯し, 求められたら提示して説明する【担当者の仕事に理解を示す】 **2 新しい評価表の項目で質問** （4）次の質問で, 選択メニューの給食ができないかを考えさせる	通知により準備をして待っている （おもに内面の声） ・何を調べられるかと不安があるし, 何の権限があるのかと不信感もある ・あるいは, こういう機会を利用して, 管理者に伝えてほしい事項も抱えている ・施設の整備状況や栄養管理状況に対して「指摘を受けるのではないか」「いつきても大丈夫」などの不安や期待が交錯し, 思いはさまざまである
20分	**発問1 対象者の性・年齢および栄養状態（身長・体重）・身体活動レベル・疾病状況などに応じて主食の量や料理が選べるようにしていますか**【意外性のある話で思考を促す】	
	（5）施設側の思考にはすべて耳を傾け【受容的に受けとめる】次のような説明をする ①肥満, 糖尿病, 高血圧症者らは食事に制限があること ②喜ばれる給食の実現で利用者が増加した例（定食形態の給食を見直し, 主菜を2品から1品の選択, 副菜を4品から2品の選択メニュー方式を実現させた. 食数が少ないからできないのではない） ③つくる側の思いと利用者の気持ちの違いを見直させる （6）次の質問で利用者へ健康教育が行われているか考えさせる	（4）の手だてに関しては次のような意見が出るだろう ・そんなことをしたら無駄が出る ・魚と肉の献立なら肉を選ぶだろう ・残菜がないからよいだろう （5）により, 次のような感想をもつと考えられる ・病気と毎日の給食とは関連して考えられない
10分	**発問2 健康診断の結果, 異常者は2割くらいですか**【本当はもっといるだろうと予想しながら】 **結果に基づく指導はどうなさっていますか**【生活習慣病は毎日の積み重ねだから, 給食もその一部なので大切だという認識をもってもらう】	
	3 評価 （7）新しい評価表を通じて全体を評価し, 結果を管理者に伝える ①管理部門や厚生担当者, 衛生担当者らに給食にかかわってもらう体制が必要 ②生活習慣病を予防するために労働に見合った食事量の提供 ③保健所も積極的にかかわり, 事業所を支援して利用者への栄養教育を行う（通知文 健習発0430001号 H15.4.30）	（6）により, 次のような意見が出るだろう ・健康診断の結果は本人に通知しているし, 給食とは別問題 ・ほとんどの人に異常が見つかる（人間ドック全国集計では約8割に異常） ・若い20代から異常者がいる ・給食の従事者だけではできない ・保健所などの協力は得られるか

C. 評価

　教育の効果と今後の課題　従来の方法では指導効果が明確でなく, 限界を感じていたが, 新しい評価表を用いることで生活習慣病を視野に入れた栄養活動が展開できるようになった. 栄養教育実施時には具体的な栄養管理の方法やグループワークを組み入れ, 気づきにつなげている.

8. 健康日本 21（第 2 次）

田村須美子（元神奈川県立さがみ緑風園）

A. カリキュラムの編成

(1)テーマ 「健康日本 21（第 2 次）」について学ぼう

(2)テーマ設定の理由 21 世紀を元気にいきいきと生きていくためには，わが町の健康状況や健康施策を知るとともに，一人ひとりが自分のライフスタイルを見直し，生活習慣病の予防に努める必要がある．

(3)ねらい 健康づくり普及員が，①自分自身の生活習慣について振り返ることから，家族，地域へと拡大し，グループワークを通して地域の問題・課題を共有する，②「健康日本 21（第 2 次）」についての理解を深め，地域のリーダーとしてできることを考え，おのおのの役割を認識する．

(4)カリキュラムの立案

共通項目	いつ	6 月 5 日，12 日	どこで	○○町役場講習室
	誰が	管理栄養士，保健師	誰に	○○町健康づくり普及員
	何を	どのように	なぜ	
1 回目（90 分）	「健康日本 21（第 2 次）」って何？	講義（保健師）	町の衛生統計や意識調査の結果にも目を向ける	
2 回目 本時 （90 分）	適正体重って何？ 太りすぎは，なぜいけないの？	グループワークを中心とした参加型の学習会（管理栄養士）	講師の話を聞くだけでなく，参加者どうしが話し合うことによって，地域の問題・課題の共有ができる．情報交換ができ，今後の地域活動がやりやすくなる	

B. 指導案の作成

(1)本時のテーマ 適正体重を維持している人の増加

(2)テーマ設定の理由 当所管内の健康診査結果から，管内の 40 歳以上の肥満者（BMI25 以上）が県レベルより男女とも上回っているため，健康日本 21（第 2 次）の目標達成項目のうち，「適正体重を維持している人の増加」を重点項目に指定した．

(3)学習者の実態 ○○町健康づくり普及員（各自治会から選出された地域の健康づくりのリーダー，任期 2 年）30 人（男性 3 人，女性 27 人）．今回は就任後の研修会，第 2 回目である．

(4)本時のねらい ①なぜ適正体重を維持する必要があるのかを理解する ②BMI とは何なのかを理解する ③BMI の計算ができるようになる

(5)準備するもの ①地区別グループで座れるような会場の設定 ②名札 ③黒板 ④過去からの体重変化記録用紙（個人用と提出用） ⑤メモ用紙

(6)本時の展開（次ページ）

配分	管理栄養士の手だて	対象者の反応予想
5分	指示1　名札を胸につけてください【友達をつくるにはまず名前を覚えてもらうことを強調】	
15分	1　前時の復習【説教にならないように気をつける】(1)「生活習慣」とは　(2)個々人の癖や習慣について (3)住民意識調査の結果　(4)生活習慣病予防について (5)これからの地域健康づくりにおける男性の役割	(2)について　・意識的行動と，無意識に行動することの違いに気づく　・「早食いする」「夜寝る前にお菓子を食べる」(5)について　男性がうなずく
5分	2　アイスブレイク	
5分	指示2　グループごとにじゃんけんをし，勝った人から順番に1, 2, 3と番号をつけてください．この番号は忘れずに【指示3で番号によりグループワークの発表順(1グループの3番，4グループの5番など)を決める】	
	3　肥満についての認識	指示2について　・ざわざわして話し始める　・笑いながら大声で　・なんで順位をつけるのかなと不思議そうな顔をする人もいる
5分	発問1　太っているほうが得なことは何か，話し合ってください【終わりの時刻を約束する】	
5分	指示3　時間になりました．各グループで話し合ったことを，グループごとに指名する番号の方が発表してください【きちんと話そうなどと思わないで，気楽に話せるように配慮する】	
25分	(6)発表内容へのコメントをする【発表者のいうことをよく聞いて，相づちをうつ】(7)生活習慣病の話をする　(8)BMIの話をする　(9)BMIの計算をする　(10)若い女性のやせ志向と20代女性のやせすぎについて話す　(11)体重の歴史の用紙を配り，記入方法を説明する【記入方法がわからない人には個人的に説明する】	発問1について　・包容力があり優しそう　・和服の着付けが楽　・グループワークが下手　・隣どうしで話し込んだり，黙っている人もいる 指示3について　・発表を譲り合う場面が見られる　・えーっとざわざわする　・番号があたる(はずれる)と，発表の苦手な人はびっくり(内心ほっと)し，意欲的な人は喜ぶ(がっかりする) (9)について　自分のBMIを自覚する
15分	指示4　自分の歴史を振り返りながら，グループワークをしてください．注意点は，①隣どうしだけで話し込まない，②人の話はよく聞く，③話題は1つの3点です【地域のリーダーとしての自覚を促す】	
5分	(12)グループワークに対するコメントをする【上手にグループワークができたことをほめる】	指示4について　・最初のときより，上手にグループワークができる　・用紙を仲間に見せて，昔はやせていたとか，子どもを3人産んだら，こんなになったとか，かなり盛り上がる
5分	指示5　提出用の用紙に体重変化のプロットを転記して，感想や意見も書いてください	
	書き終わった人から提出し解散．5時まではこの部屋を使ってください【決して追い出さない】	指示5について　・これから，どうありたいか，地域に帰って何をしたいかなど，いろいろなことを話し合った充実感が顔に表れる　・半数が居残って，地域活動について熱く語る

(7)実践上の工夫　健康づくり普及の核となる2〜3人を企画の段階から，本プログラムメンバーとする．健康づくり普及員に選ばれた人は，何をやらされるかと不安に思っている．そこで，健康づくり普及員がやりたいこと，また，町が何をやってほしいと思っているか，保健福祉事務所の栄養士は，しっかりつかんでおく必要がある．そして，健康日本21(第2次)を進める「原動力」となる人たちを大切に育てようという気持ちが大事である．

C. 評価

　感想文からは，教育内容や方法についてほぼ満足したことがうかがえる．過去からの体重変化を知ることで，どの時期がネックであったかがわかり，体重の変化に注意を喚起し，自分でBMIの計算ができるようになった．地域で，普及するときの話題提供に使える．

資料編6　居酒屋の模擬体験による
生活習慣病予防教室（お品書き）

資料編2　職場における健診・事後指導とあわせた
特定健診・特定保健指導の実施（ワークシート）

資料編 7　事業所給食施設指導（評価表）

プロセス	項目	評価		
		適	要検討	要改善
運営の条件	施設全体の中で給食部門の使命、位置、役割、方針が明確にされている	適	要検討	要改善
アセスメント	食事サービス対象者（以下「対象者」という）の性・年齢および栄養状態（身長・体重・身体活動レベルが把握されている（肥満症、高血圧、糖尿病等、貧血者の出現率、欠食状況等）が把握されている	適	要検討	要改善
	対象者の性・年齢別個別人数と特性（栄養状態、生活習慣等）を把握し、食事サービスにおいて取り組むべき課題、問題等を明確にしている	適	要検討	要改善
栄養計画	対象者の性・年齢および栄養状態（身長・体重）・身体活動レベル等を踏まえて、給与栄養量の目標を定期的に見直す（肥満、やせの場合は身長に対する標準体重を用いるなどの調整を含む）	適	要検討	要改善
食事計画・生産計画	献立作成基準を作成している	適	要検討	要改善
	食事の内容は、対象者の身体状況、栄養状況、生活習慣、病状、治療状況、既往歴、嗜好等を考慮して献立に反映している	適	要検討	要改善
	各地域の特色や季節感、行事食を取り入れ、変化に富んだ献立とする	適	要検討	要改善
	一定期間前に予定献立を作成し、対象者に提示している	適	要検討	要改善
	予定給与栄養量を算出している	適	要検討	要改善
実施	仕入れから供までの品質目標、その品質設計に基づく品質管理を実施している（予定された献立どおりに提供されている、また、確認している）	適	要検討	要改善
	献立や食事サンプルに栄養成分表示をすることにより、食事の選択ができるようにしている	適	要検討	要改善
	複数献立や選択食（カフェテリア方式）などの場合に、エネルギー・主菜に見合った組み合わせ例を示すなど、利用者が的確かつ容易に選択できるような情報を提供している	適	要検討	要改善
	対象者が正しい食習慣を身に付けるために（自分に適した量の食事が分かるように）必要な知識を提供している、（利用者が使用できているかを確認している）	適	要検討	要改善
衛生管理	給食の質が、食品衛生法（昭和22年法律第233号）、「大規模食中毒対策について」（平成9年3月24日衛食第85号厚生省生活衛生局長通知）の別添（大量調理施設衛生管理マニュアル）その他関係法令等に基づいて実施されている	適	要検討	要改善
評価	定期的に利用者の摂取量（喫食量、残食量）の実態やその要因を把握している	適	要検討	要改善
記録	利用者の性、年齢、身体活動レベル、給与栄養量の実態や残食量等が整理されている	適	要検討	要改善
	献立表の栄養量等が整理されている	適	要検討	要改善
	実施献立で、調理、栄養量、食品群別重量等を記録し、保存する	適	要検討	要改善
	栄養指導・教育等の実施内容と実態記録となっている	適	要検討	要改善
	実施献立等を整えている（責任分担の明確化になっている）	適	要検討	要改善
改善	給食に関する各種を把握し、定期的に話し合いが行われているか（委託側と受託側の会議を含む）	適	要検討	要改善
	給食部門と関係部門との連携がなされているか	適	要検討	要改善

[健康科学総合研究事業報告書（2005）より一部改変]

参考書

- Accreditation Handbook，米国栄養士会，2017
- 新QOL調査と評価の手引き　漆崎一朗監修，メディカルレビュー社，2001
- セルフ・エスティームの心理学　遠藤辰雄ほか編，ナカニシヤ出版，1998
- クローズアップ食生活シリーズ　大津一義ほか編，ぎょうせい，2001
- 実践ヘルスプロモーション　ローレンスW．グリーンほか著・神馬征峰訳，医学書院，2005
- 健康ライフワーク論　健康社会学研究会編，垣内出版，1989
- 国民栄養の現状　健康・栄養情報研究会編，第一出版，各年版
- 人間関係に活かすカウンセリング　小山望ほか編著，福村出版，2001
- 栄養学の歴史　島薗順雄著，朝倉書店，1989
- 健康教育・保健行動　園田恭一ほか編，有信堂，1993
- 食からみた日本史　高木和男著，芽ばえ社，1991
- 介護食ハンドブック第2版　手嶋登志子編，医歯薬出版，2010
- 人間とコミュニケーション　原岡一馬編，ナカニシヤ出版，1990
- プレゼンテーション成功の秘訣13　今井茂雄訳，TBSブリタニカ，1993
- 健康教育・ヘルスプロモーションの評価　武藤孝司ほか著，篠原出版，1996
- 食事バランスガイド　第一出版，2005
- 「食事バランスガイド」を活用した栄養教育・食育実践マニュアル第2版　日本栄養士会監修，武見ゆかりほか編，第一出版，2006
- 日本人の食事摂取基準2015年版，第一出版，2014
- 日本食品標準成分表2018　七訂　医歯薬出版，2018
- わたしたちのできること―It's About Ability―障害者権利条約の話　玉村公二彦監訳，ユニセフ，2008
- いまを読み解く保健活動のキーワード　尾崎米厚ほか編，医学書院，2002
- 地域看護技術第2版　中村裕美子ほか著，医学書院，2009
- エンパワメントのケア科学　安梅勅江著，医歯薬出版，2004
- 医療・保健スタッフのための健康行動理論の基礎　松本千明著，医歯薬出版，2002
- よくわかるコミュニティ心理学，植村勝彦ほか編，ミネルヴァ書房，2006
- イノベーション普及学　エベレット・ロジャーズ，産能大学出版部，1990
- 国際標準化のための栄養ケアプロセス用語マニュアル，日本栄養士会監訳，第一出版，2012
- 栄養管理プロセス　日本栄養士会監修，第一出版，2018
- 応用栄養学 第5版，木戸康博ほか編，講談社，2016
- 栄養教育論改訂第4版，丸山千寿子ほか編，南江堂，2017
- 実践に役立つ栄養指導事例集，斎藤トシ子ほか編，理工図書，2018
- これからの栄養教育論，足立己幸ほか監訳，第一出版，2015
- 医療スタッフのための動機づけ面接法逆引きMI学習帳，北田雅子ほか著，医歯薬出版，2016
- 連載 子どもの心を惹きつける食育，学校の食事，笠原賀子著，学校食事研究会，2013年4月〜2014年3月

栄養教育論 第4版 索引

1B	58
5 A DAY	192
5W1H	91
6-6 式討議(six by six method)	100
6W1H	58
6 つの基礎食品(6 basal food groups)	36
A(act) [PDCA]	48
A(assessment) [SOAP]	52
ACEND(Accreditation Council for Education in Nutrition and Dietetics)	16
AD(anthropometric measurements)	50
ADL(activities of daily living)	51
AIDMA(attention, interest, desire, memory, action)	109
BD(biochemical data, medical tests and procedures)	50
BMI(body mass index)	25, 117, 146
C(nutrition counseling)	56
C(check) [PDCA]	48
CH(client history)	50
CP(Nutrition and Dietetics Coordinated Programs)	16
D(do) [PDCA]	48
DBM(double burden malnutrition)	24
E(etiology) [PES]	52
E(nutrition education)	56
EBM(evidence-based medicine)	10
EBN(evidence-based nutrition)	10
Ex(education plan)	55
FAO(Food and Agriculture Organization of the United Nations)	24
FH(food / nutritionrelated history)	50
GROW モデル(goal, reality, resource, option, will model)	92
HACCP(hazard analysis critical control point inspection)	30
HBM(health belief model)	69
I メッセージ(I message)	90
INS(information network system)	97
IT(information technology)	10, 96
JAS 法(Act on Standardization and Proper Quality Labeling of Agricultural and Forestry Products)	30
JAS マーク(Japanese Agricultural Standard)	32
JDA-DAT(The Japan Dietetic Association-Disaster Assistance Team)	176
Mx(monitoring plan)	55

NB(nutrition behavioral / environmental)	52
NBM(narrative based medicine)	11
NBN(narrative based nutrition)	11
NC(nutrition clinical)	52
NCP(nutrition care process)	7, 48
ND(food and/or nutrition delivery)	56
NI(nutrition intake)	52
NST(nutrition support team)	16, 61
O(object) [SOAP]	52
OHP(over head projector)	107
P(plan) [PDCA]	48
P(problem or nutrition diagnosis label) [PES]	52
P(plan) [SOAP]	52
PD(nutrition-focused physical findings)	50
PDCA サイクル(plan, do, check, act cycle)	7, 47
PES(Problem Related to Etiology as Evidenced by Signs and Symptoms)	52
PP モデル(PRECEDE-PROCEED model)	79
PRECEDE(predisposing, reinforcing, and enabling constructs in education/ecological diagnosis and evaluation)	79
PROCEED(policy, regulatory, and organizational constructs in educational and environmental development)	79
QOL(quality of life)	1, 51
RC(coordination of nutrition care)	56
RD(registered dietitian)	3
RDN(registered dietitian-nutritionist)	3
Rx(therapeutic plan)	55
S(signs and symptom) [PES]	52
S(subject) [SOAP]	52
SDGs(Sustainable Development Goals)	16
SF-36(The 36-item short form of the Medical Outcome Study Questionnaire)	52
SOAP(subject, object, assessment, plan)	52
S-R 理論(stimulus-response theory)	65
SST(social skills training)	75
TT(team teaching)	95
TT における栄養教育(nutritional education in team teaching)	134
TTM(trans theoretical model)	70
We メッセージ(We message)	90
WHO(World Health Organization)	26
You メッセージ(You message)	90

ア

アイコンタクト(eye contact)	87
アイドマの法則(attention, interest, desire, memory, action：AIDMA)	109
アウトカム評価(outcome evaluation)	63
アウトプット評価(output evaluation)	29
開かれた質問(open question)	87
アクセシビリティ(accessibility)	50
アクティブガイド(Active Guide)	38
アクティブラーニング(active learning)	1, 97
アセスメント(assessment)	2
アドヒアランス(adherence)	64
アトピー性皮膚炎(atopic dermatitis)	131
アベイラビリティー(availability)	50
アーリーアダプター(early adopter)	78
アーリーマジョリティ(early majority)	78
アルコール(alcohol)	43, 114
アルコール依存症(alcohol dependence, alcoholism, alcohol addiction)	43
アルコール度数(alcohol content)	43
アルコール乱用(alcohol abuse)	43
アレルギー表示(indication of allergy)	30
安静時代謝量(resting metabolism)	50
維持期(maintenance)	71
意思決定スキル(decision making skills)	72
意思決定バランス(decisional balance)	69, 74
一次予防(the primary prevention)	13
一斉学習(simultaneous learning)	98
遺伝子組換え食品(genetically modifying food)	32
遺伝的要因(genetic factor)	79
イノベーション普及モデル(Innovation diffusion model)	78
イノベーター(innovator)	78
医療費適正化効果(effect of proper medical treatment expense)	29
医療法(Medical Care Act)	23
印刷媒体(print media)	105
飲酒(drinking)	43
インストラクション(instruction)	75
インターネット(internet)	96
インフルエンサー(influencer)	78
ウェブサイト(website)	96
牛海綿状脳症(bovine spongiform encephalopathy：BSE)	25
運営・政策アセスメントと介入調整(administrative and policy assessment and intervention alignment)	79
運動指導(exercise education)	37
エアロビック運動(aerobic exercise)	38
影響評価(effect evaluation)	62
映像媒体(picture media)	107
栄養アセスメント(nutrition assessmet)	7, 47
栄養ガイダンス(nutrition guidance)	2
栄養介入(nutrition intervention)	49
栄養カウンセリング(nutrition counseling)	2, 7, 49, 56, 84
栄養管理プロセス(nutrition care process：NCP)	7, 47
栄養教育(nutrition education)	1, 7, 49, 56
栄養教育介入(nutrition education intervention)	7
栄養教育カリキュラム(nutrition education curriculum)	57
栄養教育計画(education plan：Ex)	55
栄養教育の評価	62
栄養教育マネジメント(nutrition education management)	47
栄養教諭(school dietetics/nutrition teacher)	61, 131
栄養教諭制度(school dietetics/nutrition teacher system)	12, 131
栄養コーチング(nutrition coaching)	2, 88
栄養サポートチーム(nutrition support team：NST)	61
栄養指導(nutrition guidance)	2
栄養士法(Nutritionists Act)	11, 22
栄養状態の課題(problem：P)	52
栄養状態の判定(nutrition diagnosis)	52
栄養情報(nutrition information)	2
栄養診断(nutrition diagnosis)	7, 47, 48, 52
栄養成分表示(nutritional labeling)	32, 184
栄養素(nutrient)	53
栄養治療計画(therapeutic plan：Rx)	55
栄養に焦点をあてた身体所見(nutritional focused physical findings)	49
栄養評価(nutrition evaluation)	7, 47, 48
栄養評価コード(nutrition evaluation code)	50
栄養不良の二重負荷(double burden malnutrition：DBM)	24
栄養補助食品(dietary supplement)	50
栄養療法(nutritional therapy)	24
疫学アセスメント(epidemiological, behavioral and environmental assessment)	79
エコノミークラス症候群(economy-class syndrome)	173
エコロジカルモデル(ecological model)	65, 80
エデュケーター(educationist)	101
エネルギー消費量(energy expenditure)	166
エネルギー摂取量(energy intake)	27
エビデンス(evidence)	10
嚥下(deglutition)	161
嚥下障害(dysphasia)	156
嚥下調整食	162
円卓式討議(round table discussion)	100
エンパワメント(empowerment)	76, 82
オタワ憲章(Ottawa charter for health promotion)	5
オーバーヘッドプロジェクター(overhead projector：OHP)	107
オピニオンリーダー(opinion leader)	78

オープンクエスチョン(open question)	87	危害分析・重要管理点監視(hazard analysis critical control point inspection：HACCP)	30
オペラント強化(operant reinforcement)	73	企画評価(design assessment)	62
オペラント条件づけ(operant conditioning)	66	喫煙(smoking)	44

カ

		喫煙防止指導	44
介護(care)	5	キッチンカー(food truck)	23
外食(eating out)	34	機能性表示食品(food with function claim)	30
外食栄養成分表示ガイドライン(Guidebook on Nutrition Labeling for Restaurants)	36	給食だより(school lunch leaflets)	105
		休養指導(resting education)	39
改善(act)	7, 47	教育(education)	2
カウンセラー(counsellor)	85	教育/エコロジカルアセスメント(educational and ecological assessment)	79
カウンセリング(counseling)	85		
科学的根拠(evidence)	10	教育計画	59
科学的根拠に基づいた医学(evidence-based medicine：EBM)	10	教育形態	94
		教育目標(specific behavioral objectives：SBO)	58
科学的根拠に基づいた栄養学(evidence-based nutrition：EBN)	10	強化(reinforcement)	66
		共感スキル	72
学習指導案	59	共感的理解(empathetic understanding)	87
学習者(learner)	2	教具(teaching tool)	104
学習定着率	97	教材(teaching material)	104
学習目標(learning outcomes)	57	キーワード(keyword)	96
学習理論(learning theory)	65	禁煙(no smoking)	36
拡大質問(powerful question)	91	禁煙教育	46
学童期(school-age)	131	クライアント(client)	85
過去質問	91	クリニカルパス(clinical pass)	60
過重労働(overweight labor)	42	グリーン(Lawrence W. Green)	5, 79
過剰摂取(excessive intake)	19	グリーンハル(Greenhalgh T.)	11
課題解決学習(project-based learning)	101	グループ学習(group learning)	100
課題学習(assignment learning)	101	グループダイナミックス(group dynamics)	82
脚気(beriberi, endemic polyneuritis)	22	クローズドクエスチョン(closed question)	86
学校給食(school lunch)	23	計画(plan)	7, 47
学校給食法(School Lunch Program Act)	23	計画的行動理論(theory of planned behavior)	68
学校教育(school education)	61, 131	経過評価(process evaluation)	62
カッツインデックス(Katz Index)	51	経済的環境	50
カード(card)	108	経済評価(economical evaluation)	62
加熱式たばこ(heated tobacco products)	44	掲示・展示媒体(card and display media)	106
紙芝居(picture story show)	107	形成的評価	63
カリキュラム(curriculum)	57	傾聴(listening)	86, 90
環境(environment)	3, 79	ケーススタディ(case study)	16
環境目標	57	結果期待(outcome expectation)	66
環境要因	50, 67	結核(tuberculosis)	22
観察学習(observational learning)	68	結果評価(outcome evaluation)	62
観察可能性	78	結果目標	57
関心期(contemplation)	71	結論先行型	103
感染症(communicable disease)	19	原因や危険因子(etiology：E)	52
管理栄養士・栄養士倫理綱領(ethics in national registered dietitians and dietitians)	15	健康運動実践指導者(health fitness exercise leader)	39
		健康運動指導士(health fitness instructor)	39
管理栄養士の定義(definition of national registered dietitian)	12	健康格差(health inequality)	12
		健康観(one's view of health)	3
既往歴(anamnesis, past history)	49	健康教育(health education)	1
		健康寿命(healthy longevity)	12

199

健康増進法(Health Promotion Act) 12
健康づくり(health promotion) 6
健康づくり施策(policy of health promotion) 19
健康づくりのための休養指針(Relaxation Guidelines for
　　Health Promotion) 41
健康づくりのための食生活指針(Dietary Guidelines for
　　Health Promotion) 23
健康づくりのための身体活動基準(Physical Activity
　　Reference for Health Promotion) 29, 38
健康づくりのための身体活動指針(Physical Activity Guide-
　　lines for Health Promotion) 38
健康づくりのための睡眠指針(Sleep Guideline for Health
　　Promotion) 41
健康日本21(Healthy People 21 in Japan) 12
健康日本21(第2次)(The second Healthy People 21
　　in Japan) 13, 178
言語的コミュニケーション(verbal communication) 84
言語的説得 75
限定質問 91
減量計画 198
講演会 98
講義(lecture) 98
肯定質問 91
行動意図 68
行動化因子 72
行動カウンセリング(behavioral counseling) 88
行動科学(behavioral science) 64
行動契約(behavioral contract) 74
行動置換(counterconditioning) 73
行動と生活環境(nutrition behavioral / environmental：
　　NB) 52
行動に対する態度 68
行動のコントロール感 68
行動変容技法(behavior modification) 2, 72
行動変容段階モデル(transtheoretical model) 70
行動目標(behavior objectives) 57
行動要因 67
高度情報通信システム(information network system：
　　INS) 97
更年期(climacterium/menopause) 146
交流分析(transactional analysis) 76
効力期待(efficacy expectancy) 66
高齢化(aging) 24
高齢期(the elderly) 156
高齢者の医療の確保に関する法律(Act on Assurance of
　　Medical Care for Elderly People) 146
誤嚥(aspiration) 156
国民医療費(national medical care expenditures) 28
国民健康・栄養調査(national health and nutrition
　　study) 25

国連食糧農業機関(Food and Agriculture Organization
　　of the United Nations：FAO) 24
こころの健康(mental health) 40
孤食 28
個人的要因 66
コーチ(coach) 88
コーチング(coaching) 88
コーチングスキル(coaching skill) 89
コーディネーター(coordinator) 14
コーデックス委員会(codex alimentarius commission) 30
子ども食堂 36
子どもの貧困(child poverty) 36
子どもの貧困対策の推進に関する法律 36
コーピング(coping) 76
個別教育(personal education) 95
コミュニケーション(communication) 14, 84
コミュニケーションスキル(communication skill) 72
コミュニケーション理論(communication theory) 77
コミュニティオーガニゼーション(community organiza-
　　tion) 81
コミュニティビルディング(community building) 81
コンテント(Isobel R. Contento) 4
コンピュータ(computer) 96
コンプライアンス(compliance) 64

サ

災害時(during disasters) 24
災害時の栄養管理 173
災害時のハイリスクアプローチ(high risk approach at the
　　time in disaster) 175
災害時のポピュレーションアプローチ(population ap-
　　proach at the time in disaster) 174
災害時要配慮者 172
佐伯矩(Saiki Tadasu) 22
在宅被災者 175
座談会形式(round-table discussion) 100
サプリメント(dietary supplement) 34, 114, 145
参加型学習(participation learning) 102
三次予防(the tertiary prevention) 13
ジェンダー(gender) 17
自我の芽生え 123
事業所給食(business lunch) 105
事業所給食施設指導 202
刺激統制(stimulus control method) 72
刺激-反応理論(stimulus-response theory：S-R theory)
　　65
資源(resource) 14, 61
試行可能性 78
自己管理(self management) 1, 67
自己肯定感(self-esteem) 90

自己効力感(self efficacy)	66, 74
自己制御	67
自己統制因子	72
自己認知スキル	72
支持(support)	87
事実承認	90
思春期(adolescence)	139
思春期やせ症(puberty skinny disease)	141
自助集団(self-help group)	82
自助努力(require one's exertion)	17
次世代育成支援対策推進法(Act on Advancement of Measures to Support Raising Next-Generation Children)	115
持続可能な開発目標(Sustainable Development Goals：SDGs)	16
自尊感情(self-esteem)	72
自他因子	72
実現可能性(changeability)	8, 55
実行期	71
実施(do)	7, 47
実施目標	57
質調整生存年(quality adjusted life years：QALY)	63
質問(question)	86, 91
指導案(education program)	58
脂肪エネルギー比率(fat energy ratio)	27
島内憲夫(Shimanouchi Norio)	5
島薗順次郎(Shimazono Junjiro)	22
社会アセスメント(social assessment)	79
社会的支援(social support)	69
社会的資源(social resources)	61
社会的認知理論(social cognitive theory)	66
重症化予防(severe illness prevention)	13
就寝時の異常感覚	41
集団教育(group education)	95
自由討議(free discussion)	100
主観的規範	68
主食・主菜・副菜(staple food, main dish, side dish)	33
熟考期(contemplation)	71
受動喫煙(passive smoking)	44
授乳・離乳の支援ガイド(Support Guide of Suckling and Weaning)	115, 124
授乳期(lactation period)	114
授乳の支援を進める5つのポイント	121
授乳婦(lactating woman)	114
受容(acceptance)	87
準言語的コミュニケーション	84
準備期(preparation)	71
生涯学習(lifelong learning)	5
障害者(handicapped person)	16
障害者総合支援法(Act on Comprehensive Support for Social and Daily Living of Persons with Disabilities：障害者の日常生活及び社会生活を総合的に支援するための法律)	171
消極的休養(passive rest)	40
少子化(declining birth rates)	24
少子化対策プラスワン	115
状態(feel)	2
情動焦点コーピング(emotion-focused coping)	76
情動対処スキル	72
情動的喚起	75
小児メタボリックシンドローム(child metabolic syndrome)	26
承認(approval)	90
情の領域	89
消費期限(verbal communication)	32
情報(information)	7
情報技術(information technology：IT)	9
情報提供(dissemination)	29
情報へのアクセス(access to information)	34
賞味期限(best before date)	32
初回面接	148
食育(food education)	2
食育基本法(Basic Act on Food Education)	5, 12
食育推進基本計画(Basic Program for Shokuiku Promotion)	5
食環境(dietary environment)	24
食環境づくり	33
食環境の整備	33
食行動(eating behavior)	2, 33
食行動変容(transtheoretical model)	64
食事調査(dietary methods/dietary survey)	97
食事バランスガイド(Japanese Food Guide Spinning Top)	36
食習慣(dietary habits)	3, 27
食生活改善推進員(health supporter)	61, 81
食生活指針(dietary guidelines)	180
食生活の変遷	19
食中毒(foodborne diseases)	175
食の安全安心(food safety and security)	29
食品安全基本法(Food Safety Basic Act)	29
食品衛生法(Food Sanitation Act)	29
食品交換表(food group lists)	165
食品摂取量(food intake)	27
食品表示基準(Food Labeling Standards)	30
食品表示法(Food Labeling Act)	30
食品履歴情報追跡システム(traceability system)	25
食品ロス削減国民運動(No-Foodloss Project)	25
食物アレルギー(food allergy)	30, 176
食物アレルギーの栄養指導の手引き	132
食物/栄養関連の履歴(food/nutrition-related history)	49

201

食物・栄養提供(food and/or nutrition delivery)　7, 49, 56
食物摂取頻度調査(food frequency questionnaire methods)　134
食物へのアクセス　34
食料供給量(food supply)　25
食料自給率(rate of food self-sufficiency)　25
食料需給表(food balance sheets)　25
食料廃棄　25
ジョン・ウィットモア(John Whitmore)　92
神経管閉鎖症(neural tube defect)　114
人生の質(quality of life：QOL)　1, 51
身体活動(physical activity)　37
身体計測(anthropometric methods)　49
身体状況(physical condition)　8, 25
身体症状や兆候(signs, symptom：S)　52
身体的な側面　31
身長(height)　31
人的資源(human resource)　61
シンポジウム(symposium)　99
シンポジスト(symposiast)　99
信頼関係(rapport 仏)　86
遂行行動の達成　75
睡眠・覚醒リズムの問題　41
睡眠障害(sleep disorder)　41
スキナー(Burrhus Frederic Skinner)　66
健やか親子21(Healthy Parents and Child 21)　115
鈴木梅太郎(Suzuki Umetarou)　22
ステージモデル(stage model)　46
ストレス(stress)　39, 76
ストレス対処スキル(stress coping skill)　72
ストレスチェック制度(stress check program)　40
ストレスマネジメント(stress management)　76
ストレッサー(stresser)　76
ストレッチング(stretching)　39
スーパーバイザー(supervisor)　16
スポーツ基本計画(The Sport Basic Plan)　39
スポーツ基本法(The Basic Act on Sport)　39
スマイルケア食(smile care foods)　162
スモールステップ(small step)　74
スライド(slide)　102, 107
スライドフォーラム(film forum)　100
生化学データ，臨床検査　49
生活習慣病(life-style related disease)　19, 23
生活習慣病予防教室　200
生活の質(quality of life：QOL)　1, 51
生活リズム(living rhythm)　41
成功体験(success experience)　74
生産・流通(production and distribution)　31
成人期(adulthood)　23
成人病(adult disease)　23
生態学的モデル(mathematical ecology model)　65, 80

成長曲線(growth chart)　134
性と生殖に関する健康　115
青年期(adolescence stage)　146
生命調節機能　31
世界禁煙デー(World No-Tabacco Day)　44
世界保健機関(World Health Organization)　3, 26
セクシャル・ハラスメント(sexual harassment)　42
セグメンテーション(segmentation)　79
積極的休養(active rest)　40
積極的支援(active support)　29, 147
摂取不足(deficient intake)　19
摂取量(nutrition intake：NI)　52
摂食障害(eating disorder)　139
セルフエスティーム(self-esteem)　90
セルフエフィカシー(self-efficacy)　66, 69, 74
セルフケア(selfcare)　1
セルフヘルプグループ(self-help group)　82
セルフモニタリング(self-monitoring)　74
前熟考期　71
全体計画　57
専門職(specialist)　15
総括的評価　63
早期発見・早期治療(early diagnosis and prompt treatment)　13
総合的評価　48, 63
相互決定主義(reciprocal determinism)　67
痩身傾向児　26
創造的思考スキル　72
相対的優位性　78
壮年期　146
組織づくり(organization design)　82
ソーシャルキャピタル(social capital)　83
ソーシャルサポート(social support)　68, 76
ソーシャルスキルトレーニング(social skill training)　75
ソーシャルネットワーク(social network)　68
ソーシャルマーケティング(social marketing)　79
存在承認　90

タ

第一次国民健康づくり対策(the 1st National Health Promotion Plan)　23
体験学習(experience learning)　101
胎児(fetus)　114
体重(body weight/body mass)　31
対人因子　72
対人関係スキル　72
態度(attitude)　86
第二次国民健康づくり対策(the 2st National Health Promotion Plan)　23
第二次性徴(secondary sex character)·　139

第二次世界大戦(the Second World War)	22
代理的経験(vicarious experience)	75
高木兼寛(Takaki Kanehiro)	22
卓上メモ(desk-top memo)	105
ダスク−21(DASC−21)	51
達成目標	59
楽しく食べる子どもに	126
たばこ(tobacco)	44
タール(tar)	44
地域援助技術	81
地域づくり	82
地域特産品認定証(regional speciality recognition certificate)	32
知識(knowledge)	6
チームティーチング(team teaching：T・T)	95
チャット(chat)	97
聴覚媒体(auditory media)	107
超高齢社会(super aging society)	24
長時間労働(long working hours)	42
朝食欠食(meal skipping，no breakfast)	27，139，146
調理実習(practice cooking)	107，196
通信教育(correspondence course)	97
つわり(emesis)	114
低栄養(malnutrition)	19
デイサービス(day service)	157
低出生体重児(low birth weight child)	26
定着(adherence)	75
ディベート(debate)	101
ディベートフォーラム(debate forum)	100
適応	77
適正飲酒	43
テーマ(theme)	59
デモンストレーション(demonstration)	99
テレビ(television)	107
討議形式(discussion form)	99
動機づけ(motivation)	7
動機づけ支援(motivation support)	29
動機付け面接法(motivational interviewing)	88
糖尿病教室	164
糖尿病食事療法のための食品交換表(The Food Exchange Lists for Dietary Guidance for Persons with Diabetes)	165
登録栄養士(registered dietitian：RD，registered dietitian nutritionist：RDN)	2
特定給食施設(specified food service facilities)	36
特定原材料	30
特定健診・特定保健指導(specific health check and health guidance)	12
特定保健指導(specific health guidance)	29，147，186
特定保健用食品(foods for specified health use)	32
閉ざされた質問(closed question)	86

トランスセオリティカルモデル(trans theoretical model：TTM)	69
トレーサビリティ(traceability)	25，34
トレーサビリティシステム(traceability system)	25

ナ

内臓脂肪型肥満(obesity of visceral adipose-tissue)	37，146
中食(inside food)	34
ナラティブ(narrative)	11
ニコチン(nicotine)	44
ニコチン依存症(nicotin dependence)	46
二次予防(the secondary prevention)	13
日常生活動作(activities of daily living：ADL)	51
日本栄養士会(The Japan Dietetic Association)	15
日本栄養士会災害支援チーム(The Japan Dietetic Asso-ciation−Disaster Assistance Team：JDA−DAT)	176
日本人の食事摂取基準(dietary reference intakes in Japan)	27
乳児(infant)	114
乳児用調製粉乳の安全な調乳，保存及び取扱に関するガイドライン	118
乳幼児期(infancy and childhood)	123
乳幼児突然死症候群(infantile sudden death syndrome)	44
ニューメディア(new media)	96
人形劇(puppet play)	107
妊産婦のための食事バランスガイド(Food Balance Guide for Expectant and Nursing Mothers)	117
妊娠(gestation)	26
妊娠期(pregnancy stage)	114
妊娠期の至適体重増加チャート	117
妊娠高血圧症候群(hypertensive disorders of pregnancy)	114
妊娠糖尿病(gestational diabetes)	114
妊娠前からはじめる妊産婦のための食生活指針	117
認知(cognition)	69
認知再構成(cognitive restructuring)	73
認知的要因	66
妊婦(pregnant woman)	114
ネットワーク(network)	61
ねらい(aim)	59
ノーマリゼーション(normalization)	167
ノロウイルス(Norovirus)	175

ハ

肺がん(lung cancer)	44
媒体(media)	104
ハイリスクアプローチ(high risk approach)	29
ハウス(House J.S.)	69

バズセッション（buzz session）	100	複雑性		78
バーセルインデックス（Barthel Index）	51	服薬指導（guidance for taking pills）		164
パーセンタイル（percentile）	120	副流煙（second hand smoke）		44
パーソナルコミュニケーション（personal communica-tion）	35, 85	物的資源（material ［physical］ resources）		61
パーソナルメディア・コミュニケーション（personal media communication）	85	物理環境		50
働き方改革	42	不定愁訴（indefinite complaint）		146
発育曲線（growth chart）	120, 122	フードシステム（food system）		31
バックトラッキング（backtracking）	89	フードバンク（food bank）		25, 36
パットナム（Robert David Putnam）	83	フードマイレージ（food mileage）		25
パネラー（panel ＋ er：和）	99	不眠（sleeplessness）		41
パネリスト（panelist）	99	フラッシング反応（flushing reaction）		43
パネル（panel）	106	フランネルグラフ（flannel graph）		106
パネルディスカッション（panel discussion）	99	フランネルボード（flannel board）		106
母親学級	115	プリシード・プロシードモデル（precede-proced model：PP モデル）		79, 188
パブロフ（Ivan Petrovich Pavlov）	65	フリーディスカッション（free discussion）		100
ハラルフード（halal food）	153	プレアルコホリズム（pre-alcoholism）		43
パワー・ハラスメント（power harassment：和）	42	ブレインストーミング（brain storming）		100
パワーポイント（PowerPoint）	107	プレコンセプションケア（preconception care）		26, 115
板書計画	59	プレゼンテーション（presentation）		102
バンデューラ（Albert Bandura）	66	プレゼンテーションソフト（presentation software）		102, 107
反応妨害（response prevention）	72	プロセス評価（process evaluation）		63
ハンブルク宣言（The Hamburg Declaration on Adult Education）	5	プロチェスカ（Prochaska J.O.）		70
パンフレット（pamphlet）	105	米国栄養教育学会（Society for Nutrition Education）		2
ピアエデュケーション（peer education）	101	米国栄養士会（The Academy of Nutrition and Dietetics Foundation）		2
東日本大震災（The Great East Japan Earthquake）	176	ペーシング（pacing）		89
非言語的コミュニケーション（non-verbal communica-tion）	85	ベッカー（Becker M.H.）		69
否定質問	91	ペープサート（papers art）		107
避難所	173	ヘルスサービス（health service）		5, 61
避難所における栄養の参照量	174	ヘルスビリーフモデル（health belief model：HBM）		69
批判的思考スキル	72	ヘルスプロモーション（health promotion）		5, 79
肥満（obesity）	19	偏食（deviated food habit）		28
肥満傾向児	26	変容プロセス（process of change）		70
ヒューマンサービス（human service）	61	保健機能食品（healthy functional food）		34
評価（evaluation）	47, 57, 75	歩行ラリー		76
評価指標（evaluation index）	57	母子健康手帳（medical record for mothers and infants）		115
費用効果分析（cost effectiveness analysis）	63			
費用効用分析（cost utility analysis）	63	ポスター（poster）		99, 106
標準的な健診・保健指導プログラム	13	母体		114
標準的な質問票	150	哺乳（feeding）		119
費用便益分析（cost-benefit analysis）	63	母乳（breast milk）		118
標本	106	ポピュレーションアプローチ（population approach）		29
疲労（fatigue）	39	ホームページ（homepage）		96
貧血予防	114			
フィードバック（feedback）	75	**マ**		
フィルムフォーラム（film forum）	100			
フォーラムディスカッション（forum discussion）	100	前熟考期		71
不過眠	41	マーケットメーカー（market maker）		78
		マスコミュニケーション（mass communication）		85

マスメディア(mass media)	33	やせ願望(desire to be slim)	153
マスメディア・コミュニケーション(mass communication)	85	有酸素運動(aerobic exercise)	39
		優先すべき課題	52
マネジメント(management)	7	ユネスコ(United Nations Educational, Scientific and	
マネジメントサイクル(management cycle)	47	Cultural Organization)	5
マルチメディア(multimedia)	96	幼児食(infant food)	123
マンツーマン(man-to-man)	95	予算(budget)	58
マンパワー(man power)	61	予防行動	69
未成年者飲酒禁止法(Minor Drinking Prohibition Act)	43	ライフイベント(life event)	153
ミッション(mission)	18	ライフスキル(life skill)	70
ミラー(James G. Miller)	64	ライフスキル教育(life skills education)	190
未来質問	91	ライフスタイル(lifestyle)	114
ミラーリング(mirroring)	89	ライフステージ(life stage)	114
無煙たばこ(smokeless tobacco)	44	ラウンドテーブルディスカッション(round-table discussion)	100
無関心期(precontemplation)	71		
無理なく内臓脂肪を減らすために	150	ラガード(laggard)	78
メタボリックシンドローム(metabolic syndrom)	12, 37	ラーニングピラミッド(learning pyramid)	98
メッセージ(message)	84	ラポール(rapport：仏)	86
メディア(media)	104	リスクファクター(risk factor)	37
メディアリテラシー(media literacy)	97	離乳食(formula diet)	123, 194
メンタルヘルス(mental health)	40	理の領域	89
目標設定(goal setting)	57, 76	リハビリテーション(rehabilitation)	13
目標宣言	74	リーフレット(leaflet)	105
モチベーション(motivation)	92	リプロダクティブヘルス(reproductive health)	115
モデリング(modeling)	75	リマインド(remind)	92
モデリング学習(modeling)	68	両親学級	115
モニタリング(monitor)	49	臨床栄養(nutrition clinical：NC)	52
モニタリング計画(monitoring plan：Mx)	56	倫理観(ethics)	16
物語と対話に基づく医療(narrative based medicine：		ルネ・デュボス(René Jules Dubos)	2
NBM)	11	レイトマジョリティ(late majority)	78
物語と対話に基づく栄養学(narrative based nutrition：		レクチャー(lecture)	98
NBN)	11	レクチャーフォーラム(lecture forum)	100
モバイル端末(mobile device)	96	レジスタンス運動(resistance exercise)	38
問題解決スキル(problem solving skill)	72	レスポンデント条件づけ(respondent conditioning)	65
問題解決の7要素	58	ロコモティブシンドローム(locomotive syndrome)	5
問題焦点コーピング(problem- focused coping)	76	ロジャーズ(Everett M.Rogers)	78
		ローゼンストック(Rosenstock I.M.)	69

ヤ, ラ, ワ

役割演技法(role playing)	101	ロールプレイ(role playing)	75, 101
やせ(emaciation, underweight)	19	ワークショップ(workshop)	100
		ワーク・ライフ・バランス(work life balance)	42

編者紹介

笠原　賀子
　1982年　徳島大学大学院栄養学研究科後期博士課程修了
　現　在　長野県立大学　名誉教授

斎藤　トシ子
　1989年　日本女子大学大学院家政学研究科修了
　2004年　新潟大学大学院医歯学総合研究科博士課程修了
　現　在　新潟医療福祉大学　名誉教授

NDC 590　　　215 p　　　26 cm

栄養科学シリーズNEXT
栄養教育論　第4版
　　　2018年 7 月27日　第 1 刷発行
　　　2024年 2 月 2 日　第 8 刷発行

編　者　　笠原賀子・斎藤トシ子
発行者　　森田浩章
発行所　　株式会社　講談社
　　　　　〒 112-8001　東京都文京区音羽 2-12-21
　　　　　　　販　売　（03）5395-4415
　　　　　　　業　務　（03）5395-3615

　　　　　　　　　　　　　　　　　　　KODANSHA

編　集　　株式会社　講談社サイエンティフィク
代　表　　堀越俊一
　　　　　〒 162-0825　東京都新宿区神楽坂 2-14　ノービィビル
　　　　　　　編　集　（03）3235-3701

本文データ制作
カバー印刷　　株式会社双文社印刷
本文・表紙印刷
製本　　　　　株式会社ＫＰＳプロダクツ

落丁本・乱丁本は，購入書店名を明記のうえ，講談社業務宛にお送りください．送料小社負担にてお取替えします．なお，この本の内容についてのお問い合わせは講談社サイエンティフィク宛にお願いいたします．
定価はカバーに表示してあります．

© Y. Kasahara and T. Saito, 2018

本書のコピー，スキャン，デジタル化等の無断複製は著作権法上での例外を除き禁じられています．本書を代行業者等の第三者に依頼してスキャンやデジタル化することはたとえ個人や家庭内の利用でも著作権法違反です．

JCOPY　〈（社）出版者著作権管理機構委託出版物〉

複写される場合は，その都度事前に（社）出版者著作権管理機構（電話 03-5244-5088，FAX 03-5244-5089，e-mail：info@jcopy.or.jp）の許諾を得てください．
Printed in Japan

ISBN978-4-06-155398-9

栄養科学シリーズ NEXT

基礎化学	運動生理学 第2版	栄養教育論実習 第2版
ISBN 978-4-06-155350-7	ISBN 978-4-06-155369-9	ISBN 978-4-06-155381-1
基礎有機化学	食品学	栄養カウンセリング論 第2版
ISBN 978-4-06-155357-6	ISBN 978-4-06-155339-2	ISBN 978-4-06-155358-3
基礎生物学	食品学総論 第4版	医療概論
ISBN 978-4-06-155345-3	ISBN 978-4-06-522467-0	ISBN 978-4-06-155396-5
基礎統計学 第2版 新刊	食品学各論 第4版	臨床栄養学概論 第2版
ISBN 978-4-06-533602-1	ISBN 978-4-06-522466-3	ISBN 978-4-06-518097-6
健康管理概論 第4版	食品衛生学 第4版	新・臨床栄養学 第2版 新刊
ISBN 978-4-06-533432-4	ISBN 978-4-06-155389-7	ISBN 978-4-06-530112-8
公衆衛生学 第3版	食品加工・保蔵学	栄養薬学・薬理学入門 第2版
ISBN 978-4-06-155365-1	ISBN 978-4-06-155395-8	ISBN 978-4-06-516634-5
食育・食生活論	基礎調理学	臨床栄養学実習 第3版 新刊
ISBN 978-4-06-155368-2	ISBN 978-4-06-155394-1	ISBN 978-4-06-530192-0
臨床医学入門 第2版	調理学実習 第2版	公衆栄養学概論 第2版
ISBN 978-4-06-155362-0	ISBN 978-4-06-514095-6	ISBN 978-4-06-518098-3
解剖生理学 第3版	新・栄養学総論 第2版	公衆栄養学 第7版
ISBN 978-4-06-516635-2	ISBN 978-4-06-518096-9	ISBN 978-4-06-530191-3
栄養解剖生理学	基礎栄養学 第4版	公衆栄養学実習
ISBN 978-4-06-516599-7	ISBN 978-4-06-518043-3	ISBN 978-4-06-155355-2
解剖生理学実習	分子栄養学	地域公衆栄養学実習
ISBN 978-4-06-155377-4	ISBN 978-4-06-155397-2	ISBN 978-4-06-526580-2
病理学	応用栄養学 第6版	給食経営管理論 第4版
ISBN 978-4-06-155313-2	ISBN 978-4-06-518044-0	ISBN 978-4-06-514066-6
栄養生化学	応用栄養学実習 第2版	献立作成の基本と実践 第2版 新刊
ISBN 978-4-06-155370-5	ISBN 978-4-06-520823-6	ISBN 978-4-06-530110-4
生化学	運動・スポーツ栄養学 第4版	
ISBN 978-4-06-155302-6	ISBN 978-4-06-522121-1	
栄養生理学・生化学実験	栄養教育論 第4版	
ISBN 978-4-06-155349-1	ISBN 978-4-06-155398-9	

東京都文京区音羽 2-12-21
https://www.kspub.co.jp/

KODANSHA

編集 ☎03(3235)3701
販売 ☎03(5395)4415